DYSPEPSIE ET DYSPEPTIQUES

IMPRIMERIE ÉMILE COLIN, A SAINT-GERMAIN

DYSPEPSIE ET DYSPEPTIQUES

ÉTUDE PRATIQUE

SUR LES

MALADIES DE L'ESTOMAC

ET DES ORGANES DIGESTIFS

DANS LEURS RAPPORTS AVEC LA DYSPEPSIE

TRAITEMENT ALIMENTAIRE
MÉDICATION PROPREMENT DITE

PAR

Le Docteur J. SEURE

> . .. On n'est véritablement malheureux que
> quand on ne digère point. (*Voltaire.*)

PARIS

A. COCCOZ, LIBRAIRE-ÉDITEUR

11, RUE DE L'ANCIENNE-COMÉDIE, 11

1885

INTRODUCTION

Ce livre est-il une œuvre originale ou simplement un travail de compilation raisonnée? Peu importe, s'il a quelque utilité, ou du moins, si, parmi ceux de nos confrères qui voudront bien le lire, quelques-uns sont de cet avis.

En l'écrivant, nous nous sommes proposé :

1º De rechercher, de grouper et d'expliquer, non pas d'après des théories, mais d'après des faits, les phénomènes directs ou éloignés qui se rattachent aux maladies des organes digestifs (l'estomac et l'intestin en particulier) considérées dans leurs rapports avec la *dyspepsie ;*

2º De faire connaître, dans ses moindres détails, le régime alimentaire qui, selon nous, doit constituer, sinon le traitement exclusif, du moins la base de tout traitement rationnel et efficace de ces maladies.

Pour atteindre ce but, nous avons condensé dans les pages qui vont suivre, sous la forme la plus simple et la moins aride, le fruit de nos études, de nos réflexions, de nos observations, de notre expérience et... de nos souffrances.

De nos souffrances, disons-nous : mais que le lecteur se rassure ! nous ne le fatiguerons point par une indiscrète et abusive exhibition d'un *moi* cherchant à se rendre intéressant.

Et si, dans le cours de cet ouvrage, nous croyons devoir rappeler certaines particularités relatives à la longue et pénible maladie qui nous a affligé, nous le ferons sans aucune allusion à notre personnalité, et comme s'il s'agissait de l'un quelconque de nos malades.

Quoique la dyspepsie soit à notre époque un objet tout particulier d'études, elle est loin d'être une maladie nouvelle.

Hippocrate, Arétée, Celse en ont décrit les symptômes sans la nommer ; Vogel le premier, en 1775, en fit une entité morbide. Depuis Vogel, bien des maîtres éminents ont traité la question avec une autorité incontestable, et nous ne pouvons que nous incliner avec respect devant des noms tels que : Cullen, Pinel, Broussais, Andral, Valleix, Chomel, Beau, Trousseau, Brinton, etc.

Tout en reconnaissant l'importance de leurs écrits, on constate, en les parcourant, que les symptômes et leur thérapeutique ont, avant tout, préoccupé ces savants médecins. Et comme, au lieu de chercher à voir au delà des symptômes, c'est-à-dire de chercher à découvrir la nature de la maladie, qui seule met sur la voie du traitement, ils se bornaient à donner aux phénomènes dyspeptiques une interprétation en rapport soit avec les doctrines régnantes, soit avec des idées préconçues, soit avec les sensations éprouvées par les malades, quand encore ils ne les rattachaient pas à quelque maladie générale ou n'en faisaient point une névrose, ces auteurs arrivèrent à produire des théories hésitantes et disparates, et à formuler des médications souvent opposées et parfois nuisibles.

Il en est à peu près de même aujourd'hui, et l'accord est loin d'exister entre les médecins.

C'est ainsi que le savant et regretté professeur Ch. Lasègue émet, dans ses écrits, l'opinion que la dyspepsie a sa racine dans les profondeurs de l'organisme et qu'elle n'est pas le résultat d'écarts de régime.

C'est ainsi que dans ses leçons cliniques, publiées en 1879, notre éminent confrère Dujardin-Beaumetz, au moment de définir la dyspepsie, ne la définit pas; déclare qu'il ne voit dans cette dénomination qu'une manière commode d'exprimer, par un seul terme, un état symptomatique complexe; et s'excuse de ce que, pour faciliter l'exposé des moyens thérapeutiques, il lui arrivera de confondre le trouble fonctionnel, qui à son avis constitue la dyspepsie, avec l'inflammation véritable de l'estomac.

C'est ainsi que pour le professeur Damaschino la dyspepsie n'est qu'un état morbide, qu'un symptôme survenant, à titre de trouble fonctionnel, et non pas une maladie spéciale.

C'est encore ainsi que le professeur G. Sée proclame bien haut que les dyspepsies gastro-intestinales ne sont que des opérations chimiques défectueuses; ajoutant que quand même la motricité et l'innervation de l'organe subiraient la plus grave atteinte, il ne saurait en résulter une véritable dyspepsie.

C'est toujours ainsi que l'un des plus érudits professeurs de l'école de Reims, le Dr Luton, écrit que la dyspepsie est une entité factice qui échappe à toute description méthodique, qu'il n'y a qu'un état dyspeptique. Et pourtant il incline vers une base anatomique, car il décrit des lésions que l'on rencontre seulement, selon lui, dans les cas qui ont dépassé une certaine durée.

Même dissentiment dans le Traité des maladies de l'estomac du Dr Audhoui, où ce médecin considère la dyspepsie comme « une chaîne « non interrompue d'indigestions idiopathiques « quotidiennes, légères, totales ou partielles, « entremêlées d'indigestions plus fortes, bénignes ou graves ; et, partant de là, prétend « que le traitement doit avoir pour but prin- « cipal de débarrasser les organes digestifs, en « les soumettant à un nettoiement méthodique « par les purgatifs. »

Nous entendrons cependant, deux ans plus tard, le médecin de la Pitié se demander si la dyspepsie n'est pas *quelque chose de plus réel*.

Puis paraît la Pathologie médicale du Dr Dieulafoy, dans laquelle l'auteur professe qu'il n'y a pas de dyspepsie proprement dite, qu'il n'y a que des dyspeptiques ; que cette maladie n'est qu'un symptôme, et nullement une entité morbide.

Si l'on excepte les exagérations de Broussais, on remarque que jusqu'alors on s'inquiète peu, dans l'étude de la dyspepsie, de l'état de la muqueuse de l'estomac, de l'intégrité de son système vasculaire, de ses glandes pepsinifères et des tissus sous-jacents; autrement dit qu'on ne cherche pas à savoir si cette maladie n'aurait point une ou plusieurs caractéristiques anatomo-pathologiques qui en dévoileraient la nature et indiqueraient la méthode curative à suivre.

Cependant, depuis plusieurs années déjà, un de nos excellents confrères, le Dr Leven, dirigeait patiemment ses recherches dans cette voie. Il accumulait expériences sur expériences, créait artificiellement la dyspepsie chez les animaux, et arrivait à démontrer que cette maladie est caractérisée surtout par de la rougeur, de la congestion, de l'irritation et des troubles de nutrition de la muqueuse gastrique, ainsi que par des modifications de texture dans les autres éléments anatomiques de l'estomac.

Ces travaux ont une importance que l'on ne saurait méconnaître, et tous ceux qui les ont lus en ont apprécié le mérite.

Mais la dernière publication de notre savant confrère, ayant pour titre : *Estomac et cerveau* a soulevé de vives objections. Dans cet ouvrage, l'auteur attribue, au point de vue de la dyspepsie, un rôle prépondérant à une excitabilité maladive, primitive du plexus solaire et du cerveau, et fait de ces deux centres le point de départ d'un même état nerveux, sous l'influence duquel se développeraient un grand nombre d'états pathologiques, et plus particulièrement les maladies de l'estomac.

A ce sujet, on a pu blâmer Leven d'avoir abandonné le terrain de la physiologie et de la pathologie expérimentales, pour des déductions uniquement tirées de faits cliniques auxquels manque le contrôle anatomique; mais ceux qui ont émis ces critiques n'ont probablement pas tenu compte des difficultés presque insurmontables que présentent ces études, et ont oublié que les expériences tentées sur le plexus solaire restent généralement stériles, puisque les animaux ne survivent pas aux mutilations qu'il faut leur faire subir. D'ailleurs nous ne sommes pas initiés au langage à l'aide duquel ils traduiraient les diverses souffrances qui leur seraient imposées. Or, dans l'espèce, on ne pouvait fonder une théorie que sur l'observation clinique, c'est-à-dire sur les sensations perçues et exprimées par les malades, et sur les modifications heureuses imprimées à

ces sensations et à leurs causes par un traitement convenable. ,

Cette dernière question écartée, reste la doctrine émise et proposée par Leven dans ses
premiers écrits, doctrine qui repose, tout à la
fois, sur la physiologie et la pathologie expérimentales et sur l'observation clinique. C'est
celle qui nous a paru fournir l'interprétation
la plus vraisemblable et la plus satisfaisante
des symptômes de la dyspepsie, ainsi que des
affections qui s'y rattachent, et conduire au
traitement vraiment rationnel de ces maladies.
Aussi l'avons-nous adoptée, dans son ensemble, comme base de nos propres travaux.
Pour mieux la faire saisir et en faire ressortir
la valeur, nous avons tenu à rappeler quelques-
unes des expériences entreprises par notre confrère; elles sont d'un grand intérêt pour ceux
qui aiment à se rendre compte des effets et à
en connaître les causes.

Ces expériences apprennent encore pour
quelle raison telle ou telle substance alimentaire convient ou nuit à l'estomac, et elles indiquent que le traitement des maladies de cet
organe réclame de sages prescriptions hygiéniques plutôt que de savantes ordonnances
pharmaceutiques.

A ce propos, nous regrettons que les hygiénistes distingués qui consacrent leur temps et leur talent à vulgariser, dans des conférences publiques, les moyens propres à améliorer l'espèce humaine, n'aient le plus souvent pour objectif que le perfectionnement plastique; qu'ils ne traitent qu'incidemment la question de l'alimentation, et qu'ils n'enseignent point à leurs auditeurs la manière de se nourrir et d'entretenir l'intégrité des fonctions digestives.

Ce serait là un sujet fort intéressant, qui permettrait aussi de faire pénétrer dans les masses, sans passer par l'officine, d'utiles et salutaires préceptes.

La dyspepsie n'est en tous points qu'une question d'hygiène : c'est par l'hygiène qu'on la prévient; c'est par des infractions aux lois de l'hygiène qu'on la contracte; c'est par l'hygiène qu'on la guérit.

S'il appartient au médecin d'en rechercher la nature et les causes, d'en étudier les symptômes et les complications, d'en instituer et d'en diriger le traitement, il serait cependant désirable, à une époque où l'on vit si vite, où l'on surmène tous ses organes, l'estomac et le cerveau en particulier, que chacun fût averti du danger qui le menace et connût les moyens hygiéniques propres à le conjurer.

La littérature médicale ancienne et moderne nous a transmis l'histoire d'illustres dyspeptiques qui, après avoir essayé de toutes les médications, ne trouvèrent de soulagement que dans l'hygiène alimentaire la plus sévère. L'empereur Auguste, devenu hypocondriaque par suite d'une maladie très grave des voies digestives, avait en vain usé de tous les remèdes, demeurés sans effet, lorsque Antonius Musa rétablit sa santé, en le soumettant à un régime excessivement sobre, ainsi qu'à des pratiques hydrothérapiques qui ressemblaient fort à nos douches écossaises d'aujourd'hui.

Louis Cornaro, ce noble Vénitien du xvie siècle, connu par un traité de *la Vie sobre*, dans lequel il relate sa propre observation, s'était rendu dyspeptique et goutteux par abus de la bonne chère. Il renonça, de son plein gré, à tout médicament pour se mettre au régime rigoureux qui est resté légendaire et a fait école. Ce régime lui rendit et santé, et gaieté, et le conduisit jusqu'à cent ans.

Nous avons consacré, dans le cours de cette étude, un long paragraphe à Voltaire dyspeptique. Chez ce grand écrivain, la maladie s'est déclarée de bonne heure, sous l'influence d'une vie dissipée, de tribulations de toutes sortes ; elle a été entretenue par l'abus des médecines, par une activité cérébrale exagérée et, de l'aveu même de ce philosophe, par la gourmandise. Or, Voltaire déclare, à plusieurs reprises, que quand il se sentait trop malade « *il envoyait paître remèdes et médecins* » pour se mettre momentanément à un régime sévère ; car, écrit-il en 1751-1752 : « *Je n'espère que dans le régime... car jusqu'à présent c'est le régime seul qui m'a sauvé.* »

Voltaire prenait de ces belles résolutions lorsqu'il ne pouvait plus digérer ; mais il n'avait ni la persévérance, ni le courage, écrit-il encore en 1764, d'observer « *cette sobriété constante et cette vie uniforme qui font mériter la santé.* »

De nos jours, tous les ouvrages de médecine qui traitent de la dyspepsie admettent bien que l'hygiène alimentaire, le régime, doivent occuper la première place dans le traitement de cette maladie ; mais on ne trouve nulle part que nous sachions, et c'est cette lacune que nous avons surtout désiré combler, d'instructions précises, détaillées, raisonnées et pratiques sur la nature et la composition de ce régime ; sur les modifications à lui faire subir, selon la gravité des cas, et selon les complications qui peuvent se présenter. A moins toutefois que l'on ne considère comme une prescription alimentaire raisonnée de dire à un malade : « Vous allez vous mettre à la diète lactée ; vous boirez chaque jour trois à quatre litres de bon lait ; cela laissera reposer votre estomac et vous guérira de votre dyspepsie. » Loin d'être la panacée des maladies de l'estomac, cette fameuse diète lactée, dont on a tant abusé, contribue souvent à les entretenir, et nous en donnerons plus loin la raison, lorsque nous rappellerons l'appréciation émise par nous, à ce sujet, dans notre brochure relative à la maladie de M. le comte de Chambord. Nous nous contenterons, dans cette préface, de citer ce qu'en pensait l'illustre écrivain dont nous parlions tout à l'heure, qui se montra, à ses heures, un parfait hygiéniste. Le 18 juin 1755, Voltaire écrivait, en effet, à Mme de Fontaine :

« ... Il est bien rare que le lait convienne à des
« tempéraments desséchés comme les nôtres.
« Il arrive que nos estomacs font de mauvais
« fromages qui restent dans notre pauvre corps
« et qui y sont un poids insupportable. Cela
« porte à la tête ; les maudites fonctions ani-

« males vont mal, on est dans un état déplo-
« rable... »

Il est bien évident que dans cette lettre Voltaire fait allusion à la facilité avec laquelle le
lait se coagule dans certains estomacs, formant
ainsi des blocs de longue et pénible digestion.

La dyspepsie est une maladie excessivement
commune : le cinquième au moins des personnes qui venaient consulter Chomel en était
atteint ; et, selon Beau, elle est tellement répandue qu'aucune statistique à cet égard ne saurait être tentée. Nous pouvons ajouter qu'elle
devient de plus en plus fréquente, au fur et à
mesure que nos besoins augmentent et que
progresse, avec la civilisation, l'art de falsifier
les denrées de première nécessité et de luxe.

Elle a dû être une des premières punitions
infligées à l'homme, oublieux des lois de la
sobriété et de la tempérance. Si elle paraît avoir
été moins fréquente autrefois qu'aujourd'hui,
cela tient à plusieurs raisons : et d'abord, à une
époque encore rapprochée, la dyspepsie mal
étudiée et mal comprise était considérée, nous
l'avons déjà dit, simplement comme un symptôme, et souvent comme une manifestation
d'une autre affection, qui elle-même n'en était
que l'expression. Et c'est ainsi que bien des

vaporeux, des hypocondriaques, des nerveux, en un mot, ont été des dyspeptiques méconnus.

D'un autre côté, et sans parler, pour l'instant, des raffinements culinaires, des excès de table, des passions dégradantes qui soumettent directement les estomacs à de si rudes épreuves, l'obligation qui nous est imposée de beaucoup apprendre en peu de temps, le désir d'arriver vite, la soif d'acquérir rapidement, le besoin de jouir au plus tôt, enfin la manière anti-hygiénique dont nous vivons, sous tous les rapports, en ce siècle de merveilles, où nous prétendons mettre notre intelligence, nos actes et nos fonctions à l'unisson des grandes découvertes modernes; ces abus, que tout le monde déplore, et que chacun commet, favorisent singulièrement le développement de la dyspepsie.

Nous le demandons à tous : médecins, professeurs, orateurs, littérateurs, compositeurs, savants en tous genres qui luttez pour la vie, le progrès et l'humanité; à vous, jeunes étudiants et jeunes artistes, qui vous préparez à cette même lutte avec une fiévreuse ardeur et consumez vos forces, et souvent vos facultés, dans la voie si ardue des concours; à vous aussi gais et insouciants viveurs, qui prélevez sur le temps du sommeil de longues nuits de plaisir;

à vous même, gracieuses et jolies mondaines, qui partagez votre existence entre les fêtes, les dîners, les spectacles et les bals; à vous surtout, pauvres déshéritées du grand Paris, incertaines de vos lendemains, qui demeurez courbées du matin au soir, et souvent du soir au matin, sur votre gagne-pain; à vous encore, riches et puissants financiers, sans cesse à la recherche de combinaisons capables de fixer la fortune; nous vous le demandons enfin, habiles et éminents ingénieurs, qui toujours pensant, toujours cherchant, toujours créant, accumulez découvertes sur découvertes, et commandez pour ainsi dire à cet immense et rapide mouvement : en est-il parmi vous beaucoup qui, au milieu de leurs labeurs, de leurs soucis, de leurs déceptions, de leurs plaisirs, de leurs inquiétudes, de leurs émotions, de leurs joies et de leur gloire, n'aient jamais eu à compter avec leur estomac?

N'est-ce point dans vos rangs que se recrute la classe si nombreuse de ces malades atteints tout à la fois de débilité des fonctions digestives, d'accablements, de découragements, de tristesses, d'impuissance morale, de souffrances vagues si souvent incomprises, et aux plaintes desquels on répond, presque invariablement, par la grande formule du jour — « C'est de la névrose? » — Oui, notre siècle est nerveux ; et c'est précisément ce nervosisme qui, joint à une déplorable hygiène alimentaire, occasionne le plus souvent la dyspepsie. En outre, nervosisme et dyspepsie s'engendrent réciproquement.

Hygiène du cerveau, hygiène de l'estomac ; tels sont donc les deux objectifs que le médecin ne devra jamais perdre de vue, en présence d'une dyspepsie. Aussi trouvera-t-on très peu de thérapeutique active dans les chapitres qui vont suivre.

Comme nous n'avons pas la prétention d'écrire un traité didactique, nous avons écourté certains paragraphes, qui se répètent dans tous les livres, pour nous étendre dans d'autres plus importants à notre point de vue. C'est ainsi que nous avons traité longuement la question de *la dyspepsie intestinale*, que nous tenions à présenter sous une forme nouvelle ; celle de *la dilatation de l'estomac*, qui est toute d'actualité ; et celle *du rôle pathogénique de la dyspepsie*, qui acquiert tous les jours plus d'importance.

D'autre part, comme dans le traitement de la dyspepsie c'est, en général, du mode d'alimentation que dépendra la guérison, nous avons exposé, avec un soin tout particulier, l'action des principales substances alimentaires sur l'estomac ; nous avons spécifié, selon les cas, le choix qu'il faut en faire, le genre de préparation qui convient le mieux, les quantités qu'on doit prescrire, ainsi que le nombre et les heures des repas.

Nous ne nous sommes pas dissimulé qu'en faisant intervenir, dans un ouvrage de science, la cuisine et les procédés culinaires, nous provoquerions la critique sans doute, peut-être bien la raillerie. Mais cette perspective ne nous a ni découragé, ni détourné en rien de notre plan ; car nous avons la conviction intime que, pour tous les dyspeptiques, le succès du traitement dépend, en grande partie, de la façon dont les mets sont préparés. Il était donc nécessaire de l'indiquer.

Afin d'atténuer la monotonie de ces pages et d'en rendre la lecture moins aride, nous avons fait de nombreuses incursions dans le domaine de la clinique, et nous avons parsemé le sujet d'observations que nous croyons intéressantes et instructives.

Nous avons, dans le même but, intercalé dans le milieu de l'ouvrage, une étude assez

étendue sur *Voltaire dyspeptique*, sur ce nerveux par excellence.

Et c'est là que nous convions le lecteur fatigué à se reposer, en savourant à loisir les nombreux passages pleins de finesse et de réalisme,
de vérité et d'exagération, de crédulité et d'ironie, d'espérance et de découragement que nous
avons extraits, sous forme de récit, de la volu-
mineuse correspondance du plus spirituel de
nos écrivains.

Ceux même qui voudront s'en tenir à ces do-
cuments et aux réflexions qui les accompagnent, y trouveront, pensons-nous, d'utiles en-
seignements sur le régime à faire suivre aux
dyspeptiques.

Saint-Germain-en-Laye, 28 Mai 1885.

ÉTUDE PRATIQUE

SUR LES

MALADIES DE L'ESTOMAC

ET DES ORGANES DIGESTIFS

DANS LEURS RAPPORTS AVEC LA DYSPEPSIE

CHAPITRE PREMIER

DE LA DYSPEPSIE

I

Nature de la Dyspepsie.

Si, désireux de se tenir au courant de l'enseignement officiel, en ce qui concerne la dyspepsie, l'un de nous ouvre le Traité que le professeur G. Sée a fait paraître récemment sur ce sujet, il y verra : que, pour cet auteur, l'estomac est une cornue ; que dans cette cornue s'accomplissent, au moment de la digestion, des actions chimiques, plus ou moins complexes, et qu'aux variations de l'acidité du milieu où elles se passent, correspondent autant de troubles dans la digestion ou de variétés de dyspepsie.

Il y verra encore que le Dr Sée admet des dyspepsies salivaire, biliaire, pancréatique, intestinale,

I "

liées aux anomalies qui peuvent se produire dans chacune des actions chimiques exercées sur la masse alimentaire ou certains de ses composants, par les liquides sécrétés et déversés dans le canal alimentaire : salive, bile, suc pancréatique , suc intestinal. En un mot, il apprendra que pour l'un des professeurs de clinique les plus en vue de notre École, les dyspepsies ne sont, en définitive, d'un bout à l'autre du tube digestif, que des opérations chimiques défectueuses.

Et si, par hasard, le lecteur est atteint lui-même de dyspepsie, il se demandera certainement, tout d'abord, à l'aide de quels procédés on est arrivé à contrôler sur l'homme malade, mais vivant (car on meurt bien rarement de dyspepsie simple), les côtés défectueux des opérations chimiques en question ?

Voyons ce que répond l'auteur de la théorie :

Partant de cette notion que l'estomac fournit le suc nécessaire à la digestion des substances azotées, c'est-à-dire le suc gastrique ; que ce suc renferme deux éléments principaux, la pepsine et l'acide chlorhydrique, acide sans lequel le ferment pepsique ne saurait agir, le Dr G. Sée considère la diminution dans la sécrétion de l'acide chlorhydrique, comme la première cause de dyspepsie à noter, diminution *qui s'exagérerait au point de rendre la digestion stomacale impossible.*

Et il ajoute : « Bien que ces variations de quan-
« tité d'acide chlorhydrique *soient difficiles à vé-*
« *rifier...* elles n'en doivent pas moins figurer en
« tête des altérations chimiques du suc stomacal »
et par conséquent des dyspepsies.

Et plus loin... « le déficit de l'acide chlorhy-
« drique ne peut être constaté que par des réactifs
« très variés, *souvent infidèles*, auxquels on soumet
« le liquide pompé dans l'estomac ou vomi... —
« Mais —... Nous, armés de patience, nous atten-
« drons que la chimie nous ait fourni des moyens
« certains et expéditifs pour préciser les défaillances
« de l'acidité stomacale. »

Voilà donc une catégorie de dyspepsies, la première, sinon la plus importante selon l'auteur, qui
repose sur une hypothèse : la diminution de l'acide
chlorhydrique ; et, quand il s'agit de la vérifier, l'incertitude s'accentue encore !

On se représente facilement l'état de perplexité
dans lequel va se trouver ce dyspeptique, quoique
médecin, lorsqu'il saura que pour établir un diagnostic, plus ou moins précis, sur la maladie dont il
souffre, il devra avant tout, et pour rendre l'analyse
possible, restituer le contenu de son estomac, soit
par un vomissement provoqué (toujours pénible, et
souvent nuisible chez un dyspeptique), soit en se
soumettant à cette opération désagréable, qui consiste à introduire une sonde dans l'estomac et à en
extraire le contenu par aspiration (1).

A moins que n'ayant pas le courage de supporter

(1) Après tout, il est bien venu à l'esprit d'un médecin allemand, le professeur Leube, d'ériger le lavage de l'estomac en
méthode courante de diagnostic. Ce médecin fait faire à ses dyspeptiques, pendant plusieurs jours, des repas de composition
différente. Cinq à six heures après ces repas il introduit une
sonde dans l'estomac et en extrait le contenu. Le repas après
lequel il reste le moins de résidu alimentaire dans l'estomac
est considéré comme celui qui convient le mieux au malade.

ces épreuves, le malade ne se décide à suivre l'exemple du professeur en question, c'est-à-dire à s'armer de patience, et à attendre que la science ait fourni un moyen plus expéditif de reconnaître la nature de son mal.

Nous le demandons, quelle confiance espère-t-on inspirer à un dyspeptique, en lui disant : vous pouvez être atteint de telle ou telle dyspepsie, mais il nous est, sinon impossible, du moins très difficile de le constater ?

Nous pourrions citer encore d'autres passages, et parler notamment de la dyspepsie qui, dans cet ouvrage, tient le second rang par son importance, la dyspepsie par *arrêt de la digestion à mi-chemin, faute d'une pepsine active, d'une pepsine suffisante;* alors que de l'aveu même de M. G. Sée : « *la question du vice de sécrétion de la pepsine n'est encore qu'à l'étude.* »

Mais cela nous entraînerait trop loin ; nous avons voulu simplement montrer, au début de notre travail, combien, de nos jours, l'étude de la dyspepsie laisse encore à désirer, et le peu de solidité des définitions, des divisions et des descriptions basées sur des hypothèses, plus ou moins ingénieuses, plus ou moins élégamment présentées, et qu'on exhume du fond des organes considérés comme creusets, sous le titre pompeux de *chimie biologique.* Quant à

Il paraît que Leube s'est construit ainsi une échelle de digestibilité applicable à la diversité des cas.

Nous nous abstiendrons de toute appréciation sur cette pratique, tout au moins bizarre, qui dénote à coup sûr chez son auteur des idées originales.

prendre le moindre souci de l'organe lui-même, de l'intégrité de chacune de ses parties constituantes, on n'y songe pas plus qu'aux funestes influences d'une thérapeutique qui repose sur des doctrines hypothétiques, et l'on affirme « *que la dyspepsie ne suppose ni ne comporte de lésion permanente.* »

Dans l'espèce, et en admettant que l'anatomie pathologique n'ait pas été établie, faute de circonstances favorables, et fasse complètement défaut, la physiologie pathologique expérimentale peut y suppléer, jusqu'à un certain point, et c'est encore la meilleure voie à suivre pour arriver à découvrir la vérité.

C'est ce qu'a fait l'auteur d'un des meilleurs traités parus dans ces dernières années, le Dr Leven. On l'a accusé d'avoir voulu supprimer la pathologie des dyspepsies ; quand, au contraire, ce consciencieux expérimentateur a, selon nous, le grand mérite d'avoir éclairé d'un jour nouveau, tout en la simplifiant, cette question des dyspepsies qui, pour beaucoup de médecins, et même pour beaucoup d'auteurs, est encore la bouteille à l'encre.

La doctrine de Leven repose sur des expériences physiologiques, appuyées par des observations cliniques, qui ont pour objectif la recherche de *la notion claire des symptômes.*

N'est-ce point là la vraie manière d'arriver à la saine interprétation de la nature de la maladie et d'en trouver le traitement rationnel ?

Notre savant confrère s'est d'abord attaché à démontrer, par de nombreuses expériences, que la fonction stomacale consiste, presque uniquement, dans

l'imbibition, la désagrégation et la malaxation des aliments par le suc gastrique, aidé des contractions stomacales, et non point exclusivement dans des actions
chimiques, puisque les substances azotées qui entrent dans la composition du bol alimentaire sont, en
grande partie, chassées dans l'intestin à l'état de
bouillie à peine peptonisée, c'est-à-dire non digérées.
Leven s'est ensuite assuré que les genres d'alimentation réputés nuisibles pour l'homme (graisse, alcools)
rendent également les animaux dyspeptiques, et il a
trouvé que chez eux les phénomènes dyspeptiques
se traduisent par de la tristesse et de la lassitude.

Puis, ce patient observateur a fait voir que si l'on
sacrifie des chiens rendus dyspeptiques pour examiner leur estomac, on constate que la muqueuse
est plus ou moins rouge, congestionnée, irritée, selon la durée du régime expérimental; que l'aliment
séjourne plus longtemps dans la cavité gastrique,
que, par conséquent, les contractions des fibres musculaires ne sont plus aussi actives; qu'il se produit
des sécrétions et des excrétions anormales de mucus
et d'eau ; et qu'enfin, au milieu de tous ces désordres,
le suc gastrique conserve la même composition.

Ajoutons tout de suite (ce que d'ailleurs nous verrons plus loin) que les autopsies d'individus morts
d'alcoolisme chronique avec dyspepsie , d'ulcère
simple ou de dilatation de l'estomac, confirment les
résultats précédents et prouvent que ces différentes
formes de la maladie ne sont que des degrés plus
avancés de lésions semblables à celles que l'auteur
précité a créées expérimentalement.

Dans une intéressante communication à l'Académie de médecine (1er avril 1884) les Drs Dujardin-Beaumetz et Audigé, faisant connaître les résultats des nouvelles expériences qu'ils ont entreprises sur des porcs, concluent également « *que les animaux soumis, d'une façon lente et continue, à l'usage des alcools, deviennent dyspeptiques et présentent des lésions anatomiques qui consistent en des congestions et des inflammations du tube digestif et du foie...*»

Il n'est donc plus possible, dans l'étude de la dyspepsie, de négliger les troubles vasculaires dont la muqueuse stomacale est le siège, les modifications de texture que l'on observe dans les membranes du ventricule, les anomalies qui se manifestent dans l'exercice des fonctions de ses plans musculaires; pas plus qu'il n'est permis de méconnaître le rôle important joué, dans la pathogénie de cette maladie, par le réseau nerveux si complexe, si impressionnable qui enveloppe l'estomac de ses mailles inextricables et le relie, par l'intermédiaire du plexus solaire, au cerveau, aux organes thoraciques et abdominaux, dont il est par cela même solidaire, pour ne s'arrêter qu'à des combinaisons chimiques plus ou moins hypothétiques. Selon nous, ces prétendues combinaisons chimiques défectueuses se réduisent, pour l'estomac, à une chymification lente et incomplète, qui n'est elle-même que le résultat d'un fonctionnement imparfait, reconnaissant, avant tout, pour cause l'*irritation stomacale*.

L'estomac est, on le sait, un muscle creux très mince, tapissé à l'extérieur par une membrane séreuse, et à l'intérieur par une membrane cellulo-muqueuse pourvue de nombreuses glandes sécrétantes irrégulièrement groupées. Il a ses vaisseaux et ses nerfs spéciaux; on peut même dire que, sous ce dernier rapport, il est très largement partagé; ce qui explique le puissant retentissement qu'ont ses maladies sur le système nerveux central, sur toute l'économie, et réciproquement. C'est donc un organe moteur par ses fibres musculaires; sécréteur par ses innombrables glandules mucipares et pepsinigènes; sensible, et surtout irritable, par sa muqueuse excessivement riche en expansions vasculaires et nerveuses. Pourquoi donc avoir voulu faire, en sa faveur, une exception en opposition avec ce que l'on observe tous les jours dans les autres organes de structure analogue; lui refuser la qualité d'*organe irritable* et supprimer son anatomie pathologique? Disons-le tout de suite, c'est qu'au lieu de chercher, on a préféré raisonner; que, par une réaction exagérée, on s'est tenu systématiquement éloigné de tout ce qui semble toucher à la doctrine de Broussais, et qu'en prononçant les mots d'*irritation gastrique*, qui seuls rendent bien compte des phénomènes dyspeptiques, on a craint de paraître vouloir ressusciter le fameux centre étiologique. Ce n'est évidemment point là notre pensée ni notre but. Cependant, comme nous nous servirons fréquemment du terme *irritation*, nous tenons essentiellement, pour éviter tout mal entendu, à préciser, dès maintenant, quelle signification nous lui attribuons.

L'irritation gastrique telle que nous la comprenons n'est pas la gastrite; elle n'est que la première période d'un processus inflammatoire, de nature essentiellement catarrhale, spécial à la muqueuse stomacale ; processus qui pourra certainement évoluer, s'étendre aux autres tuniques de l'estomac, en modifier la structure, mais qui, le plus ordinairement, demeurera à l'état de simple congestion et ne suppurera jamais (1).

C'est sur des considérations analogues que les médecins allemands se sont basés, pour donner à l'irritation stomacale, à la dyspepsie, la dénomination de *catarrhe de l'estomac* et de *catarrhe gastro-intestinal* dans les cas où l'intestin est également intéressé.

D'un autre côté, si nous interrogeons les auteurs anglais, nous voyons que Brinton, l'un des plus autorisés, quoique ayant défini la dyspepsie : « Un état « où la digestion se fait jusqu'à un certain point, « mais avec difficulté, sans que l'estomac présente « aucune lésion notable de structure, » admet pourtant, timidement il est vrai, qu'en dehors de la gastrite plusieurs variétés de dyspepsie ont pour caractéristique et pour cause des accidents locaux inflammatoires sub-aigus, autrement dit que « cette « maladie est souvent d'origine inflammatoire (2). »

(1) Virchow a très bien démontré que l'inflammation proprement dite présente des caractères différents, selon l'époque de son évolution et selon les tissus dans lesquels elle se développe.

(2) Brinton, *Traité des maladies de l'estomac* (traduction Riant) pages 124-126-391.

II

Quelques considérations sur la fonction stomacale dans l'état
physiologique et dans l'état pathologique.

L'accomplissement d'une fonction étant la manifestation des diverses propriétés des éléments anatomiques, des humeurs et des tissus disposés en organes (Littré et Robin), il faut, avant tout, pour
que cette fonction s'exécute normalement, que toutes
les parties constituantes des organes jouissent de
leur intégrité.

Par conséquent, pour que l'estomac fonctionne
bien, il est nécessaire que ses trois tuniques (muqueuse, musculaire, séreuse) soient saines ; que ses
glandes et ses vaisseaux ne soient pas altérés et que
son système nerveux spécial ne soit pas surexcité
directement ou par contre-coup.

A ces conditions, la sensibilité de l'organe ne sera
pas exaltée, les sécrétions ne seront pas troublées,
le muscle se contractera sans douleur, la digestion
se fera en silence et passera inaperçue.

A l'état normal l'homme n'a pas conscience des
grandes fonctions qui s'exécutent en lui : il ne sent
pas son cœur battre ; il respire sans s'en douter ; il
digère sans y penser.

Mais que la sensibilité de tous ces organes : cœur,
poumons, bronches, estomac, soit affectée par une
cause irritante quelconque, les fonctions qui leur

sont dévolues sont troublées et deviennent *pénibles*.

Avec les phénomènes d'irritation locale coïncide la souffrance des muscles qui concourent à la fonction et des nerfs qui y président.

Or, chacun de ces viscères a son excitant physiologique : pour le cœur, c'est le sang ; pour les bronches et les poumons, c'est l'air ; pour l'estomac, c'est l'aliment. Que les qualités propres à ces excitants physiologiques soient altérées ou deviennent irritantes pour les membranes internes avec lesquelles ils sont en contact, le système nerveux local, immédiatement impressionné, subit une excitation anormale, et les fonctions de l'organe auxquelles il commande en traduisent la souffrance par des troubles soit de sensibilité, de motricité, de circulation, de sécrétion ; soit encore de nutrition. Que cette irritation se répète ou persiste, les troubles en question demeureront aussi permanents, et la simple souffrance se changera en maladie. C'est ce qui a lieu pour l'estomac.

L'arrivée des aliments dans cette cavité met en éveil et excite son système nerveux spécial ou plexus solaire ; cette excitation détermine un afflux sanguin, dans l'organe et provoque la sécrétion des liquides digestifs et les mouvements du muscle. La muqueuse subit une congestion physiologique, plus ou moins uniforme, qui dure autant que la digestion et doit cesser dès que l'aliment a disparu, c'est-à-dire dès que les contractions stomacales l'ont chassé dans l'intestin. Il est bien évident que moins cet aliment sera excitant, que moins il séjournera dans l'estomac, moins longtemps le plexus solaire sera excité, moins la congestion de la muqueuse se prononcera et persistera, et moins le muscle stomacal peinera. C'est là un point essentiel à retenir, si l'on veut instituer un traitement rationnel et efficace de la dyspepsie.

La congestion physiologique a donc ses limites, et si elle est entretenue trop longtemps ou poussée trop loin par la nature, la qualité et le séjour des aliments, ou encore par une excitabilité exagérée des centres nerveux, de passagère elle devient permanente et s'exaspère à chaque nouvelle digestion. Il en résulte d'abord une irritation légère ou phlogose, limitée ou généralisée, qui peut arriver, plus ou moins rapidement, à une sorte d'état inflammatoire chronique.

Cette phlogose, cette irritation plus ou moins prononcée de la muqueuse retentit bien vite, à son tour, sur toutes les parties de l'organe, qui entrent dès lors en souffrance et dont les fonctions se troublent. Et c'est à ces troubles, à cette souffrance, d'origine complexe, dont l'expression, les manifestations et le retentissement peuvent varier à l'infini, mais qui se résument en une chymification lente, incomplète, par conséquent en une digestion laborieuse, qu'on doit réserver la dénomination de *dyspepsie*.

III

Aperçu des lésions, des troubles fonctionnels, des sécrétions et des excrétions anormales qu'on peut observer dans l'estomac atteint de dyspespie.

Nous avons dit qu'on meurt rarement de dyspepsie. Le fait est exact; mais nous n'avons voulu parler que de la dyspepsie ordinaire, de celle qui se rencontre tous les jours et qui, grâce à la tolérance de l'estomac (cet organe est si complaisant!) ne dépasse pas la phase de simple irritation congestive.

Par contre, les occasions de constater, par la nécroscopie, les lésions organiques de la dyspepsie ne manquent pas, lorsqu'il s'agit de sujets atteints d'alcoolisme chronique ou de dyspeptiques arrivés à ces degrés de la maladie, dont on a fait jusqu'à nos jours autant d'entités morbides, et qu'avec raison le Dr Leven considère comme des périodes avancées de la dyspepsie; nous voulons parler de l'ulcération ou ulcère chronique simple, et de la dilatation de l'estomac. Il est vrai que dans certains cas, très rares, où les malades ont perdu toute direction, l'inanition, conséquence ultime d'une dyspepsie mal soignée, d'un régime alimentaire mal compris ou mal observé, et surtout d'une thérapeutique à outrance, peut aussi occasionner la mort. On dit alors que les malades meurent d'anémie pernicieuse ou de cancer latent, expressions des plus commodes, qui servent à masquer bien des erreurs de diagnostic.

Les tissus qui forment les différentes membranes de l'estomac n'ont point, nous le répétons, une constitution exceptionnelle; ils n'échappent pas aux changements, aux dégénérescences que peuvent éprouver les tissus analogues des autres organes sous l'influence de troubles trophiques.

L'irritation renouvelée et croissante du plexus solaire; le retentissement de cette irritation sur toutes les parties constituantes de l'estomac y provoquant une congestion exagérée et permanente de la muqueuse; des troubles de motricité musculaire et de nutrition des tissus, des modifications de structure, etc., suffisent pour expliquer l'alanguissement de la fonction, et à la longue la formation de l'ulcération, la production de la dilatation, et même l'apparition du cancer.

A propos de ce dernier mot, qui est presque synonyme d'incurabilité, nous ne voulons pas dire que le cancer de l'estomac ne s'observe que chez les dyspeptiques; chacun sait parfaitement que le cancer héréditaire peut débuter d'emblée par cet organe. Ce que nous affirmons, c'est qu'une irritation locale, souvent répétée et prolongée, peut déterminer sur un organe le développement d'une affection cancéreuse, qui, sans cette irritation, ne se serait point manifestée.

N'est-ce pas ce que nous constatons tous les jours sur la langue et les lèvres de certains fumeurs qui, par l'usage habituel et abusif de la pipe à tuyau court, vulgairement appelée *brûle-gueule*, ou encore de la chique, voient apparaître sur les points continuellement touchés ou comprimés par ces corps durs, chargés de principes âcres, une irritation qui, devenue chronique, provoque le développement du cancroïde, affection curable, dans l'espèce, tant qu'elle n'a pas retenti sur les ganglions profonds de la région et sur l'organisme tout entier ?

Il n'y a aucune présomption à affirmer qu'on peut, dans certains cas, en combattant sans relâche l'irritation gastrique, retarder et même éviter l'apparition du cancer de l'estomac. Pour notre part, nous connaissons de vieux dyspeptiques, issus de parents morts de carcinome stomacal, et qui, depuis de nombreuses années, luttent avec avantage, par un régime des plus sévères, contre cette dégénérescence funeste. Nous croyons même qu'il est quelquefois possible d'arrêter momentanément, et par le même moyen, la marche et le développement d'un cancer de l'estomac, qui serait venu compliquer une dyspepsie ancienne.

A ce sujet, nous citerons un fait qui, quoique malheureux, porte avec lui un double enseignement.

M. X..., âgé de cinquante ans, commerçant aux Halles, relativement sobre, dyspeptique depuis huit ans, se retire des affaires et vient nous consulter. Après avoir essayé en vain une cure de lait, il a réduit petit à petit son alimentation et, depuis huit jours, il ne se nourrit plus que de bouillon. Il est agité, nerveux, inquiet, et ne dort pas. Il a la langue sèche, chargée et râpeuse. Il vomit à peu près tous les jours, éprouve de fréquentes régurgitations et des renvois bruyants presque continus. Il est arrivé à un état de maigreur effrayant. La peau est jaune et terreuse ; les yeux sont brillants et continuellement en mouvement ; les oreilles d'une pâleur cadavéreuse et presque translucides. Sensibilité extrême au creux de l'estomac, où l'on constate, par la palpation, la présence d'une tumeur mal limitée. Le foie est volumineux et sensible ; il existe une constipation opiniâtre, contre laquelle le malade a lutté en vain, depuis le début de sa maladie, à l'aide de pilules et d'eaux purgatives de toutes sortes.

Quoique nous sentant désarmé, nous ne voulûmes pas rester inactif, en présence de symptômes aussi graves, qui indiquaient nettement l'existence d'un cancer. Nous souvenant des préceptes donnés par le professeur Trousseau et des exemples cités par lui dans ses conférences cliniques, frappé d'ailleurs de l'énergique volonté dont témoignait notre malade, nous instituâmes le traitement de la dyspepsie grave. Après six semaines de régime scrupuleusement observé, M. X... paraissait complètement transformé, l'expression de sa physionomie indiquait la confiance et l'espoir. Il ne vomissait plus et n'avait que de rares régurgitations. Tous les symptômes s'étaient considérablement amendés. Les forces revenaient et le poids du corps avait augmenté ; le malade n'avait plus de dégoût pour les aliments et était arrivé à prendre, le matin, une grande tasse de lait ; à midi, deux œufs et une viande bouillie ou rôtie, hachée, et le soir un potage, un œuf et du lait. Les nuits étaient bonnes, les garderobes se faisaient convenablement, à l'aide de lavements, et avaient un bon aspect. La sensibilité du creux épigastrique avait diminué, et la rénitence de cette région semblait avoir moins d'étendue.

Sur ces entrefaites, M. X... reçut, inopinément, la visite d'une personne dont il redoutait la présence. A la pénible impression de l'entrevue se joignit celle d'une vive et longue discussion. Le soir même, il éprouvait une forte courbature, ses digestions redevenaient difficiles; il y eut des vomissements et la nuit fut mauvaise.

A partir de ce jour la maladie, qui paraissait momentanément enrayée, prit une allure des plus rapides; les symptômes les plus graves se précipitèrent, la tumeur augmenta considérablement de volume, et notre malheureux dyspeptique succomba, sept semaines après la rechute.

Nous sommes ici en présence d'un dyspeptique cancéreux, dont l'état a pu être considérablement amélioré par une vie calme, tranquille, et par un régime à la fois sévère et suffisant; et chez qui une cause morale a déterminé le retour de tous les accidents, lesquels, cette fois, ont eu une terminaison funeste.

Mais heureusement pour l'espèce humaine, dans la dyspepsie les lésions les plus graves sont aussi les plus rares. Généralement la muqueuse de l'estomac, chroniquement irritée, n'offre que les modifications d'aspect et de structure qu'on a l'habitude de rencontrer, dans les mêmes conditions, sur d'autres muqueuses.

En même temps qu'une coloration d'un rouge plus ou moins foncé, générale ou partielle, d'aspect uniforme ou pointillé, avec zones indurées ou ramollies, dépouillées ou non d'épithélium, on peut observer sur la membrane interne de l'estomac des dilatations vasculaires, véritables varices, avec sclérose des parois des vaisseaux ; des taches ecchymotiques, une hypertrophie circonscrite ou étendue de la muqueuse et de ses villosités, hypertrophie simulant, dans certains cas, de petits polypes, par son aspect mamelonné (1); on trouve encore assez fréquemment la muqueuse, les tissus sous-muqueux et les plans musculaires amincis et relâchés ; plus rarement ils participent à l'hypertrophie, deviennent très épais, prennent alors une consistance lardacée et résistent au scalpel comme les tissus fibreux (2).

L'atrophie ou la dégénérescence d'un certain nombre de glandules sont assez communes.

On comprend dès lors facilement ce que nous avancions tout à l'heure, c'est-à-dire que de semblables altérations de la muqueuse, des vaisseaux, des tissus cellulo-muqueux, des glandes et des fibres musculaires, entretenues par des causes se renouvelant sans cesse, favorisent des troubles trophiques, et créent ainsi des conditions propices aux dégénérescences, à la formation d'*ulcères*, à l'affaiblissement et au relâchement des fibres musculaires (*dila-*

(1) Cornil et Liouville.

(2) C'est à ces dernières modifications que Brinton a donné le nom d'*inflammation cirrhotique* de l'estomac. — Cet accroissement d'épaisseur et de consistance peut être senti pendant la vie, à travers les parois abdominales, et en imposer, par la résistance qu'il fait éprouver au toucher, pour une tumeur cancéreuse du ventricule.

tation) et à la production de néoplasmes hétéro-morphes ou *cancers*.

Nous reviendrons plus loin sur l'anatomie pathologique de ces complications.

Lorsque les premières lésions inflammatoires ont fait leur apparition sur la muqueuse et que la dyspepsie est établie, il peut se produire ou un *éréthisme* ou un *alanguissement* de la fonction mécanique de l'estomac, selon que l'irritation n'intéresse que certaines zones de l'organe, ou en occupe la totalité ; selon que la phlogose reste superficielle, ou atteint les couches sous-jacentes ; selon que son début remonte à une date plus ou moins éloignée ; selon aussi certaine prédisposition nerveuse individuelle. D'où résultent des troubles fonctionnels, consistant soit en contractions irrégulières, soit en contracture partielle ou totale du muscle stomacal, presque aussitôt après l'arrivée des aliments ; soit en un relâchement ou une inertie du même muscle, deux troubles de la motricité, qui, quoique tout à fait opposés, concourent au même résultat, quant au séjour dans l'estomac des substances ingérées.

Dans le premier cas, en effet, le bol alimentaire, lorsqu'il n'est pas rejeté par le vomissement, se trouve enserré, comme enchatonné, et par conséquent momentanément immobilisé. Dans ce même cas, les liquides sont en général violemment chassés de l'estomac dans l'intestin, en occasionnant divers malaises, divers symptômes, et en laissant subsister, après leur expulsion, de la contracture plus ou moins pénible de la grosse tubérosité de l'estomac.

Dans le second cas, les mouvements péristaltiques étant affaiblis, ce même bol alimentaire, sans être immobilisé, subit une malaxation incomplète. Il en résulte que, dans les deux cas, la désagrégation de la masse se fait plus lentement et que, par cela même, le suc gastrique éprouve plus de difficulté à en pénétrer et à en imbiber les divers éléments. Ces nouvelles conditions ont dès lors pour conséquence un ralentissement dans la chymification et un séjour plus prolongé de l'aliment dans la cavité stomacale.

Heureusement la contracture des muscles de la vie organique étant rarement permanente, et diverses circonstances venant rendre une excitabilité passagère aux fibres musculaires épuisées, l'estomac finit toujours, avec le temps, par se débarrasser tant bien que mal de son contenu, plus ou moins convenablement élaboré. C'est, comme nous l'avons dit, à cette phase mécanique de la digestion anormale, à la congestion exagérée de la muqueuse qu'elle détermine, aux malaises locaux et généraux qui en résultent, que convient parfaitement la dénomination de dyspepsie.

Aux lésions que nous avons succinctement énumérées se rattachent encore des troubles de sécrétion et l'apparition de nouvelles sécrétions anormales et d'excrétions nuisibles, dont il est aussi très important de tenir compte.

La muqueuse stomacale irritée sécrète, en effet, en quantité variable, un liquide visqueux, plus ou moins grisâtre, formé en grande partie de mucus et de débris d'épithélium qui, tout en la protégeant, empêche le contact immédiat de l'aliment avec les orifices des glandes pepsinigènes. D'un autre côté, les vaisseaux variqueux ou dilatés laissent transsuder un liquide acide, dont la présence et l'abondance contribuent à entretenir l'irritation et contrarient l'action du suc gastrique normal. De plus, ce mucus et ce liquide acide favorisent la fermentation, toujours imminente, dans un milieu tel que l'estomac. Les graisses elles-mêmes, dans ce cas, subissent plus rapidement l'action catalytique, ou dédoublement, qui les transforme en acides gras, si nuisibles à la muqueuse stomacale.

Nous ne dirons rien des hémorragies qui peuvent se produire dans l'estomac : que le sang ait été fourni par une simple transsudation, par des ruptures vasculaires ou par des ulcérations simples ou cancéreuses, il s'agit là d'un accident qu'on ne doit point assimiler aux sécrétions pathologiques. Nous ne parlerons pas non plus, à propos des sécrétions anormales, de la production plus abondante ou moins abondante du suc gastrique, de son acidité plus ou moins prononcée, etc., toutes conditions qu'il est impossible de vérifier. Mais ce que nous affirmons, c'est que, dans la dyspepsie simple, les liquides digestifs stomacaux sont *toujours assez acides* et que, dans le cas où ils seraient en déficit par suite d'atrophie, de destruction des glandes pepsiques, ou de ralentissement dans leur fonction sécrétoire, en dehors de toute affection organique grave bien entendu, les glandes intestinales suppléeraient largement à ce déficit.

I V

Des prétendues variétés de dyspepsie stomacale. Division rationnelle.

On a lieu de s'étonner, en présence des modifications d'aspect, de structure et de forme révélées par l'examen nécroscopique, que la plupart des auteurs qui ont écrit sur la dyspepsie aient négligé les lésions propres à cette maladie, et n'en aient tenu aucun compte dans la détermination de variétés, qu'ils basent uniquement sur la prédominance de tel ou tel symptôme, dans tel ou tel cas particulier; ou sur la préexistence d'une maladie locale ou constitutionnelle; ou encore sur une intoxication antérieure. Si l'on voulait, en effet, s'en rapporter à l'ingéniosité, plus ou moins prolifique de chaque observateur, on aurait à faire une interminable énumération de classifications, de divisions et d'espèces parmi lesquelles figureraient, pêle-mêle : les dyspepsies gastrique, gastralgique, duodénale, entéralgique, flatulente, irritative, acide, pituiteuse, alcaline, atonique, muqueuse, névrosique, motrice, vaso-motrice, glandulaire, nervo-sécrétoire, putride, boulimique, pancréatique, biliaire, goutteuse, uricémique, diabétique, alcoolique, nicotique, tuberculeuse, syphilitique, rhumatismale, herpétique, antagonistique, hypocondriaque, etc., sans oublier malacia et pica.

Si, pour notre part, nous tentions d'établir des divisions dans la dyspepsie, nous nous appuierions, soit sur l'anatomie pathologique, soit sur la pathologie expérimentale. Au point de vue anatomo-pathologique, nous proposerions d'admettre les formes suivantes :

La dyspepsie simple, vasculaire ;
La dyspepsie ulcéreuse ;
La dyspepsie avec dilatation ;
La dyspepsie avec cancer.

Il est inutile, après ce que nous avons dit précédemment, de nous arrêter sur les trois dernières de ces formes, dont la dénomination suffit pour expliquer la nature. La dyspepsie que nous qualifions de *vasculaire* exige que nous entrions dans quelques détails. Si nous préférons, en fait de classification, l'appellation, un peu étrange, de dyspepsie vasculaire à la dénomination de dyspepsie congestive, qui indique bien la vraie dyspepsie ordinaire, celle dans laquelle on observe surtout les troubles de vascularisation, et plus tard de nutrition, qui caractérisent toute congestion et toute inflammation chroniques des tissus, c'est que, dans l'espèce, il faut tenir compte, non seulement de l'anatomie pathologique, mais encore de la pathologie expérimentale. En effet, cette dernière permet de saisir, pour ainsi dire sur le *presque vivant*, certains phénomènes objectifs, d'abord passagers, indiquant nettement, dans la dyspepsie simple, deux variétés de troubles vasculaires qui, sans rien changer à notre manière de voir sur la dyspepsie en général, fournissent des indications précieuses pour le traitement.

Les expériences, répétées maintes fois sur les animaux, apprennent, en effet, que pendant la digestion de certaines substances alimentaires l'animal paraît triste et souffrant; qu'il cherche le repos ; en un mot, qu'il digère péniblement.

Si on le sacrifie après quelques heures, on peut constater deux états bien différents de la muqueuse stomacale, selon la nature des aliments ingérés qui ont produit la dyspepsie du moment.

Leven fait boire à un chien, pendant dix jours, 10 gr. d'alcool, à 36 degrés, étendus de 100 gr. d'eau distillée. Après chaque ingestion, ivresse et sommeil.

Le dixième jour, le chien prend, en une dose, 100 gr. d'alcool, mêlé à 100 gr. d'eau. Cette dose est toxique, l'animal meurt le lendemain.

A l'autopsie, on trouve la muqueuse stomacale congestionnée, les vaisseaux dilatés, et même rompus dans certains points. De distance en distance il existe de petits foyers sanguins , épanchés sur la muqueuse.

Un autre chien avale 200 gr. de saindoux à jeun ; il se couche, paraît fatigué et souffrant. On le tue, cinq heures après le repas. Les capillaires, la muqueuse sont congestionnés ; cette membrane est rouge, et tout l'estomac est dilaté.

Chez un troisième chien, sacrifié une heure après un repas, composé de 563 gr. de choux cuits à la graisse, les vaisseaux de la muqueuse sont dilatés ; l'estomac lui-même est déjà dilaté.

Chez d'autres chiens, soumis au même régime de graisse, la muqueuse offrait un aspect jaunâtre ou grisâtre, mais toujours avec état congestif variqueux des vaisseaux.

Le fait caractéristique à noter dans tous ces cas, c'est la congestion exagérée de la muqueuse gastrique.

D'un autre côté, le même expérimentateur donne à un chien 30 gr. de café étendu dans 150 gr. d'eau, avec un repas de 200 gr. de viande; l'animal est sacrifié après cinq heures et demie, et l'on constate que l'estomac est pâle, que la muqueuse est anémiée, que les vaisseaux de la membrane externe sont contractés. Même une demi-heure après la mort, tout l'organe présente encore un degré marqué d'anémie. Il reste dans la cavité gastrique 145 gr. de viande réduite en fibrilles, tandis qu'il n'en reste que 120 gr. après le même temps, lorsqu'il n'entre pas de café dans la composition du repas.

Ne serions-nous pas en droit de conclure de ces expériences que le système vasculaire de la muqueuse stomacale peut être le siège de deux altérations différentes, contraires même, sur lesquelles il nous serait encore permis de baser une division de la dyspepsie simple en — dyspepsie hypérémique, congestive ou phlegmasique, la plus commune? — et en dyspepsie ischémique, qui comprendrait aussi les dyspepsies atoniques symptomatiques ou autres, décrites récemment, sous la dénomination générale *de fausses dyspepsies*? En résumé, les cinq divisions que nous aurions établies seraient les plus rationnelles, et seraient justifiées, sinon par quelque symptôme distinct et prédominant, du moins par l'anatomie pathologique, qui ne trompe pas.

Comme nous n'avons pas la prétention de faire un traité didactique, nous laisserons les divisions de côté, parce que nous avons la conviction intime que, quoique dans la pratique la dyspepsie se présente à notre observation avec des symptômes et des formes variables, correspondant aux différentes phases qu'elle parcourt, aux différents degrés qu'elle peut atteindre, et quelquefois aux différentes causes qui l'ont produite, elle ne réclame, le plus souvent, qu'un même ensemble de moyens hygiéniques, que le médecin doit savoir modifier et combiner, suivant la gravité et la forme de la maladie. C'est là, en effet, une condition essentielle de succès. La dyspepsie ne diffère nullement en cela de ces affections inflammatoires de la muqueuse de l'œil, de ces conjonctivites, à formes si variables qui, quatre-vingt dix fois sur cent, guérissent toutes également par le même traitement.

Nous devons cependant reconnaître que dans certaines dyspepsies de vieille date, assez rares d'ailleurs, l'irritation stomacale semble pour ainsi dire s'effacer, et laisse après elle une atonie ou paresse de l'organe qui réclame parfois l'usage de la médication usitée dans les dyspepsies atoniques symptomatiques, médication stimulante avant tout et fort opposée à celle qu'exige la vraie dyspepsie. Dans ces cas, le médecin devra néanmoins agir avec la plus grande prudence, et commencer par tâter la susceptibilité de l'estomac avec les toniques amers simples, tels que les macérations de gentiane, de quassia, de lichen, et non point avec les excitants plus énergiques, tels que noix vomique, teinture amère de Baumé, rhubarbe, ou encore, comme le conseillent généralement les auteurs allemands, avec les eaux minérales ferrugineuses.

Dans tout ce qui précède nous n'avons en vue que la dyspepsie propre à l'estomac; mais la fonction digestive n'est pas localisée dans cet organe, elle se continue dans l'intestin grêle et s'achève dans le gros intestin, par l'expulsion du résidu alimentaire ou défécation. Nous verrons plus loin que les troubles qui peuvent survenir dans ce dernier acte de la digestion, constipation ou diarrhée, constituent une variété de dyspepsie, ou *dyspepsie intestinale*, ordinairement secondaire, mais quelquefois primitive.

V

Dyspepsie spéciale par auto-intoxication et par auto-infection.

Nous désirons cependant consacrer quelques lignes spéciales à une dyspepsie que nous considérons comme spéciale elle-même.

Lorsque les principaux organes épuratoires de l'économie, les reins, ne sécrètent plus suffisamment ou même ne sécrètent plus du tout, par suite de maladies graves (néphrite avec ou sans cystite), les déchets organiques, les principes nocifs ou toxiques qu'ils sont chargés d'éliminer, restent dans le sang (urémie ou sang urineux) et cherchent d'autres voies d'élimination.

Claude Bernard a démontré que la muqueuse du

tube digestif de l'estomac et de l'intestin notamment, devient alors, pour sa part, le siège d'une exsudation prononcée d'urée, s'irrite au plus haut point et parfois même s'ulcère. Ainsi s'expliquent les symptômes de dyspepsie gastro-intestinale si souvent observés chez les sujets atteints de la maladie de Bright.

Les malades s'intoxiquent eux-mêmes par leur urine, d'où la dénomination de *dyspepsie par auto-intoxication* que nous croyons pouvoir donner à cette forme de dyspepsie.

Il ne s'agit plus là d'un de ces états dyspeptiques symptomatiques d'une affection aiguë ou chronique bien déterminée, car dans la dyspepsie urémique, les phénomènes gastriques dus à une cause directe (la filtration de l'urée) peuvent être, et demeurer, pendant un certain temps, les seuls symptômes apparents, et induire le médecin en erreur; mais leur ténacité et souvent leur violence (vomissements incoercibles) devront donner l'éveil.

En dehors de cette intoxication, des produits infectieux peuvent prendre naissance ou mieux se développer dans certaines parties du canal alimentaire lui-même, être entraînés dans l'estomac, et y déterminer encore un autre genre de dyspepsie; dyspepsie par *auto-infection* directe.

On est loin, en effet, d'être fixé sur la nature et la cause de certaines sécrétions anormales qui se produisent dans la bouche, sur la langue et dans l'œsophage. Des recherches microscopiques y ont fait découvrir chez l'homme, même à l'état le plus sain en apparence, des microbes ou germes, toxiques au plus haut degré pour certains animaux, auxquels on les a inoculés.

Il s'agirait dès lors pour nous, sous l'influence de causes mal connues, d'une production abondante de germes nuisibles qui, mêlés aux aliments, gêneraient l'action des ferments digestifs, irriteraient l'estomac, à la manière des substances toxiques, occasionneraient des troubles intestinaux; ou qui, une fois absorbés, détermineraient dans l'économie des lésions organiques, et, sur le système nerveux en particulier, des symptômes d'intoxication probablement connus, mais mal interprétés jusqu'à présent.

Il y a là, croyons-nous, un sujet d'étude tout nouveau et très vaste qui, une fois mieux exploré, pourrait éclairer bien des questions d'étiologie pathologique, et peut-être expliquer les étonnants résultats obtenus dans ces derniers temps par des méthodes thérapeutiques, en apparence empiriques.

En effet, depuis que l'alimentation artificielle, nous dirions plus volontiers mécanique, le gavage en un mot, est en honneur en France, on voit des malades, dont l'estomac rejetait tous les aliments pris par la bouche, conserver et digérer les substances liquides ou les bouillies alimentaires qu'on leur ingère, en quantité considérable, et même exagérée, à l'aide d'un tube flexible introduit dans la cavité stomacale. On constate, tous les jours, que ce mode de traitement apporte les plus heureuses modifications dans des organismes profondément éprouvés, chez des sujets atteints de dégoût, d'anorexie complète, et de ce dépérissement rapide, appelé *fièvre hectique,* commun à certaines intoxications, aux grandes lésions organiques suppurantes.

N'est-il pas rationnel de conclure, d'après les changements si favorables, et presque subits, que ce mode de traitement imprime aux fonctions digestives et à la santé générale que, dans certains cas, les effets obtenus sont dus à ce que l'aliment porté directement dans l'estomac n'a entraîné avec lui aucun de ces germes nuisibles, contre l'accès desquels le tube élastique l'a protégé, en lui évitant tout contact avec les muqueuses buccale et œsophagienne?

Ne devrait-on point rattacher à l'une de ces dyspepsies la maladie que Chomel signale, sans lui donner de nom particulier, comme représentant la forme la plus redoutable de la dyspepsie acide, et ayant, seize fois sur dix-huit, une terminaison fatale?

L'odeur particulière répandue, dans les appartements, par l'haleine des malades auxquels le savant clinicien fait allusion, ne serait-elle pas la même que celle exhalée par les sujets atteints de dyspepsie urémique?

CHAPITRE DEUXIÈME

INFLUENCE DE LA DYSPEPSIE STOMACALE

LES AUTRES PARTIES DU SYSTÈME DIGESTIF

I

Bouche. — Langue. — Salive. — Dents.

Les nombreux plexus que forme le grand sympathique ont pour rôle principal, comme l'a si bien défini Ludovic Hirschfeld, d'entretenir la *régularité* et *la mutualité* des fonctions viscérales.

Cette mutualité se manifeste dans l'état de maladie comme dans l'état de santé.

Aussi, quoique dans la dyspepsie les symptômes venant de l'estomac dominent généralement la scène, on doit encore tenir compte des autres parties du canal alimentaire et de ses annexes.

Chacun des organes concourant à la fonction digestive peut être plus particulièrement influencé par la maladie, et présenter des symptômes qui pourraient faire croire à quelque affection purement locale, ou à quelque dyspepsie spéciale, bien qu'il ne s'agisse, la plupart du temps, que du retentissement de l'irritation gastrique sur cet organe. C'est à ce point de vue que nous allons examiner ce qui se passe dans chacune des parties du système digestif.

Le premier acte de la digestion, c'est-à-dire la mastication, est une fonction mécanique, absolument volontaire, qui n'est nullement modifiée en elle-même par l'irritation gastrique. Nous verrons plus tard, au contraire, qu'une mastication imparfaite est une cause de dyspepsie, qu'elle soit le fait d'une denture défectueuse, d'une habitude regrettable, ou encore d'une gloutonnerie assez commune.

Il y a, en effet, des personnes qui avalent plutôt qu'elles ne mangent, et chez les enfants beaucoup d'indigestions n'ont pas d'autre raison.

Si la fonction mécanique dévolue à la bouche ne peut être troublée par la dyspepsie, il n'en est pas de même des sécrétions muqueuse, épithéliale et salivaire, qui ont lieu dans cette cavité. En effet, sous l'influence des nouvelles conditions créées par la dyspepsie, il est fréquent de voir la langue se couvrir d'un enduit muqueux plus ou moins visqueux ; d'une surcharge épithéliale plus ou moins lisse ou râpeuse, plus ou moins épaisse, uniforme et régulière ; de couleur blanche ou jaune. Si l'on abaisse fortement la langue, on constate que cet enduit se prolonge jusqu'à la base de l'organe, et que les grosses glandules de cette région, ordinairement hypertrophiées, en interrompent l'uniformité par leur saillie et leur coloration.

Cet enduit, que le râclement réussit à enlever en partie, et qui parfois disparaît rapidement, en laissant la langue comme dépouillée et nue, indique un trouble sécrétoire, en relation avec un certain degré d'irritation de la muqueuse, irritation qui tient, dans l'espèce, au retentissement médiat de la phlogose gastro-intestinale.

De son côté, la sécrétion du liquide salivaire peut être diminuée ou exagérée; chez certains dyspeptiques, la présence de l'aliment dans la bouche et la mastication paraissent impuissantes à l'exciter, et les malades tournent et retournent cet aliment, un temps infini, avant de pouvoir l'avaler, quand il ne leur arrive pas de le rejeter.

Chez d'autres, la diminution de la salive se traduit, dans l'intervalle des repas, par une sécheresse très pénible de la cavité buccale. Les malades disent avoir un feu dans la bouche; il leur semble qu'ils ont avalé une soupe trop chaude, qu'ils ont la langue et le palais brûlés. Il en est qui ne cessent de faire entendre ce claquement produit par la langue qui se sépare brusquement du palais, caractéristique de la gêne ressentie, et qui réclament constamment à boire. Il n'est pas rare de rencontrer des sujets qui se plaignent également d'une grande sécheresse des lèvres, des gencives et des narines, avec picotements désagréables.

Quant à l'hypersécrétion de la salive, elle n'est généralement sensible qu'entre les repas et est souvent provoquée par l'action de parler.

Chez une de nos malades, elle était alors si abondante que cette personne ne pouvait soutenir la plus petite conversation, sans avoir immédiatement la bouche pleine de salive, et sans éprouver des nausées.

Chez d'autres dyspeptiques, elle ne survient qu'accidentellement, et notamment après l'ingestion de substances plus ou moins irritantes. Un de nos clients, qui fréquentait les eaux d'Allemagne, s'était mis le matin, sur l'avis du médecin de la station balnéaire, à l'usage du thé. Quelques jours de ce régime amenèrent une salivation continuelle, excessivement gênante. Notre client renonça au thé et fut débarrassé de cet inconvénient. Ayant voulu recommencer l'expérience quelque temps après, ce phénomène se reproduisit, puis céda de la même manière.

Chacun sait que dans les indigestions ou dyspepsies aiguës, les vomissements sont généralement précédés d'un afflux salivaire abondant. Il est commun de voir de violentes coliques produire le même effet.

Ces premiers troubles fonctionnels sont évidemment dus aussi au retentissement de l'irritation des plexus nerveux gastro-intestinaux sur les nerfs qui commandent aux sécrétions buccales (cérébro-glandulaires, grand sympathique, tympanico-lingual, etc.) Ils prouvent, en outre, que la sécrétion salivaire n'est pas uniquement le résultat de l'impression gustative. D'ailleurs il nous suffit de rappeler, à ce sujet, que les impressions morales modifient ordinairement aussi, selon leur nature, la quantité normale du liquide salivaire. Est-ce qu'une vive frayeur ne dessèche pas la bouche? Est-ce que l'idée ou la vue d'un mets succulent ne la remplit pas de salive?...

Le sens du goût subit aussi le contre-coup de l'irritation gastrique. La sécheresse de la bouche, les enduits anormaux de la langue, et d'autres causes encore, en altèrent souvent l'exercice physiologique.

Nous ne voulons point nous étendre ici sur toutes les perversions qui peuvent en résulter, depuis le goût de terre, de suie, d'amertume, d'acide, de sel, d'ail, de sucre... jusqu'au goût d'œufs putréfiés trouvé par les malades aux aliments, cependant bien sains, dont ils font usage. Disons simplement que les dyspeptiques traduisent ces perversions du goût par la même expression : j'ai une bouche mauvaise, affreuse, empoisonnée.

Il ne faut pas confondre ces perceptions morbides du sens du goût, purement subjectives, avec la mauvaise haleine qu'exhalent certains malades, et qui a son point de départ dans la bouche, dans l'estomac, ou dans les voies aériennes.

Les lésions passagères, ou permanentes, de la cavité buccale, dues à la dyspepsie, consistent principalement en un gonflement hypérémique de la muqueuse et des tissus sous-muqueux, gonflement qui met les joues, les lèvres et la langue trop à l'étroit, et détermine sur ces diverses parties des dépressions, plus ou moins profondes, et des saillies blanchâtres, à revêtement épithélial, plus ou moins épais, en rapport avec la disposition des dents, contre lesquelles elles s'appuient avec plus de force que de coutume.

On peut observer aussi l'hypertrophie des glandules et, à certains moments de la digestion, une saillie des papilles marginales de la langue, qui entrent, pour ainsi dire, en érection et deviennent rutilantes. La surface de cet organe présente aussi quelquefois des sillons, plus ou moins longs et profonds.

L'irritation symptomatique de la bouche chez les

dyspeptiques occasionne assez fréquemment l'apparition d'aphtes, c'est-à-dire de petites ulcérations
blanchâtres ou laiteuses, intéressant les follicules
muqueux, ulcérations avec lesquelles coïncide toujours une acidité très prononcée des premières voies,
et qui constituent une complication fort pénible.

La dyspepsie gastro-intestinale des tout jeunes
enfants, également caractérisée par une acidité très
accentuée des voies digestives, favorise et détermine
souvent l'apparition d'un parasite végétal, l'*Oïdium
albicans* (vulgairement muguet), dont les germes
trouvent dans les sécrétions fournies par l'inflammation spéciale de la bouche un milieu propice à leur
développement.

Tout porte aussi à croire que la dyspepsie, en
altérant les qualités des sécrétions buccales, et, par
suite, la texture des dents, crée, dans certaines circonstances, un terrain favorable à la pullulation
d'organismes élémentaires (microbes) capables de
se multiplier dans le sang humain, sitôt que leur
inoculation et leur absorption auront été rendues
possibles ; d'où ces dyspepsies auto-infectieuses pro-
bables, que nous avons admises, et qui donneraient
lieu à des accidents généraux rappelant la septicémie.

Cette action toxique de certains enduits buccaux
a été signalée, dans ces derniers temps, comme une
découverte nouvelle, par des expérimentateurs de
bonne foi, alors que Gubler l'avait déjà indiquée
en 1869, et avait tracé la marche à suivre pour
l'expérimenter.

La dyspepsie est encore une cause indirecte fré-

quente de l'altération si commune des dents, connue sous le nom de carie.

Magitot remarque que les affections chroniques
des voies digestives ont pour résultat d'exagérer la
proportion de ptyaline salivaire, agent de viscosité
et de fermentation, et de provoquer souvent une
hypersécrétion de mucus, par action réflexe de l'état
du tube digestif sur les sécrétions de la bouche.

Ces effets se constatent facilement dans le cours
de ces affections où l'on observe que les dents, subissant l'action de leur milieu, se trouvent prompt-
tement atteintes d'une carie, à marche rapide, qui
en attaque à la fois un nombre considérable, ou
même la totalité. Puis, s'il survient une guérison,
la carie s'arrête spontanément, passe et se conserve
à l'état de carie sèche, pour reprendre son cours si
la maladie se reproduit (Magitot).

A ce propos, nous ne pouvons résister au désir
de rapporter ici une lésion spéciale des dents, que
nous avons constatée plusieurs fois dans les circonstances suivantes :

Dans une localité que nous visitions souvent, les
parents ont l'habitude, pour calmer et consoler les
tout jeunes enfants, de leur donner à mâchonner et
à sucer un nouet de linge, rempli de mie de pain
serrée. Sous l'influence de cette pratique, nous avons
observé des troubles digestifs fréquents, et, en même
temps, une altération particulière des dents, caractérisée par un arrêt de développement de ces
organes, qui restent petits, dont le bord libre présente des inégalités, et dont la surface offre des sillons grisâtres, ponctués, irréguliers, donnant aux

dents l'aspect de certains vieux bois vermoulus.
Cette altération ressemble en quelques points à celle
décrite par les auteurs sous le nom d'*érosion*, dans
laquelle les dents apparaissent comme usées et ron-
gées, altération rattachée par Parrot à la syphilis;
par Becker au rachitisme; par Magitot à l'éclampsie
infantile ou convulsions; et par Fournier, non
seulement à chacune de ces trois causes, mais encore
à toutes celles qui, dans la première enfance, attei-
gnent profondément l'organisme.

II

Œsophage. — Dysphagie.

Dans la dyspepsie, l'œsophage est assez souvent,
pour sa part, le siège d'une sensation de corps
étranger, de boule, et d'une difficulté d'avaler ou
dysphagie qui, si l'on se contentait d'un examen
superficiel, en imposerait pour une variété de dyspepsie, tandis qu'en général ce symptôme n'est lui-
même qu'un épiphénomène d'une irritation stomacale développée chez un sujet nerveux.

L'œsophage n'a, comme la bouche, qu'un rôle
mécanique à remplir dans le second acte de la
digestion, c'est-à-dire dans la déglutition. Les aliments ne font que le traverser et ont par conséquent
peu d'action sur lui, à moins qu'ils n'aient une
température trop élevée, car alors c'est ce conduit

qui reçoit l'impression la plus vive. En dehors de certains états névropathiques, son spasme, ou dysphagie idiopathique, est excessivement rare, tellement rare même que, quand on l'observe, on songe tout de suite à une lésion organique grave.

Le plus souvent cette sensation de resserrement de l'œsophage, dont les dyspeptiques se plaignent, même en dehors de la digestion, doit être attribué à un certain degré d'hyperesthésie, avec léger état inflammatoire de la muqueuse qui tapisse ce conduit, état inflammatoire qui n'est lui-même que l'extension de l'irritation de l'estomac par voisinage, ou par l'intermédiaire du système nerveux ganglionnaire. Cette irritation s'étend souvent jusqu'au pharynx, où l'on peut la constater directement ; elle s'y manifeste sous l'aspect d'une rougeur uniforme, ou d'hypertrophie glandulaire (granulations), également accompagnée d'exaltation de la sensibilité.

Dans certains cas rares, la dysphagie s'exagère au point d'opposer un obstacle complet au passage des aliments solides les mieux divisés, qui se trouvent arrêtés en partie ; elle occasionnne alors des vomissements, ou plutôt des régurgitations, et par conséquent nuit à la digestion et compromet la nutrition.

Nous avons donné des soins à une dame de 58 ans, dyspeptique de vieille date, chez laquelle la moindre parcelle d'aliment un peu résistante, de simples grains de semoule dans un potage, par exemple, provoquaient un spasme très pénible de l'œsophage, des quintes de toux, et finalement le vomissement dit œsophagien.

Il faut être aussi prévenu que, dans d'autres circonstances, une irritation d'abord superficielle de la muqueuse peut provoquer le spasme de l'œsophage, en dehors de toute trace de dyspepsie, et occasionner, à la longue, en se propageant aux tissus sous-muqueux, des modifications de structure qui rendent les tuniques de cet organe de moins en moins extensibles et déterminent, par la suite, des accidents graves.

Nous conservons avec soin dans de l'alcool l'œsophage et l'estomac d'une dame qui était dans ce cas. Le professeur Trousseau, plusieurs fois consulté au début des accidents, avait, après hésitation, fini par diagnostiquer un cancer de l'œsophage, et avait donné à entendre à la malade, sans trop de détours, qu'elle mourrait de faim, dans un bref délai.

Cette personne a survécu près de vingt-cinq ans à cette sinistre prédiction. Vie bien pénible, il est vrai, obligée qu'elle était d'aider à la déglutition et de combattre le resserrement de l'œsophage au moyen d'une longue baleine, terminée par une boule olivaire en ivoire. Le spasme une fois vaincu, la malade pouvait souvent avaler ses aliments sans difficulté. Cette particularité aurait dû éclairer Trousseau et lui indiquer qu'il n'y avait là aucun cancer. D'ailleurs la digestion stomacale se faisait assez bien et cette dame jouissait d'une santé générale satisfaisante. Mais, avec les années, et sous l'influence d'irritations souvent répétées, dues au passage des aliments et de la sonde, le spasme se montra plus rebelle et devint permanent. La malade tomba dans le marasme et mourut, en effet, d'inanition.

A l'autopsie, qu'une famille intelligente autorisa, nous avons trouvé un estomac sain, avec muqueuse pâle et décolorée. L'œsophage présentait bien, vers son tiers inférieur, un rétrécissement assez étendu, légèrement extensible, mais il n'y avait pas trace de cancer. La muqueuse et les tissus sous-jacents étaient sclérosés et paraissaient avoir subi en quelque sorte une transformation fibroïde. Cette lésion ne pouvait s'expliquer que par une inflammation chronique de la muqueuse ; et l'avis du chef de laboratoire de la Faculté de médecine de Paris, qui fit l'examen histologique de la pièce, fut même que cette inflammation ne devait avoir été occasionnée que par l'ingestion d'un poison violent. Mais nous avions trouvé, disions-nous, l'estomac tout à fait sain ; et de l'enquête minutieuse à laquelle nous nous sommes livré, après le décès, et des renseignements précis qui nous ont été fournis par la malade elle-même, pendant le cours de cette longue maladie, il est résulté, pour nous, cette conviction que Mme X... n'avait jamais éprouvé de symptômes d'empoisonnement, que sa maladie était venue lentement, progressivement, et que la seule cause première que l'on pût admettre était, à une époque indéterminée, et dont la malade n'avait d'ailleurs conservé aucun souvenir, l'ingestion de liquides, ou plutôt d'aliments irritants soit par leur nature, soit par leur température, ce qui est beaucoup plus probable.

Cette observation, à laquelle se trouve lié le nom d'un de nos plus savants maîtres, prouve, une fois de plus, combien le médecin doit être circonspect dans le diagnostic, et surtout dans le pronostic des affections du tube digestif. Elle ne change rien à notre manière de voir et nous répétons que la dysphagie essentielle est l'exception et qu'elle n'est, le plus souvent, qu'un épiphénomène de la dyspepsie.

Dans certaines dyspepsies graves, l'œsophage offre, surtout dans son tiers inférieur, des lésions analogues à celles de l'estomac. Il y a véritable *œsophagite* et la muqueuse est le siège d'une vive inflammation. Elle présente alors une teinte rouge, plus ou moins uniforme, ou d'aspect chagriné, avec taches ecchymotiques, desquamation épithéliale, boursouflement du tissu cellulaire sous-muqueux, érosions et ulcérations. On se rappelle que cette complication grave a été observée chez M. le comte de Chambord.

Dans ces cas la déglutition est excessivement pénible, mais les douleurs ont généralement le même caractère que celles propres à l'ulcère de l'estomac, ces deux lésions coexistant presque toujours. Le spasme de l'œsophage et les régurgitations viennent alors s'ajouter aux vomissements qu'occasionne, de son côté, la maladie d'estomac.

III

Intestin grêle. — Indigestion intestinale.

Le petit intestin a des fonctions encore plus importantes à remplir que l'estomac. Il complète la chymification des aliments, que ce dernier organe lui envoie par petites fractions ; il les élabore, les transforme en chyle, puis les absorbe sous cette forme, à l'aide des nombreux vaisseaux chylifères qui rampent à sa surface, et qui les versent ensuite dans le torrent de la circulation, pour de là être distribués à toutes les parties de l'organisme qui se les assimilent, chacune selon ses besoins.

L'intestin grêle ne reçoit pas comme l'estomac l'action directe de l'aliment brut ; il est bien moins exposé que lui aux causes immédiates d'irritation ; et cela est très heureux, car l'irritation de cette portion du tube digestif a pour résultat une hypérémie congestive de la muqueuse, une transsudation séreuse, plus ou moins abondante et, ce qui est beaucoup plus grave, une suractivité des mouvements péristaltiques, qui a elle-même pour conséquence l'expulsion du chyme, avant qu'il soit élaboré et absorbé, ainsi que l'apparition de la diarrhée.

C'est en partie l'effet produit par les purgatifs, qui n'agissent tous qu'en irritant l'intestin, malgré ce qu'on a dit et prétendu de l'action exosmotique de certains d'entre eux.

A l'état normal les aliments, déjà profondément modifiés, cheminent dans l'intestin grêle, avec une rapidité qui heureusement trouve sa compensation, au point de vue de l'absorption, dans la longueur même de l'organe à parcourir.

Cette marche rapide ne permet pas à un segment quelconque du petit intestin de recevoir l'impression prolongée d'un même convoi alimentaire, et met, jusqu'à un certain point, cet organe à l'abri de l'action des substances irritantes que le chyme entraînerait avec lui.

Il pourra arriver cependant que des aliments trop imparfaitement chymifiés, ou trop irritants, une fois chassés de l'estomac, impressionnent d'une manière fâcheuse l'intestin grêle, y occasionnent des troubles fonctionnels, semblables à ceux que produisent les purgatifs, et y déterminent les accidents qui constituent l'*indigestion intestinale*.

Quoi qu'il en soit, le petit intestin a le privilège de ne pas conserver longtemps les traces d'irritation dont il a été atteint, et les nombreuses autopsies pratiquées sur des sujets dyspeptiques, ayant succombé à l'intoxication alcoolique chronique, prouvent que cet organe reste le plus généralement indemne, tandis que l'estomac et le gros intestin sont le siège de lésions graves. ·

Nous constatons là une nouvelle application du grand principe de conservation des êtres, d'après lequel la fonction la plus importante de l'acte de la digestion, l'absorption, doit échapper, autant que possible, à des troubles permanents qui entraîneraient rapidement la mort.

Mais en dehors des effets qu'il ressent, et qui résultent de l'action directe exercée sur lui par des produits irritants, alimentaires ou autres, l'intestin grêle est encore solidaire de l'estomac, d'abord par la continuité de ses membranes, ensuite, et surtout par les ganglions ou plexus qui lui envoient d'innombrables filets nerveux, et qui en reçoivent euxmêmes du centre nerveux épigastrique, c'est-à-dire du plexus solaire.

Il arrive alors, dans la dyspepsie confirmée, qu'à chaque repas mal réglé, le plexus solaire recevant une nouvelle poussée irritative, la transmet aux plexus mésentériques et à l'intestin. De là des troubles fonctionnels variables, selon le degré d'irritation des plexus mésentériques eux-mêmes, selon la date plus ou moins ancienne de cette irritation, selon la violence de la nouvelle poussée.

Parmi ces troubles fonctionnels nous citerons :

1° Ceux qui répondent immédiatement à une irritation vive et subite du plexus, tels que :

Des contractions normales, mais exagérées, des fibres musculaires intestinales (borborygmes, expulsion de gaz, besoin illusoire de défécation ou selles précipitées);

Des mouvements anormaux antipéristaltiques des mêmes fibres se communiquant à l'estomac (renvois, régurgitations);

Un resserrement des vaisseaux de la muqueuse (ischémie) et un certain degré de sécheresse de cette membrane (d'où constipation).

2° Ceux qui sont la conséquence de la réaction, ou plutôt de l'épuisement nerveux, succédant à une excitation trop vive, tels que :

L'atonie ou la parésie des tuniques musculaires, que les gaz finissent par distendre outre mesure (ballonnement, météorisme);

La dilatation des vaisseaux et la congestion de la muqueuse, laissant transsuder du liquide (diarrhée possible).

De plus, nous croyons, pour notre part, que le resserrement permanent des vaisseaux, ou ischémie de la muqueuse intestinale, est souvent aussi, par l'abaissement local de température qu'elle occasionne dans les tuniques intestinales, une cause de parésie de ces tuniques, qui explique les gonflements si pénibles, sans diarrhée, qu'on rencontre dans l'atonie intestinale.

Il peut arriver, dans le premier de ces cas, que l'intestin grêle se montre de moins en moins tolérant et soit traversé, avec une fâcheuse rapidité, par les substances nutritives qui d'ordinaire y séjournent déjà si peu de temps. Il en résulte alors ces *diarrhées lientériques* spéciales, ainsi appelées parce qu'il semble que les aliments, à peine ou point digérés, ne font que glisser sur la membrane interne de l'intestin, qu'ils touchent seulement sans être absorbés, d'où un dépérissement rapide. Aussi cette complication de la dyspepsie, heureusement la plus rare chez l'adulte, est-elle de toutes la plus grave, et c'est elle qui chaque année tue un si grand nombre de nouveau-nés.

On lui a donné, tout récemment, pour ce cas particulier, la dénomination nouvelle *d'athrepsie*, qui signifie dénutrition rapide, dénutrition causée par la diarrhée, résultant d'une alimentation insuffisante ou mal appropriée.

Le trouble profond des fonctions digestives, sorte de dyspepsie suraiguë, fréquemment observée chez les personnes qui se trouvent sous le coup d'une impression vive et subite, telle que la peur, vient encore à l'appui de notre opinion sur les relations intimes du cerveau et de l'estomac par le plexus solaire, et sur la transmission de l'irritation gastrique à l'intestin, par l'intermédiaire des plexus nerveux.

Dans ces circonstances, la surexcitation cérébrale, qui succède instantanément à une perception trop forte et inattendue, est transmise à tout le système nerveux, et particulièrement aux centres plexiformes ; il en résulte, pour les muscles de la vie de relation, une ataxie passagère, sous forme de tremblement ; pour les muscles de la vie organique, ceux du tube digestif notamment, des contractions exagérées et irrégulières, avec toutes leurs conséquences ; et pour les organes glandulaires, une hypersécrétion plus ou moins prononcée et la diarrhée.

A ces premiers effets de la surexcitation nerveuse et de l'ataxie musculaire consécutive succéderont, bien vite, une dépression du système ganglionnaire, un relâchement des fibres musculaires intestinales, une dilatation des vaisseaux de la muqueuse, une transsudation de l'eau du sang, avec persistance de la diarrhée, entretenue cette fois par un autre mécanisme.

IV

Gros intestin. — Dyspepsie intestinale.

L'intestin grêle semble donc avoir une activité à part, une vie propre, autant par les fonctions importantes et spéciales qui lui sont dévolues, que par le remarquable privilège dont il jouit de ne pas être

atteint par les lésions communes à l'estomac et au
gros intestin frappés de dyspepsie. C'est surtout sur
ces deux dernières portions du tube intestinal que
les aliments irritants exercent leur action nuisible ;
et si l'estomac reçoit le premier choc de ces aliments, le côlon en reçoit le dernier, car cet intestin
est le véritable lieu d'arrêt et de séjour pour le résidu de l'alimentation. De plus, en dehors de ses
fonctions propres, le gros intestin est encore acces-
sible à de nombreuses causes directes d'irritation
venant du dehors (lavements médicamenteux, purgatifs, etc.). Et, il faut l'avouer ici à notre honte,
plus nos organes échappent à notre volonté et à
notre action, plus ils ont de chance de conserver
longtemps leur intégrité. Il semble qu'en laissant,
pour ainsi dire à notre discrétion, ces deux parties
du tube alimentaire, estomac et côlon, la nature ait
voulu mettre notre sagesse à l'épreuve, réservant
des peines sévères et cuisantes à ceux d'entre nous,
trop nombreux hélas ! qui, à ce point de vue, ne
donnent pas toujours des preuves d'instinct doublé
d'intelligence. Le plus souvent, en effet, nous nous
rendons nous-mêmes dyspeptiques par une alimentation défectueuse ; le plus souvent aussi nous nous
préparons, par nos imprudences, du côté du gros
intestin, des infirmités qui deviendront par la suite
le sujet de tristes et continuelles préoccupations.

Lorsque le mal est fait, et fait depuis longtemps,
lorsqu'il a été aggravé par l'usage de moyens pharmaceutiques, plus ou moins nuisibles, le médecin a
besoin de toute sa fermeté et de toute son autorité
pour imposer aux malades de nouvelles et dures

conditions d'existence, se résumant dans la plus sévère hygiène alimentaire, et dans l'abstention de toute médication irritante. Ceux-ci devront s'y soumettre complètement, car c'est à cette seule condition qu'ils obtiendront soulagement et guérison.

Quoique très éloignés l'un de l'autre, eu égard à la longueur d'intestin grêle qui les sépare, l'estomac et le gros intestin sont liés entre eux, non seulement par des rapports de voisinage et de contact, dus à leur situation respective dans l'abdomen, mais aussi par une espèce de communauté d'action, connue depuis longtemps et qualifiée de synergie sympathique.

Mais ce ne sont pas seulement des relations de voisinage, de contact et de sympathie qui existent entre ces deux sections extrêmes du tube digestif, il y a encore entre elles, comme entre l'estomac et l'intestin grêle, des rapports physiologiques intimes, grâce, comme nous l'avons déjà dit, à l'ensemble des petits centres nerveux, ou plexus abdominaux, pour ainsi dire communs, d'où partent, ou auxquels se rendent les innombrables filets nerveux qui forment, dans l'épaisseur de la membrane de l'estomac et de l'intestin, un réseau à mailles excessivement serrées et presque inextricables. L'estomac est, en effet, enlacé par les filets du plexus solaire, sur lequel il est en quelque sorte couché.

Ce centre nerveux puissant, ce cerveau en miniasure, considéré pendant longtemps comme la source des actions instinctives, est aussi un centre de relations directes entre l'estomac, le cerveau et les organes thoraciques d'une part, par les filets du grand sympathique, des pneumogastriques et des phréni-

ques qui concourent à sa structure ; et, d'autre part,
entre l'estomac, l'intestin grêle et le gros intestin, par
les plexus mésentériques supérieur et inférieur, qui
en émanent en grande partie, sans oublier les rapports de même ordre avec les autres organes abdominaux, foie, reins, utérus, etc...

Tous ces viscères sont donc unis entre eux par une
série très riche de chaînons nerveux, véritables con-
ducteurs qui en assurent, plus que partout ailleurs,
la solidarité physiologique et pathologique ; et c'est
dans cette disposition qu'il faut chercher la véritable
interprétation des phénomènes, dits sympathiques
ou réflexes, que l'on observe du côté des centres
nerveux et des organes thoraciques et abdominaux.

Cette solidarité s'affirme d'une façon toute particulière entre l'estomac et le gros intestin, par l'apparition presque régulière des symptômes si pénibles
dont le côlon *semble être le point de départ*, dans
les dyspepsies anciennes ou confirmées.

Que la dyspepsie soit le fait d'une excitation cérébrale exagérée ou d'une alimentation défectueuse, le
centre nerveux épigastrique qui commande à la fonction stomacale est le premier impressionné et touché ;
il devient sensible et s'irrtie. Cette irritation irradie
alors vers le cerveau, les sens, et les viscères thoraciques et abdominaux ; elle se propage, petit à petit,
aux plexus mésentériques et aux ganglions, en fait
des points douloureux presque fixes, qui caractérisent
à leur tour la dyspepsie intestinale, de même que le
point épigastrique caractérise, au début surtout, la
dyspepsie gastrique.

Toute l'explication des nombreux symptômes de

la dyspepsie gastro-intestinale, symptômes directs et symptômes sympathiques, est là ; depuis les sensations pénibles de pesanteur, de brûlure ou autres, au creux de l'estomac, siège primitif ordinaire du mal, jusqu'aux phénomènes les plus éloignés, qui paraissant étrangers à la maladie, induisent souvent le médecin en erreur, et sur lesquels nous aurons à revenir, tels que : vertige, céphalalgie, migraines, névralgies, crises nerveuses hystériformes, accès tétaniformes, hyperesthésie partielle, contracture, parésie musculaire, oppression, asthme, angine de poitrine, congestion pulmonaire, fluxion pleuro-pulmonaire, hémoptysie, bronchorrée, palpitations syncopes, hypertrophie du cœur, sensations bizarres relatives à cet organe, souffle systolique aortique, chlorose, anémie, congestion de foie, ictère, acholie, polyurie, azoturie, phosphaturie, leucorrhée, spermathorrée, etc.

Mais en dehors du retentissement de l'irritation gastrique, le côlon étant exposé ainsi que l'estomac à l'action de causes irritantes directes, pour ainsi dire traumatiques, et la phlogose qui en résulte pouvant, à son tour, une fois établie, réagir sur l'estomac et les autres viscères, toujours par l'intermédiaire des plexus nerveux, il est rationnel d'admettre que certaines dyspepsies commencent par lui et, à ce point de vue, d'accorder à cet organe une attention toute particulière.

N'entendons-nous pas tous les jours des dyspeptiques prétendre que le gros intestin est la cause de tous leurs malaises, de toutes leurs souffrances ? Car, disons-le tout de suite, c'est par la constipation et toutes les misères qu'elle engendre, et plus rarement par la diarrhée, que se traduit ordinairement l'irritation du côlon chez les dyspeptiques.

Nous admettons donc que l'irritation du côlon (colite) ou dyspepsie intestinale, est secondaire ou primitive; et tout en reconnaissant, avec Leven, que le plus souvent elle résulte de l'extension de la dyspepsie stomacale au gros intestin, nous croyons aussi, avec Trousseau, que la colite primitive peut réagir sur l'estomac et y déterminer la dyspepsie gastrique.

Nous pourrions, par conséquent, résumer ce que nous venons de dire dans les quatre divisions suivantes :

Dyspepsie stomacale primitive;

Dyspepsie intestinale primitive ;

Dyspepsie gastro-intestinale ;

Dyspepsie entéro-gastrique.

Mais quelle que soit la cause première de la dyspepsie intestinale, les troubles fonctionnels et les lésions étant les mêmes, nous n'aurons à faire qu'un seul exposé des phénomènes qui s'y rattachent et qui constituent, pour ce qui a trait à la dyspepsie, une pathologie spéciale au gros intestin.

Nous nous occuperons d'abord du retentissement de l'irritation gastrique sur le gros intestin et de ses effets immédiats sur cet organe.

A ce propos, nous ne pouvons que répéter ce que nous avons dit en traitant de la même action sur l'intestin en général et sur l'intestin grêle; savoir qu'un des principaux effets de cette surexcitation des plexus mésentériques est de déterminer d'abord des

contractions anormales exagérées, auxquelles succèdent rapidement un relâchement des fibres musculaires intestinales, et par conséquent une insuffisance
des contractions dont le rôle physiologique est de
préparer et d'effectuer la défécation.

Ces premières manifestations de paresse intestinale sont favorisées, au plus haut point, par la disposition même du viscère. En effet, si l'on examine
attentivement la configuration et la structure du gros
intestin, on reconnaît facilement que cet organe est
disposé lui-même pour ralentir la marche des matières qui y sont déversées, après avoir traversé, plus
ou moins rapidement, l'intestin grêle. Sans cette
sage disposition, comme nous l'avons déjà dit, notre
existence serait rapidement compromise. Après avoir
franchi la valvule iléo-cæcale, point de jonction du
petit et du gros intestin, vulgairement appelée bar-
rière des apothicaires, le résidu de la digestion tombe
dans une partie déclive, relativement très large, le
cæcum, sorte de réservoir, qu'on a voulu comparer
à la cavité stomacale, et auquel certains auteurs ont
attribué une telle importance qu'ils lui ont assigné
une dyspepsie propre sous le nom de *dyspepsie
iléo-cæcale* (Bachelet, Lyon, 1865). Il y a là une
exagération, bien qu'il soit vrai, que sous l'influence de causes diverses, le cæcum devient paresseux et laisse accumuler dans sa cavité des matières
qui, en y séjournant longtemps, y subissent une dessiccation trop complète et y acquièrent une dureté
nuisible. C'est même là, à notre avis, que se préparent grand nombre de constipations ; c'est en dur-
cissant en masse, dans une cavité à grandes anfrac-

tuosités, dont elles prennent la configuration ; c'est
en formant des agrégats volumineux, au lieu de se
fractionner sous forme de boules appelées *scybales*,
que les matières créent elles-mêmes, par leur volume
et leur consistance, de nouvelles entraves à leur
propre progression et deviennent dès lors, par leur
contact prolongé avec telle ou telle partie du côlon,
une cause directe d'irritation.

A ne considérer que le cæcum, l'embarras et la
gêne qu'elles y déterminent occasionnent souvent,
non plus des irritations superficielles, mais des inflammations profondes qui envahissent le tissu cellulaire circonvoisin et y font naître ces affections si
douloureuses, et quelquefois si graves, connues sous
le nom de *pérityphlites*, auxquelles le public a été
initié par la relation officielle des causes de la mort
d'un de nos hommes politiques les plus en vue.

En dehors de cet accident, il est bien évident
qu'un arrêt prolongé et habituel des fèces dans le
cæcum gêne l'arrivée de nouvelles matières, retarde
la digestion intestinale et réagit aussi sur l'estomac,
qu'il rend paresseux à son tour : d'où nouvelle cause
d'irritation pour cet organe par séjour trop prolongé
des aliments. A partir du cæcum, le côlon va en se
rétrécissant et cette diminution de calibre, jointe aux
deux courbures droite et gauche et aux sinuosités
décrites par l'S iliaque, vient encore s'opposer normalement à la marche trop rapide des matières stercorales.

De plus l'S iliaque, à sa jonction avec l'ampoule
rectale, subit une espèce de resserrement (sphincter
supérieur) qui ne lui permet de déverser que petit à

petit son contenu dans la dernière portion du côlon (rectum) et en fait une espèce de *régulateur de la défécation*.

Du cæcum au rectum il existe donc encore, pour ainsi dire, outre les cellules intestinales, quatre points d'arrêt ou de ralentissement :

La courbure droite du côlon ;

La courbure gauche ;

Les sinuosités de l'S iliaque ;

Et le sphincter supérieur.

Enfin, un dernier et très puissant sujet de retard dans la progression du bol fécal, consiste en une certaine irritabilité, exagérée et répercutée à distance, de l'anus et de son sphincter, et surtout de son réseau nerveux : irritabilité souvent liée à l'irritation stomacale et qui, chez certaines personnes, se complique d'hémorroïdes et de fissures très douloureuses.

Ajoutons aussi, qu'entre les deux sphincters de l'anus existe une dilatation de l'intestin, une espèce de cæcum, c'est l'ampoule rectale. Cette partie de l'intestin, véritable réservoir terminal, est encore, par ses fonctions, plus exposé que les autres segments du gros intestin aux causes d'irritation déjà signalées.

Dans l'état normal, l'action des muscles intestinaux vient facilement à bout de ces causes de retard, et se combine même avec ces résistances physiologiques, pour entretenir la régularité de la fonction de défécation.

Mais dès que les contractions intestinales subissent l'affaiblissement dont nous avons parlé, l'équilibre se trouve rompu, les matières progressent plus lentement, s'arrêtent un temps plus ou moins long dans les anfractuosités de l'intestin, ou au-dessus des parties plus étroites, et finissent à leur tour par irriter la muqueuse en ces différents points.

Cette irritation a pour résultat fréquent une modification particulière des sécrétions normales qui deviennent moins abondantes, moins fluides, et prennent souvent l'aspect de concrétions plus ou moins compactes. Ces concrétions sont entraînées par les fèces et expulsées au moment de la défécation, seules ou avec les selles qu'elles enveloppent alors en partie, ou en totalité. Elles ont généralement l'aspect de substances glaireuses, blanchâtres ou grisâtres ; mais elles peuvent acquérir une consistance très prononcée, qui les fait ressembler à de véritables fausses membranes ou couennes. Certaines ont la forme de rubans, de filaments de macaroni, et les malades les confondent souvent avec des fragments de ver solitaire ; ils les recueillent avec soin et les apprtoent à leur médecin, croyant avoir découvert la véritable cause de leur maladie, tandis qu'ils n'en ont sous les yeux qu'un effet ordinaire. La forme de ces membranes peut, jusqu'à un certain point, aider au diagnostic, non de la partie lésée, mais de l'étendue de la lésion. C'est ainsi que des malades rendent des tubes entiers pseudo-membraneux, indiquant parfaitement qu'une portion de l'intestin est irritée dans tout son contour.

Dans quelques autopsies (E. Serres), on a trouvé tout le gros intestin phlogosé, à un degré d'intensité sans exemple, et recouvert, dans toute sa longueur, d'une pseudo-membrane blanchâtre, épaisse, et assez adhérente.

Nous avons donné des soins à une personne dyspeptique, atteinte d'irritation du gros intestin, et qui se plaignait presque continuellement, comme cela arrive d'ailleurs assez souvent, d'un point sensible, parfois douloureux, au niveau de la courbure gauche du côlon. Cette malade, qui rendait des glaires à chaque garde-robe, expulsait, tous les 15 à 20 jours, une pseudo-membrane grisâtre, très épaisse, très consistante, ayant les dimensions d'une pièce d'un franc, présentant un côté lisse, d'un jaune foncé, tandis que l'autre avait un aspect réticulé, un peu rougeâtre.

Pendant les quelques jours qui suivaient l'expulsion de ce produit, le point sensible devenait douloureux. Il est bien évident que, dans ce cas, il existait une lésion superficielle du gros intestin, au niveau du point accusé par le malade ; que cette lésion engendrait une fausse membrane très adhérente, protectrice même, et que quand cette membrane était entraînée par les fèces, une petite surface de muqueuse, légèrement dénudée, se trouvant exposée au contact direct des matières, s'irritait davantage, et occasionnait une sensation plus douloureuse.

Un jour, d'après le conseil d'un médecin, cette dame prit un lavement d'eau de seltz, destiné à combattre la constipation opiniâtre dont elle souffrait ; à peine introduite, cette eau gazeuse produisit une douleur excessivement violente, au niveau du point malade. Une autre fois, cédant aux sollicitations d'une de ses amies, la même personne se mit à l'usage des pilules bleues (blue pills), qui jouissent en Angleterre d'une si grande réputation, contre les atonies ou torpeurs intestinales, avec prétendue insuffisance de sécrétion biliaire (1).

Le lendemain du jour où furent prises les premières pilules, vers cinq heures du soir, un léger mouvement intestinal se produisit ; mais la malade éprouva une douleur si intense, au niveau de son point sensible, qu'elle en perdit presque connaissance. Une crise nerveuse s'en suivit.

Inutile d'ajouter que les pilules furent bien vite abandonnées. Dans ce cas, la substance active des pilules avait subi, dans le tube digestif, la transformation habituelle en bichlorure, et avait irrité, outre mesure, le segment d'intestin déjà malade.

De semblables lésions de la muqueuse intestinale, d'abord insignifiantes, finissent quelquefois par aboutir à une perte superficielle de substance, point de départ d'une ulcération (2) (Ulcères muqueux simples de Forster).

D'abord sans gravité, cette ulcération, par la chronicité qui en est le caractère, et par le défaut de soins entendus, pourra gagner en surface et en profondeur, occasionner des hémorragies, une suppuration sanguinolente plus ou moins abondante, et même ame-

---

(1) Chaque pilule contient cinq centigrammes de mercure pur éteint dans de la conserve de roses.

(2) Les ulcères muqueux simples et les ulcères folliculaires, si bien décrits par Rokitansky, laissent souvent, après leur guérison, une cicatrice résistante qui rétrécit ordinairement l'intestin et entretient, quoi qu'on fasse, la dyspepsie gastro-intestinale.

ner une perforation avec toutes ses funestes conséquences.

Cette complication est heureusement fort rare, et
généralement la *colite pseudo-membraneuse* (c'est
aussi le nom donné à cette irritation du côlon) ne
s'aggrave pas jusqu'à ce degré, malgré l'usage de
toutes les pilules dites dépuratives et laxatives, de
tous les élixirs prétendus anti-glaireux (la dénomination contraire serait plus vraie), dont se servent
les malades. Ces drogues n'ont, en effet, d'autre
résultat que de les soulager un moment, en provoquant des selles faciles, souvent diarrhéiques, suivies inévitablement de l'expulsion d'une plus grande
quantité de glaires produites par la nouvelle poussée
inflammatoire qu'occasionnent, sur l'intestin déjà
malade, la pilule ou l'élixir réputés bienfaisants.

Si un contact trop prolongé de matières volumineuses et dures a pour effet ordinaire de provoquer
l'irritation du gros intestin, la nature de ces matières
pourra, à son tour, exaspérer cette irritation.

Sans vouloir parler, quant à présent, des aliments
doux qui, bien digérés, fournissent un résidu également doux, et pas assez excitant pour un tube digestif d'adulte, aliments dont l'usage exclusif déterminerait, d'après cela, une paresse intestinale, avec ses
conséquences: la constipation simple, nous dirons
que l'abus de mets trop épicés, trop relevés, trop
excitants, nuisent autant à l'intestin qu'à l'estomac;
car ces aliments fournissent un résidu qui entraîne
avec lui une grande partie des substances irritantes
introduites dans la nourriture, et qui ne sont pas
sans action sur la muqueuse intestinale.

Il arrive aussi que chez des sujets doués d'une susceptibilité particulière, certains aliments, très sains, sont chassés trop vite par l'estomac, parcourent trop rapidement le petit intestin, arrivent très imparfaitement élaborés dans le gros intestin, et deviennent une cause d'irritation pour le côlon.

Nous ajouterons, qu'en dehors des actions et des relations dont nous venons de parler, il existe, pour nous, entre les deux organes une synergie encore mal connue.

En effet, les rapports intimes que la situation du côlon transverse établit entre l'estomac et le gros intestin permettent de décrire une simultanéité d'action, à l'état sain et à l'état morbide, et des retentissements de voisinage, analogues à ceux observés entre le poumon droit et le foie, dans certaines pneumonies de la base qui, malgré l'épaisseur et la diversité des membranes séparant les deux organes (plèvre, diaphragme, péritoine), exercent sur la glande hépatique une action qui se traduit par un ictère concomitant.

Dans le cas qui nous occupe, il n'y a pas seulement rapports de voisinage, mais bien contact, et e contact rend l'estomac et le côlon solidaires dans les mouvements qu'ils exécutent, et surtout dans les changements de volume qu'ils éprouvent l'un et l'autre à chaque instant.

Ainsi donc, un des premiers effets immédiats du retentissement de l'irritation gastrique sur l'ensemble du gros intestin, est de déterminer des contractions exagérées, passagères, avec ou sans coliques, auxquelles succède rapidement une sorte de parésie ou impuissance, sous l'influence de laquelle les parois intestinales se laissent distendre par les gaz, d'une manière uniforme ou irrégulière.

Cette distension est parfois portée à un degré tel, que l'intestin perd tout ressort et qu'il s'établit une sérieuse infirmité.

Dans les cas ordinaires, lorsque l'estomac irrité reçoit un nouvel aliment, l'excitation qui en résulte se communique à l'intestin, réveille momentanément son énergie, et provoque de nouvelles contractions de peu de durée, qui s'épuisent sur des matières, généralement volumineuses et dures, ou qui sont impuissantes à les faire suffisamment progresser, alors même qu'elles ont une consistance ordinaire. Le plus souvent ces contractions n'auront pour résultat que l'expulsion de gaz inodores après les repas : d'où rareté des garde-robes et constipation.

C'est à l'ensemble de ces phénomènes que l'on doit réserver le nom de *dyspepsie intestinale*.

Cette dyspepsie peut encore, avons-nous dit, prendre naissance sur place, sous l'influence de causes d'irritation agissant directement et exclusivement sur la muqueuse du côlon. Parmi ces causes, citons, comme les plus ordinaires, l'usage intempestif et l'abus des lavements, les plus simples comme les plus irritants, et l'emploi d'autres moyens de même ordre, tels que douches ascendantes mal réglées et mal dirigées, suppositoires médicamenteux, etc., sans oublier le traumatisme exercé par l'intromission de corps étrangers, et par l'introduction, quelquefois brutale, de canules mal faites et mal polies.

Rappelons, à cette occasion, que chez les tout jeunes enfants la dyspepsie intestinale se montre fréquemment, à la suite de la lutte qu'on est obligé de soutenir avec eux pour leur administrer des lavements, lutte dans laquelle l'anus et le rectum se trouvent froissés ou blessés. Cet accident peut encore se produire chez les enfants les plus sages, par la dureté de main des personnes qui leur donnent des soins, et l'irritation ainsi causée excite, outre mesure, le plexus nerveux mésentérique, qui réagit, à son tour, sur le système entier, et y détermine des troubles fonctionnels, analogues à ceux que nous venons de signaler comme se rattachant à la dyspepsie gastro-intestinale.

N'est-ce point le cas de dire quelques mots des irritations et des inflammations, plus ou moins graves, produites par la présence, le séjour ou l'action traumatique de corps étrangers avalés, tels que grains de plomb, noyaux, pois, haricots, os, arêtes, épingles, etc., qui heureusement sont englobés, la plupart du temps, dans le bol fécal, et traversent tout l'intestin sans le toucher et sans le blesser ?

Parmi les faits malheureux de ce genre que nous avons observés, nous citerons les suivants :

Nous avons offert au musée Dupuytren une pièce anatomique, recueillie par nous, et qui est inscrite au catalogue des collections de la Faculté de médecine de Paris, sous le numéro 450 . Cette pièce consiste en une partie de cæcum, avec son appendice vermiculaire, perforé latéralement par un petit haricot ovalaire. Cette perforation a la forme d'une fenêtre oblongue, de sept à huit millimètres de diamètre, qui laisse voir le haricot dans le canal même de l'appendice. Le jeune garçon qui a succombé à la péritonite suraiguë, déterminée par cette lésion, avait éprouvé, pendant plusieurs mois avant l'issue funeste, des symptômes de dyspepsie entéro-gastrique, dont il était impossible de reconnaître la cause.

Un autre enfant, pensionnaire d'un orphelinat, digérait mal depuis un certain temps et dépérissait à vue d'œil. Il lui était survenu une irritation intestinale et une constipation opiniâtre. Souvent le besoin d'aller à la selle se faisait sentir et le petit malade ne rendait que des paquets de glaires sanguinolentes. L'examen direct du rectum n'avait rien appris. Quelques semaines après apparaissait un phlegmon du voisinage de l'anus, suivi d'abcès. Une large incision soulage, mais ne guérit pas l'enfant; un trajet fistuleux, avec décollement, persiste. Un jour, en explorant la cavité de l'abcès, après avoir fait quelques débridements, notre doigt est soudain piqué, et nous reconnaissons la présence d'un corps étranger pointu. De longues pinces nous permettent de le saisir, et après des efforts prudents et soutenus, nous amenons, par la pointe, une épingle dont la tête emportait avec elle une rondelle de tissus résistânts, enlevés comme à l'emporte-pièce.

Voilà encore un cas où le diagnostic était des plus obscurs. La crainte d'être grondé fit perdre à l'enfant tout souvenir, et l'on ne put savoir à quelle époque il avait avalé cette épingle.

Nous aurons occasion, dans un travail consacré

au traitement hygiénique de la constipation, de citer d'autres faits analogues.

Lorsque la dyspepsie intestinale est déjà ancienne, lorsque le contact provocateur de matières volumineuses et dures a violemment irrité la muqueuse intestinale, de nouveaux troubles fonctionnels peuvent apparaître et compliquer la situation, en la rendant encore plus pénible.

Nous avons vu, en effet, que le gros intestin est formé de parties renflées, de parties tubulaire, et de parties rétrécies. Comme pour tous les organes de même nature, une des fonctions physiologiques consiste dans une contraction musculaire inconsciente des parois, qui a ici pour but de porter le résidu de l'alimentation vers l'anus. Ce résidu est l'excitant normal de cette fonction, comme l'aliment lui-même est l'excitant normal de la fonction stomacale.

Mais toutes les parties du conduit ne sont pas également excitables. Il y a des points d'excitabilité spéciale qui siègent généralement aux endroits rétrécis, endroits qui font à la fois fonction de porte d'entrée et de sortie.

Or, c'est précisément en ces points de l'organe tubulaire que, dans la dyspepsie intestinale avec constipation, la muqueuse subit le plus de froissements, et par conséquent s'irrite le plus vivement. Il en résulte une exaltation de la sensibilité. Un des effets de cette hyperesthésie locale est, non plus de déterminer des contractions générales, comme dans les cas où les plexus seuls sont excités, mais bien de provoquer et d'entretenir, *in situ*, de la contraction

partielle, exagérée, généralement douloureuse, c'est-
à-dire de la *contracture*.

La possibilité de cette contracture, de ce resserrement spasmodique, que presque tous les auteurs ont
niée, ou dont ils ont attribué exclusivement le privilège à la femme (Jaccoud), ne fait aucun doute
pour nous, en tant que spasme intermittent, bien
entendu.

Dans le paragraphe de sa thèse inaugurale (Strasbourg, janvier 1870), qui a trait à la physiologie
pathologique des muscles lisses, le docteur R. Larger
semble même porté à admettre, avec Copland et le
professeur Küss, des spasmes de cette nature, avec
arrêt complet de circulation des matières.

De son côté, Bennet-Dowler a parfaitement décrit
la contraction spasmodique des anneaux musculaires du côlon et l'attribue à des états pathologiques qui retentissent énergiquement sur le système
circulatoire et sur l'innervation. Or, n'est-ce point
là le cas de l'irritation gastro-intestinale, de la dyspepsie?

Si nous nous appesantissons donc sur cette question, c'est qu'en dehors des spasmes douloureux de
l'estomac et de l'intestin, dus à des affections de la
moelle épinière ou des centres nerveux, la contracture des différentes parties normalement rétrécies
du gros intestin, même celle de l'anus, est généralement méconnue. Et cependant, selon nous, elle
constitue souvent un des éléments les plus importants de la dyspepsie intestinale ancienne, tant par
les sensations pénibles qu'elle occasionne, que par
l'obstacle dynamique momentané qu'elle oppose à

la circulation des gaz et à la progression des matières.

On sait aussi que le professeur Verneuil a démontré que la production des hémorroïdes tient à la contracture des fibres musculaires du rectum, d'où résultent l'étranglement et le gonflement des veines mésentériques supérieures, qui traversent la paroi de cet intestin. Ce sont autant les fibres supérieures que les inférieures qui produisent cet étranglement.

M. Verneuil recommande, dans les cas sérieux, la dilatation, qui agit aussi efficacement contre les hémorroïdes que contre la fissure anale, et qui est l'opération par excellence réclamée par ces deux affections. Mais quand il s'agit d'hémorroïdes, le savant chirurgien de la Pitié insiste pour que la dilatation ne soit pas faite seulement avec les doigts, qui n'ont d'action que sur les fibres inférieures, mais encore, et successivement, avec le spéculum de Ricord et celui de Lisfranc. Ces instruments permettent de faire la dilatation dans une étendue assez considérable, de faire cesser la contracture, et d'obtenir ainsi une guérison radicale et rapide (1).

(1) Le professeur Brouardel a publié les observations de deux cas d'affection de l'estomac, dont le diagnostic resta incertain pendant la vie, et où l'autopsie prouva, par les lésions observées, qu'une simple hypérémie, et qu'une simple érosion ou fissure de la muqueuse du pylore peuvent déterminer aussi, dans cette partie rétrécie du tube digestif, de la contracture assez prononcée et assez opiniâtre pour occasionner une dyspepsie grave, avec vomissements incoercibles, inanition consécutive et terminaison funeste.

Kusmaul signale également des faits de resserrement spasmodique et permanent du pylore, ayant eu pour cause une simple irritation ou des érosions superficielles de la muqueuse.

Le pylorisme existe donc aussi bien que le vaginisme.

Ce sont, avons-nous dit, les points du côlon les plus exposés à l'irritation qui deviennent le siège d'une contracture douloureuse, que le malade sait parfaitement accuser, qui cause souvent son martyre et le désespère, mais que le médecin méconnaît ordinairement, en se retranchant derrière les grands mots de névropathie, d'hypocondrie et de maladie imaginaire.

Nous savons bien que les malades sont souvent trompés par leurs sensations, mais les faits dont nous avons été témoin, et parmi lesquels nous choisirons les suivants, ne laissent aucun doute dans notre esprit sur l'existence réelle de la contracture intestinale :

M. de B..., un de nos jurisconsultes les plus distingués, est atteint de dyspepsie depuis l'âge de quarante-cinq ans, par suite d'excès de travail et de défaut d'exercice. Constipation opiniâtre, combattue pendant longtemps par l'élixir Leroy. A cinquante-cinq ans, la maladie s'est considérablement aggravée, l'estomac rejette presque tous les aliments ; amaigrissement rapide et inquiétant ; douleurs épigastriques sourdes, irradiant sous les côtes, en ceinture, et s'accompagnant parfois d'un véritable lumbago. Légère hypertrophie du foie ; sécheresse et aspect terreux de la peau, en certaines régions. Une cure de lait paraît améliorer la situation. Le malade renonce aux drogues, se met ensuite à un régime lacté mixte des plus sévères, et fait usage de figues cuites pour dessert.

L'emploi répété de la médecine Leroy ayant exaspéré l'inflammation du gros intestin, chaque garde-

robe est accompagnée, depuis longtemps, de productions glaireuses, souvent sanguinolentes, et suivies *d'un sentiment de constriction pénible* sur tout
le trajet du côlon descendant.

En abandonnant les médecines, M. de B... n'a
plus eu recours qu'aux lavements émollients pour
provoquer ou faciliter les selles. Pendant de longues
années l'effort musculaire intestinal, qui précède la
défécation, est toujours suivi de la même sensation
de resserrement, qui ne permet plus au malade d'expulser aucun gaz, pendant les dix ou douze heures
suivantes. Comme la dyspepsie stomacale s'amélio-
rait avec le régime, le malade supportait patiemment
cette contracture intestinale, avec laquelle il vécut
jusqu'à quatre-vingts ans.

Un de nos meilleurs amis, dyspeptique et hémor·
roïdaire, qui a fait aussi abus des purgatifs les plus
irritants, pour combattre une constipation opiniâtre,
éprouve également depuis plusieurs années, au niveau de la courbure gauche du côlon, la même sensation de constriction après chaque garde-robe,
et souvent, à plusieurs reprises, dans la journée.

Chez un autre de nos clients, âgé aujourd'hui de
soixante-dix ans, vieux dyspeptique et grand con·
sommateur de médecines, le même phénomène se
produit toujours après les garde-robes, au niveau de
la courbure droite du côlon. Notre malade combat
habituellement les malaises qui en résultent par un
massage très doux, qu'il exécute lui-même.

Dans ces trois cas, les patients disaient qu'ils sen-
taient très bien que c'était l'intestin *qui se resserrait
momentanément, et que rien ne pouvait plus passer.*

Une dame de quarante-deux ans, dyspeptique, nerveuse, éprouvait plusieurs fois par jour, principalement trois à quatre heures après les repas, des malaises généraux et locaux très mobiles, qui la mettaient dans un état d'exaltation inexprimable. Ces malaises coïncidaient avec un ballonnement considérable de la partie droite de l'abdomen. La malade ne pouvait expulser aucun gaz par l'anus. L'examen direct du rectum et de la partie inférieure du côlon, à l'aide du doigt et d'une sonde rectale, nous apprit que ces parties de l'intestin étaient fortement contracturées, et nous dûmes employer chaque jour, matin et soir, pendant un quart d'heure, des sondes rectales de divers calibres, pour arriver à vaincre la constriction et à calmer les angoisses de cette personne que, par moments, on aurait pu croire atteinte de folie.

Rappelons, à ce propos, qu'il n'est pas de médecin qui n'ait entendu des dyspeptiques lui dire : « Les lavements ne me font aucun bien et m'empêchent plutôt d'aller à la selle. » C'est qu'alors les lavements ne dépassent pas l'ampoule rectale, et sont violemment expulsés, sans entraîner aucune matière avec eux. La contraction subite, à laquelle la fin de l'intestin a été ainsi soumise, réagit à son tour sur les parties irritées du côlon, situées immédiatement au-dessus, et y déterminent un accès de contracture, qui s'oppose au passage des fèces.

Sans vouloir faire de rapprochements forcés, nous citerons, à l'appui de ces observations, des faits que nous empruntons au savant ouvrage du professeur Ball : « *Leçons sur les maladies mentales* », faits dans lesquels la contracture intestinale n'a point été signalée, il est vrai, mais qui prouvent la valeur des renseignements fournis par les malades eux-mêmes, d'après leurs propres sensations.

A Bicêtre, dans le service de Moreau de Tours, se trouvait un paysan alsacien qui souffrait de malaises inexprimables, dans *un point limité du ventre à gauche*. Ces souffrances continuelles avaient fini par irriter le système nerveux central, et *il en était résulté des hallucinations singulières, entretenues par la maladie*.

Notre homme se plaignait d'avoir son curé dans le ventre. La présence de cet hôte incommode était la cause d'une douleur sourde et permanente ; mais, de temps en temps, quatre curés du voisinage se réunissaient au premier pour tenir un concile, *dont le siège était dans la fosse iliaque gauche*. Les douleurs du malade devenaient alors intolérables. Bien entendu on le taxait de folie. Il mourut subitement. *A l'autopsie, on vit que le côlon descendant était atteint d'une inflammation chronique, dans un espace de huit à dix centimètres.*

Ce point malade, méconnu pendant la vie, *correspondait très exactement au siège des souffrances, soi-disant imaginaires, accusées par le pauvre aliéné.*

Il en était de même chez une femme dont Esquirol a rapporté l'histoire. Elle croyait aussi, chose bizarre, qu'elle avait un concile dans le ventre, et elle s'écriait dans ses moments de grande souffrance : « Je n'y puis plus tenir ; quand donc fera-t-on la paix avec l'Église ? » A l'autopsie de cette prétendue aliénée, on trouva une partie d'intestin très enflammée, ré-

*pondant bien à l'endroit indiqué par la malade
pendant sa vie.* Cette affection avait fini par occasionner une péritonite... et la mort.

A ce sujet, il est à remarquer que chez un grand nombre de lypémaniaques la dyspepsie et la constipation existent bien avant la conception délirante. Chez eux, le gros intestin présente des points douloureux, et très probablement des contractures, qui correspondent à des parties de l'organe plus ou moins rouges et irritées. En présence de nombreux faits bien constatés, on est en droit de se demander si, dans beaucoup de cas, le délire n'est pas survenu par suite de l'action réactive de l'intestin malade sur le cerveau, et si cette affection locale qui, chez un enfant, déterminerait des convulsions, ne suffit pas chez un adulte nerveux pour provoquer des symptômes de folie, par l'agacement sans cesse renouvelé sur le centre nerveux ? C'est alors, en effet, que les malades, au lieu de se plaindre simplement de leurs souffrances, leur attribuent, comme nous l'avons vu tout à l'heure, des origines insensées.

Rappelons aussi, à cette occasion, un fait très digne de remarque signalé par Niemeyer : A l'autopsie de suicidés et d'individus atteints de lypémanie, on a rencontré fort souvent des flexions et des déplacements de l'intestin, cause de catarrhe chronique ou dyspepsie intestinale.

Les contractures dont nous venons de parler contribuent encore, pour leur part, en dehors de l'obstacle qu'elles créent, et pour ainsi dire par une action *a tergo,* à affaiblir le pouvoir expulsif du gros intestin. Supposons même l'irritation du côlon com-

plètement guérie; après la cessation de la contracture, on verra persister des symptômes de parésie
intestinale, avec dilatation excessive des segments
du côlon ascendant ou descendant, situés au-
dessus des points qui ont été le siège du resserrement spasmodique. Il faut être prévenu de la
possibilité de cette pénible infirmité, plus fréquente
qu'on ne le croit généralement, afin de chercher à la
combattre par des moyens appropriés, tels que l'électricité, si peu employée dans ces cas, et qui cependant, bien appliquée, constitue le seul agent véritablement efficace pour réveiller la motricité intestinale, sans irriter de nouveau l'intestin, comme on y
arriverait infailliblement par l'usage des drastiques
(aloès, coloquinte, etc.) ou des tétaniques (strych-
nine, noix vomique).

Nous ne dirons qu'un mot des dyspepsies intestinales liées à des diathèses rhumatismale, goutteuse,
herpétique.

Pour nous, le rhumatisme intestinal ne fait aucun
doute, même en dehors de toute diathèse, et sous la
seule influence du froid. Il en est de même de l'en-
téralgie goutteuse, habituellement si subite et si douloureuse.

Quant à la dyspepsie intestinale (diarrhée) de nature herpétique, dartreuse, il est peu de médecins
qui ne l'aient vue se déclarer à la suite de la suppres-
sion trop brusque d'une maladie de la peau, d'un
eczéma ancien des jambes, par exemple, et occasionner parfois des accidents très sérieux.

En résumé, dans la dyspepsie intestinale la plus
commune, la diminution des sécrétions de la mu-

queuse du côlon, la sécheresse relative qui en résulte et qui souvent coïncide, surtout chez les sujets nerveux, avec une sécheresse habituelle des téguments, et notamment de la peau des mains; l'absorption exagérée des parties liquides du résidu alimentaire; le séjour trop prolongé de ce résidu, volumineux ou irrégulier, dans les diverses parties du côlon qu'il irrite; la contracture de certains segments de l'intestin; l'affaiblissement ou la parésie des muscles intestinaux d'autres segments intermédiaires; la dilatation passive, parfois exagérée, de quelques portions du tube intestinal, etc., sont, pour nous, autant de troubles fonctionnels dyspeptiques qui, presque toujours en relation avec des causes irritantes multiples, indirectes ou directes, se résument, en général, en un seul et même symptôme: gêne dans le dernier acte de la digestion, dans l'exonération de l'intestin, c'est-à-dire *constipation*.

Si les dyspeptiques se préoccupent beaucoup, et souvent beaucoup trop, de leur gros intestin, nous devons reconnaître que l'opinion et la façon d'agir des médecins, en général, ne sont pas faites pour détruire et atténuer ces préoccupations. C'est ainsi que notre regretté maître Trousseau ne craignait pas d'affirmer que, dans la moitié des cas, les douleurs attribuées à l'estomac (gastralgie) devaient être rapportées au gros intestin (colalgie). Nous voilà déjà loin de l'exagération d'un médecin assez connu du commencement de ce siècle qui, ayant écrit un livre sur la dyspepsie, finit, de bonne foi, par modifier le titre de son ouvrage, en déclarant que les dyspepsies vraies partaient toutes du gros intestin et avaient la constipation pour cause première. D'où l'usage des purgatifs répétés, encore si employés de nos jours dans le traitement de la dyspepsie.

Cependant, quand un médecin a eu l'occasion de traiter, selon les auteurs (*secundum artem*), un certain nombre de ces dyspepsies, il ne tarde pas à constater les fâcheux effets que produit, dans la plupart des cas, la thérapeutique active par les purgatifs répétés, si doux qu'ils soient, et à reconnaître qu'il fait fausse route.

Que de malades, atteints de dyspepsie légère avec constipation, supportant difficilement cet état, ajoutent foi aux réclames pompeuses des journaux, font usage des pilules, des remèdes préconisés, éprouvent un soulagement momentané, vont à la garde-robe, rendent plus facilement leurs gaz, souffrent moins des reins et des côtés, mais finissent cependant bientôt par ne plus pouvoir digérer! Nous avons reçu ces jours-ci la visite d'une cliente, dont nous avons déjà parlé, et que, pour la seconde fois, nous avions remise à peu près en état l'an dernier, après six à sept mois d'un régime sévère, assez exactement suivi.

— Je suis reprise, nous dit cette dame; les digestions ne se font plus, je souffre horriblement de l'estomac, j'ai des étourdissements à tomber, je dors mal, et pourtant je ne me suis pas écartée de mon régime.

— Comment se font les garde-robes, demandâmes-nous?

— Mieux que jamais; je vais tous les jours naturellement à la selle.

— Comment, il y a une pareille amélioration du côté de votre intestin, et vous souffrez davantage de votre estomac ? Cela est bien étonnant !

— C'est que je ne vous ai pas encore dit que je prends tous les soirs, au dîner, *une pilule du Cap*. Ces pilules, que j'achète à Paris, rue X... me font grand bien.

— Cependant, puisque vous êtes plus souffrante, c'est qu'elles ne vous sont pas si bonnes que cela !

Réflexion : Ces pilules, dites du Cap, sont, très probablement, composées *d'aloès* du Cap et d'extraits amers, et leur usage suivi, tout en débarrassant l'intestin, n'a fait que réveiller, chez cette dame, la dyspepsie dans toute son intensité.

Nous désirons ajouter que notre propre expérience nous a conduit à reconnaître, non seulement que les troubles fonctionnels du gros intestin sont secondaires ou primitifs, mais encore qu'une constipation simple, sans irritation du côlon, se montre quelquefois longtemps avant les symptômes gastriques. Une vie sédentaire, les progrès de l'âge, certains modes d'alimentation, prédisposent évidemment à une paresse intestinale, à la constipation, et finalement à la dyspepsie.

Chez les sujets encore jeunes, nous avons presque toujours trouvé, par l'examen direct, qu'il existe, en même temps que cette constipation, en apparence simple et primitive, de la contracture de l'anus. La plupart de ces personnes, lorsqu'elles sont devenues dyspeptiques, diront, si on les interroge bien, que longtemps avant de sentir leur digestion et de souffrir de l'estomac, elles avaient des selles rares, difficiles, souvent enveloppées de glaires... elles diront qu'elles étaient tourmentées, de temps en temps, par la présence d'hémorroïdes douloureuses et de petites fissures ; qu'elles rendaient quelquefois du sang, avec ou après les selles, et que l'introduction des canules était plus ou moins pénible. Certaines diront encore qu'elles ont été constipées vingt ans au moins avant de souffrir de la dyspepsie, mais que cette constipation cédait, pour un temps assez long, lorsqu'elles changeaient de lieux, d'habitudes et de manière de vivre ; puis enfin, qu'il était arrivé un moment où la constipation était devenue très opiniâtre, et où la dyspepsie stomacale s'était déclarée.

Parmi tous ces malades, nous pourrions citer une dame de 40 ans, atteinte de dyspepsie très rebelle, chez qui la maladie a débuté, il y a quelques années, par du vaginisme. Ce vaginisme a entraîné, et laissé après sa disparition, une contracture modérément douloureuse de l'anus, qui elle-même, par les troubles digestifs qu'elle a occasionnés, a déterminé la dyspepsie. Cette malade ne pouvait aller à la garderobe, même lorsque le besoin en devenait pressant, qu'en facilitant le passage du bol fécal par l'introduction, assez difficile d'ailleurs, d'un doigt dans l'anus contracté.

Mais, objectera-t-on, ces constipés sont probablement devenus dyspeptiques par l'usage répété de médicaments irritants, laxatifs ou purgatifs, pris dans le but de remédier à leur infirmité. Ce à quoi nous répondrons : peut-être... mais il reste établi que, dans ce cas, la dyspepsie intestinale a paru avant la dyspepsie gastrique.

On voit, d'après ce qui précède, qu'il est très important que le médecin se renseigne, par tous les moyens d'investigation en son pouvoir, sur le véritable point de départ de la dyspepsie, afin qu'il soit en mesure d'instituer et de diriger le traitement, en vue de l'organe primitivement atteint, sans pour cela nuire à celui qui ne l'est qu'incidemment. Car il est bien évident qu'il ferait une pitoyable besogne, celui qui, en présence d'une dyspepsie ancienne complexe, n'aurait pour objectif que la constipation, et s'obstinerait à lutter contre elle seule, à l'aide de pilules et d'eaux purgatives, toujours très irritantes.

C'est malheureusement ce qui arrive tous les jours, et ce que nous trouvons encore conseillé dans un traité récent, dont l'auteur n'est cependant pas le premier venu; traité dans lequel, sous prétexte d'indiquer les soins de propreté et les modes de nettoiement que réclame le tube digestif malade, on préconise, à chaque page, certaine eau minérale purgative; certaines pilules laxatives, à composition mal définie; et certain élixir eupeptique, pour la préparation duquel il faut, paraît-il, un tour de main spécial.

Mais, quoique coexistant le plus ordinairement avec la dyspepsie gastro-intestinale, la constipation n'est pas la seule expression qui résume les troubles fonctionnels occasionnés par cette maladie dans le gros intestin. Certains dyspeptiques éprouvent encore, ou des alternatives de diarrhée et de constipation, ou une diarrhée persistante.

Cette diarrhée peut être le résultat, comme nous

l'avons déjà vu, d'un état local inflammatoire spécial, dû à la répercussion sur l'intestin d'une dartre, d'un eczéma subitement disparu (diarrhée herpétique); mais le plus souvent elle reconnaît d'autres causes; et parmi ces causes, nous citerons celles dont nos connaissances scientifiques nous permettent d'expliquer l'action.

Un des premiers effets, avons nous dit, de l'irritation lente et progressive de l'estomac et du plexus solaire est de produire un éréthisme nervo-vasculaire, d'anémier l'intestin, d'en diminuer les sécrétions et d'occasionner la constipation. A cet éréthisme succédera, plus ou moins fréquemment, selon les disposition individuelles, une réaction asthénique avec paralysie des vaso-moteurs. Il en résultera un hypérémie de la muqueuse, une dilatation des vaisseaux, avec transsudation de la partie aqueuse du sang, et une disposition à la diarrhée.

Dans ce cas, le grand sympathique abdominal, après avoir subi des excitations, plus ou moins répétées ou trop violentes, est pour ainsi dire épuisé et se trouve dans des conditions analogues à celles que créaient *Pencus* et *Samuel*, en sectionnant ce nerf; opération qui a pour effet d'hypérémier la muqueuse intestinale, de dilater les vaisseaux, et de déterminer la diarrhée.

N'est-ce point ce que l'on observe aussi dans certaines paraplégies complètes, où l'on voit des malades, autrefois constipés, laisser échapper inconsciemment des matières molles ou semi-liquides?

Un certain degré de dépression nerveuse produit aussi chez d'autres personnes des effets analogues.

La diarrhée s'observe encore, on le sait, lorsque les sujets sont sous le coup d'impressions psychiques vives: émotions, frayeurs, etc.

Dans ces circonstances, le mécanisme de la diarrhée est complexe : l'ébranlement cérébral instantanément communiqué au plexus solaire, agit subitement sur le système digestif entier, dont il excite énergiquement les contractions musculaires et les sécrétions glandulaires. Cette excitation provoque, à plusieurs reprises, l'expulsion de matières plus ou moins liquides.

Ce premier effet une fois épuisé, la diarrhée peu persister, sous l'influence de l'asthénie qui succédera à l'éréthisme ; nous rentrons alors dans les conditions que nous avons fait connaître précédemment.

Ajoutons enfin que les purgatifs agissent aussi, selon leur énergie, en excitant et en irritant, en partie ou en totalité, l'appareil de la digestion (muqueuse, glandules, foie, pancréas).

D'après Leven, il existe deux sortes de diarrhée : l'une, composée d'eau et de chlorures, fournis par les glandes et les vaisseaux sains ; l'autre, renfermant, outre l'eau et les chlorures, de l'albumine, des leucocytes, et parfois du sang en nature, fournis par des vaisseaux dont les parois sont altérées. La première n'offre aucune gravité, et sa persistance n'entraîne même pas d'amaigrissement; tandis que la seconde constitue, par ses répétitions, de véritables saignées, et occasionne un dépérissement rapide et progressif.

Celle-là est produite expérimentalement par les purgatifs salins, et celle-ci par les purgatifs drastiques.

La dyspepsie intestinale et les symptômes qui s'y rattachent ont été, jusqu'à présent, interprétés d'une manière fort obscure par la plupart des auteurs. Nous nous sommes efforcé d'en donner une explication plus rationnelle, en nous appuyant sur l'anatomie, la physiologie et l'observation clinique. Nous avons dû cependant faire encore intervenir quelques hypothèses ; aussi n'éprouvons-nous aucune hésitation à reconnaître qu'à part les excitations exagérées et les réactions contraires que chacun admet, nous ne sommes pas encore assez renseignés sur l'origine, la disposition et l'action physiologique de tous les nerfs antagonistes constricteurs et dilatateurs des vaisseaux ; sur les excitations motrices ou paralysantes qui les influencent, pour pouvoir expliquer positivement quel est le mode d'irritation qui agit plutôt sur l'un des groupes de ces nerfs que sur l'autre, et par conséquent pourquoi les mêmes causes produisent, chez différentes personnes, des effets contraires. Ne voyons-nous pas, tous les jours, des individus chez lesquels le café au lait occasionne la diarrhée et d'autres chez qui il favorise la constipation ? Est-ce que chez certaines femmes, qui ont habituellement des selles faciles, la congestion utéro-ovarienne, qui précède et accompagne l'apparition des règles, n'occasionne pas régulièrement de la constipation ? Est-ce que chez d'autres, ordinairement constipées, la même congestion ne détermine pas des garde-robes faciles, parfois même de la diarrhée ? N'observons-nous pas que dans des cas graves de dyspepsie avec diarrhée, en apparence incoercible, les substances réputées anti-diarrhéiques : diascordium, ratanhia, cachou, opium, etc., restent sans action sur la diarrhée, et même l'augmentent ?

Il y a là évidemment une foule de circonstances particulières qui nous échappent encore, et dont il faudrait pouvoir tenir compte, pour arriver à approfondir ces différences d'action d'une même cause.

Mais dans les faits qui nous occupent, que les nerfs constricteurs (décongestionnants) soient plus spécialement mis en suractivité que les nerfs dilatateurs (congestionnants) et réciproquement, peu importe pour le praticien.

Ne savons-nous pas, en effet, que l'exagération de leur action est presque toujours commandée par une même cause, l'irritation du plexus épigastrique et de ses dépendances, irritation que nous ne connaissons point encore dans son essence, ni dans son mode de propagation, mais qui cédera aux mêmes moyens hygiéniques et thérapeutiques, appliqués à propos, et cela de quelque façon qu'elle retentisse sur l'intestin. C'est là l'essentiel.

Ajoutons encore, en terminant ce paragraphe, que les lésions et les troubles de sécrétion et de motricité, observés dans la dyspepsie intestinale, pourraient aussi, comme pour la dyspepsie stomacale, servir de base à une division correspondant dès lors aux degrés de gravité de l'affection. On aurait ainsi : la dyspepsie intestinale simple (irritation) avec sécrétions et excrétions anormales; la dyspepsie intestinale avec dilatation, contracture et parésie; la dyspepsie intestinale avec ulcération; et, enfin, la dypepsie intestinale avec cancer.

V

Foie. — Pancréas.

Le *Foie* et le *Pancréas*, ces deux organes glandulaires, annexes du tube digestif, subissent, au même titre que l'intestin, quoique moins fréquemment cependant, l'influence de l'estomac malade. L'irritation gastrique peut se propager soit par l'intermédiaire des plexus nerveux communs, soit directement, par voisinage, aux canaux excréteurs du foie et du pancréas, au parenchyme lui-même de ces organes ; elle peut y occasionner des troubles de sécrétion et de nutrition, et avec eux des phénomènes locaux et généraux, dont nous allons donner un aperçu.

Le *Foie* concourt, pour une large part, à l'acte digestif, et il est permis de dire, d'une manière générale, que dans le travail de la digestion sa congestion physiologique est en rapport direct avec celle de l'estomac.

Or, si par suite de surcharge alimentaire habituelle ou d'excès de table répétés, la congestion stomacale dépasse certaines limites, il en sera de même de celle du foie ; et si la première devient permanente, la seconde persistera aussi, et passera à l'état d'hypérémie pathologique. Il en résultera une tuméfaction plus ou moins prononcée, parfois gênante, rarement douloureuse, assez fréquente dans les dyspepsies anciennes.

On constatera alors, par la percussion, que le foie déborde à droite le bord inférieur du thorax et dépasse ses limites normales.

Cette simple congestion existe généralement sans trouble fonctionnel apparent de l'organe. Il n'en est plus de même quand la congestion stomacale, déjà anormale, s'exagère encore, et que l'estomac s'irrite; l'irritation gastrique retentit directement sur le foie ou se propage par voisinage au duodénum et au canal cholédoque.

A la phlogose de ce dernier conduit correspondra souvent un boursouflement de la muqueuse et une sécrétion catarrhale, plus ou moins épaisse, qui en obstrueront la lumière.

C'est le catarrhe gastro-duodénal des Allemands, étendu au canal cholédoque. L'obstruction de ce canal, si elle est complète, opposera un obstacle au cours normal de la bile et causera la stase biliaire, avec toutes ses conséquences, c'est-à-dire l'apparition d'un ictère, par suite de résorption de la bile; formation de concrétions muqueuses et biliaires, plus ou moins solides, qui produiront, à leur tour, de nouveaux accidents, compris sous la dénomination générale de *crises hépatiques*.

Dans ce cas on observe, comme précédemment, un gonflement notable du foie. Nous n'avons point à faire ici l'exposé des symptômes de l'ictère. Nous nous contenterons de signaler, comme conséquence du trouble fonctionnel en question, c'est-à-dire de la rétention de la bile dans la vésicule biliaire et les canaux du foie dilatés, les symptômes suivants, qui y sont directement liés : teinte jaune de la peau et des muqueuses, variant depuis la nuance jaunâtre, à peine marquée, sur certaines parties du corps, les sillons du visage en particulier, jusqu'à la coloration jaune verdâtre, rappelant celle de l'enveloppe de certaines oranges qui commencent à mûrir. La conjonctive et la sclérotique attireront surtout l'attention, par une coloration plus marquée et plus persistante. Démangeaisons, souvent très vives, sur différentes parties du corps ; coloration jaune acajou, plus ou moins foncée, des urines qui tachent le linge ; décoloration et sécheresse des selles, qui peuvent devenir complètement blanches et terreuses.

Ces colorations des téguments et de l'urine sont dues au passage de la matière colorante de la bile dans le sang, qui la distribue dans toute l'économie. La décoloration et la sécheresse des selles proviennent, au contraire, de l'absence de la bile dans l'intestin, par suite de sa rétention dans le foie. On a calculé qu'à l'état normal le foie verse environ un litre de bile, par vingt-quatre heures, dans l'intestin. Cette bile a pour rôle de contribuer à la digestion des substances grasses, qu'elle dissout en les émulsionnant ; d'empêcher, jusqu'à un certain point, la fermentation intestinale et, par conséquent, un développement exagéré de gaz ; d'exciter les contractions de l'intestin et de diminuer, par l'excédent non utilisé à la digestion des graisses, la consistance des selles.

Ces considérations, bien abrégées, expliquent suffisamment les symptômes dont nous avons parlé et qui se rapportent à la stase biliaire.

Chez certains dyspeptiques, dont le foie est ou non congestionné sans obstruction du canal excréteur, et partant sans stase biliaire, on observe une sécrétion exagérée de bile et de la diarrhée, sans coloration jaunâtre des téguments bien entendu ; diarrhée à laquelle on donne assez volontiers, dans les cas légers, la qualification de *mouvement de bile*. Cette diarrhée, qui se manifeste de préférence le matin et souvent immédiatement après le premier déjeuner, a des caractères particuliers ; elle est habituellement constituée par des matières gluantes, glaireuses, mousseuses, verdâtres, plus ou moins foncées, tenant en suspension des grumeaux jaunâtres, des fèces durcies, et parfois des parcelles d'aliments à peine modifiés. On y observe de temps en temps des stries sanguinolentes.

Ces diarrhées, pour ainsi dire bilieuses, quelquefois très tenaces, augmentent d'intensité ou reparaissent, sous l'influence d'écarts de régime et de causes en apparence étrangères à la digestion, telles qu'émotions, fatigues, refroidissement, époque menstruelle, etc.

Ces congestions hépatiques, ces stases biliaires et ces diarrhées ne réclament pas ordinairement de traitement particulier et guérissent avec l'affection gastrique qui les tient sous sa dépendance. Mais comme généralement elles indiquent une dyspepsie déjà ancienne, il ne faudra pas dissimuler aux malades, surtout à ceux qui sont atteints des diarrhées verdâtres dont nous venons de parler, qu'ils doivent faire provision de courage, de patience, s'ils veulent arriver à un résultat satisfaisant.

Nous voyons, de temps en temps, à notre consultation un homme encore jeune qui fut atteint de dyspepsie avec congestion très prononcée du foie et diarrhée de cette nature. Chez ce malade, tous les accidents s'aggravaient singulièrement par l'usage, longtemps suivi, des opiacés, des absorbants et des astringents prescrits *largâ manu*. Il nous a fallu plus de deux mois d'un régime excessivement sévère pour maîtriser la maladie et faire rentrer le foie dans ses limites normales.

Nous ne quitterons pas ce sujet, sans citer quelques lignes du paragraphe de l'ouvrage de Frerichs sur .es maladies du foie, paragraphe relatif à l'ictère par affection morale.

« Un ébranlement moral violent par la colère, la « contrariété ou la frayeur, etc., est rapidement suivi « de *pression à l'épigastre*, de difficulté à respirer, « d'un sentiment de suffocation, parfois aussi de « vomissements; la peau devient blême et bientôt « après se colore en jaune, tandis que l'urine, rendue « en *grande quantité, reste d'abord pâle.* »

Cette urine abondante et pâle n'indique-t-elle pas que le système nerveux central est le premier touché par l'affection morale et qu'il en résulte un certain degré d'irritation cérébrale? La pression à l'épigastre (le coup), le sentiment de suffocation, les vomissements ne prouvent-ils pas que cette irritation cérébrale retentit directement sur le plexus solaire et

sur l'estomac, dont le trouble fonctionnel commande
et précède celui du foie ?

Nous avons voulu montrer par cette citation, à
laquelle nous donnons une interprétation différente
de celle de l'auteur, que dans ces cas l'ictère est encore dû au retentissement sur le foie de l'irritation
gastrique, qui est elle-même secondaire.

L'observation CXII du livre de Frerichs, relative
à la dame K..., vient également à l'appui de notre
manière de voir. Voici le fait :

« Cette personne éprouva un violent mouvement
« de colère pendant la menstruation ; l'*appétit dis-*
« *parut ; huit jours après,* elle vit paraître une teinte
« ictérique des téguments, avec couleur rouge-brun
« foncé de l'urine, décoloration et dureté des selles,
« *légère sensibilité à l'épigastre,* pas de tuméfaction
« du foie... »

Autrement dit, sous l'influence d'un fort accès de
colère, la dame K... présenta des symptômes de
dyspepsie stomacale qui, huit jours après seulement,
se compliqua de rétention de la bile et de jaunisse.
D'ailleurs un auteur allemand, consciencieux et com-
pétent, Niemeyer, après avoir nié, en parlant du
catarrhe des voies biliaires, les effets directs des eaux
de Carlsbad et de Marienbad sur la stase biliaire et
l'ictère, déclare que les malades atteints de cette
affection ne peuvent cependant mieux faire que de
recourir à l'emploi de ces eaux, parce que derrière
l'ictère il faut voir l'*indication causale,* c'est-à-dire
l'irritation gastro-intestinale, contre laquelle ces
eaux passent là-bas pour être souveraines, et dont la
guérison entraîne nécessairement celle du catarrhe

du duodénum, du canal cholédoque, et par conséquent de l'ictère.

Outre la congestion, la stase biliaire avec jaunisse
et l'hypersécrétion de la bile avec diarrhée, on observe encore du côté du foie un autre trouble fonctionnel, c'est-à-dire une diminution dans la sécrétion
de la bile, sorte d'*acholie* qui n'a rien de commun
avec l'acholie si grave de l'atrophie aiguë et de la
dégénérescence graisseuse.

En cela, la glande hépatique peut être comparée
aux glandes salivaires qui, sous l'influence de la dyspepsie, présentent deux altérations de fonction, tout
opposées, consistant l'une en une augmentation,
l'autre en une diminution dans la sécrétion de la
salive.

Dans l'acholie qui nous intéresse ici, la sécrétion
de la bile paraît moins abondante ou même momentanément suspendue. Il n'y a ni stase biliaire, ni jaunisse. Le seul symptôme qui permette de diagnostiquer cette anomalie, c'est la décoloration des selles
qui offrent un aspect grisâtre et terreux ou une couleur jaune pâle à peine marquée, quel que soit d'ailleurs le mode d'alimentation.

Ces particularités nous indiquent que là encore,
comme pour le gros intestin, les nerfs vaso-moteurs
et glandulaires subissent des actions excitantes ou
paralysantes, dues à des actions semblables perçues
et transmises par le plexus central abdominal.

Pancréas. — Les affections et les troubles fonctionnels du pancréas, très peu connus de nos prédé-
cesseurs, sont encore entourés aujourd'hui d'une
grande obscurité, malgré les recherches d'Eisen-

mann (1863), d'Ancelet (1864), et les travaux, plus récents, de Friedreich (1875), de Lancereaux (1880), et de Rodionoff (1883). Il n'est pas étonnant dès lors que les troubles passagers ou permanents que peut occasionner dans cet organe sécréteur le retentissement de l'irritation gastrique soient encore à l'état d'hypothèse ; à moins que nous ne devions considérer comme un progrès l'administration, plus ou moins justifiée, des préparations de pancréatine aux malades dyspeptiques, qui rendent des selles dites *graisseuse*, attribuées, peut-être bien gratuitement, à la rétention du suc pancréatique, par suite du vice de sécrétion de la glande, ou d'obstruction de ses canaux excréteurs.

Le suc pancréatique est alcalin ; il concourt avec la bile à la digestion des graisses et agit sur les féculents, de la même façon que la salive, dont il complète, ou plutôt continue l'action saccharifiante. La quantité de suc pancréatique sécrété en vingt-quatre heures est minime, si on la compare au volume de bile déversée dans l'intestin pendant le même temps. Et cependant, quoique la salive et la bile paraissent pouvoir suppléer à l'absence de ce liquide, de nombreuses observations démontrent que la suspension de la sécrétion du suc pancréatique entraîne un amaigrissement rapide et funeste. Mais n'est-il pas plus juste, dans les cas particuliers d'affections localisées dans cet organe, d'accuser la maladie elle-même plutôt que le trouble sécrétoire qu'elle occasionne ? Généralement, en effet, dans les observations citées, il s'agissait de cancer du pancréas.

Sans nous aventurer sur le terrain des hypothèses,

il nous est permis de faire observer que, puisque l'un des canaux pancréatiques confond son ouverture avec celle du canal cholédoque, et puisque l'autre canal s'ouvre quelques millimètres seulement plus bas dans le duodénum, le boursouflement de la muqueuse de ces canaux, et par conséquent leur obstruction, devront souvent exister en même temps que dans le canal cholédoque. Il en résultera nécessairement aussi une stase du suc pancréatique, et probablement des sensations douloureuses, se rapprochant des coliques pancréatiques, encore mal connues, mais indéniables. C'est le moment de nous poser cette question : quels sont les effets produits, dans l'économie, par la rétention et la résorption du suc pancréatique?

Le suc pancréatique étant incolore, sa présence dans le sang ne se révèle par aucun changement de coloration des téguments, des sécrétions ou des excrétions.

Sous ce rapport, les symptômes font défaut. Mais une étude attentive de tous les phénomènes qui coïncident avec les troubles digestifs, aigus ou autres, que l'on observe tous les jours, nous porte à croire que, dans bien des cas où l'on constate l'absence complète d'ictère, l'apparition de l'exanthème si pénible, connu sous le nom d'*urticaire*, pourrait être attribuée à la rétention du suc pancréatique, à son passage dans le sang, et considérée comme symptomatique d'un état dyspeptique passager ou permanent.

A notre sens, les effets de ce passage du suc pancréatique dans le sang produiraient l'urticaire, comme le produit, presque instantanément, la goutte de liquide hydatique qui tombe accidentellement dans le péritoine, au moment de la ponction d'un kyste du foie.

Nous appuyons notre manière de voir sur ce qu'ont appris les expériences entreprises par les physiologistes, savoir que dans l'indigestion le vomissement arrête l'excrétion du suc pancréatique, et que, d'autre part, la sécrétion de ce liquide est aussi presque immédiatement modifiée par certaines excitations ou irritations, portées non seulement sur l'estomac, mais encore sur des organes plus éloignés de la glande, et sur le tégument externe lui-même (1).

Partant, nous croyons que les larges plaques d'urticaire, et les malaises insolites qui apparaissent si rapidement chez certains sujets nerveux, sous l'influence de l'impression vive et subite produite sur la peau, par l'immersion du corps dans l'eau froide (bains froids), tiennent probablement au retentissement de cette impression cutanée sur le pancréas, à la résorption immédiate du suc pancréatique, et à son transport dans toutes les parties de l'économie.

(1) H. Arnozan, *Dict. encycl. des sciences médicales.*

CHAPITRE TROISIÈME

EXPOSÉ DES SYMPTOMES DES DYSPEPSIES GASTRIQUE ET INTESTINALE

I

De la souffrance chez les dyspeptiques.

La symptomatologie de la dyspepsie est des plus complexes; la solidarité que le système nerveux viscéral établit entre le tube digestif et tous nos autres organes, indique |assez, même *a priori*, quel retentissement la dyspepsie aura sur ces organes et sur l'économie tout entière.

Ce retentissement acquerra parfois une telle importance, que la maladie locale primitive semblera s'effacer devant l'apparente gravité de manifestations éloignées, auxquelles certaines personnes inexpérimentées, ou non prévenues, donneront toute autre interprétation. C'est ainsi que des palpitations, des irrégularités du pouls, si fréquentes chez les dyspeptiques, ont pu faire croire à des maladies du cœur; que les étourdissements éprouvés par les mêmes malades ont été considérés comme des menaces de congestion cérébrale et combattus par des saignées, avant que le vertige stomacal fût connu.

N'avons-nous pas vu aussi, maintes fois, la dyspepsie elle-même traitée, sans succès bien entendu, comme symptôme secondaire d'une affection générale, d'anémie par exemple, tandis que l'affection gastrique et l'anémie auraient été guéries simultanément par un traitement rationnel de la maladie d'estomac? Les considérations qui précèdent expliquent suffisamment l'étendue que nous avons cru devoir donner à cette partie de notre travail.

Nous exposerons d'abord les principaux symptômes *directs* de l'affection qui nous occupe, nous réservant de faire suivre cet exposé d'une description plus détaillée des phénomènes *généraux* qui peuvent accompagner la maladie d'estomac confirmée, et donnent, pour ainsi dire, au dyspeptique une physionomie spéciale.

Dans les paragraphes précédents nous avons insisté sur les lésions propres à l'estomac et à l'intestin, lésions qui caractérisent la dyspepsie, et nous avons admis deux localisations, plutôt que deux sortes de dyspepsie : la dyspepsie stomacale et la dyspepsie intestinale, quoique souvent les deux existent en même temps et confondent leurs symptômes. Nous tâcherons donc, chemin faisant, de spécifier ce qui appartient à l'une et à l'autre de ces deux modalités de la maladie.

Nous ne nous arrêterons point aux troubles passagers de la digestion, tels que la vulgaire indigestion et le simple embarras gastrique, fébrile ou non.

Bien que l'indigestion, fréquemment répétée, soit une des causes ordinaires de la vraie dyspepsie, elle ne doit être considérée que comme un accident dont les suites, toujours bénignes, ont rarement une durée de plusieurs jours. En effet, les vomissements terminés, l'irritation gastro-intestinale, quoique souvent assez violente, s'apaise bien vite ; et il n'est pas rare de voir l'estomac de certaines personnes, d'enfants surtout, ne conserver aucun souvenir, apparent du moins, de l'indisposition de la veille, et accepter très volontiers de nouveaux aliments, sans en être incommodé.

Quant à l'embarras gastrique ou catarrhe aigu de l'estomac, il ne constitue également qu'un dérangement éphémère des fonctions digestives et cède rapidement à une diète sagement ordonnée.

C'est de la dyspepsie habituelle que nous allons nous occuper, de celle qui, comme l'exprime à peu près Leven, est caractérisée d'abord par une congestion exagérée de la muqueuse, et plus tard par une irritation qui peut grandir progressivement, affecter les diverses membranes de l'estomac, retentir sur les autres parties du tube digestif et sur l'organisme tout entier.

Les phénomènes dyspeptiques sont-ils localisés dans l'estomac, la sensibilité gastrique est affectée; le malade éprouve *une souffrance,* plus ou moins sourde ou aiguë, plus ou moins continue, et plus ou moins étendue, qui a son maximum d'intensité soit au creux de l'estomac, au niveau de la saillie osseuse ou appendice xyphoïde ; soit à gauche, au niveau de la grande tubérosité ; soit à droite, au niveau du pylore, irradiant souvent vers les côtes, surtout à gauche, sous le sein; dans le dos, dans la poitrine et dans le ventre. Le caractère de cette souffrance est très variable, depuis la simple gêne, la simple pesanteur, jusqu'à la sensation de chaleur intense, et jusqu'aux crises les plus douloureuses de gastralgie, appelées *crampes d'estomac*. Car nous ne considérons la gastralgie que comme un symptôme douloureux intermittent de la dyspepsie. Les brûlements (pyrosis), les pincements, les rongements, les tortillements, les élancements, les picotements ne sont que des variétés d'expression de cette souffrance. Elle se manifeste parfois à l'état de jeûne, mais on l'observe plutôt après l'ingestion d'aliments ou de boissons.

Ces douleurs peuvent déterminer, par leur acuité, une intolérance de l'estomac, qui se contracte d'une manière spasmodique sur son contenu, qu'il enchatonne pour ainsi dire dans son cul-de-sac, ou qu'il rejette sous forme, soit d'éructations sonores, soit de régurgitations plus ou moins souvent répétées, composées de liquide acide ou de substances alimentaires; soit de vomissements, généralement aussi très aigres, qui comprennent parfois certains aliments à l'exclusion de tous autres, vomissements ordinairement suivis d'une détente et d'un soulagement.

Ces sensations douloureuses se propagent souvent jusqu'au gosier, le long du sternum, dans les espaces intercostaux; et certains malades en sont tellement incommodés qu'ils oublient la souffrance stomacale, pour ne se plaindre que de la plaie vive qui doit exister chez eux sur le trajet des aliments (œsophage), et du resserrement pénible qu'ils éprouvent au milieu ou à gauche du larynx, et qu'ils accusent de former obstacle au passage de ces mêmes aliments. On reconnaîtra facilement là les symptômes d'irritation de l'œsophage et du pharynx dont nous avons déjà parlé.

On sait combien les malades redoutent ces crises d'estomac qui, en retentissant sur l'organisme tout entier, occasionnent des perturbations :

1° *Dans l'innervation* : attaques nerveuses hystériformes, mouvements convulsifs, affolement, refroidissement, sueurs froides, engourdissement, anéantissement, sensations bizarres et mobiles dans différentes parties du corps, etc. ;

2° *Dans la respiration* : dyspnée, soupirs répétés, respiration saccadée, faux asthme ;

3° *Dans la circulation* : palpitations, angoisses, arrêt apparent des battements du cœur, défaillance, syncope, etc.

Heureusement l'usage *prudent* des injections souscutanées de morphine, et parfois d'éther, est d'un grand secours pour les pauvres patients ; et il nous est fréquemment arrivé de faire taire, presque instantanément, à l'aide de ce moyen, les crises gastralgiques les plus violentes, qui avaient résisté aux potions d'éther, de chloroforme, de chloral, d'opium, etc., et qui paraissaient même avoir été considérablement exaspérées par le contact de ces médicaments avec l'estomac. Ajoutons que l'on rencontre des dyspeptiques qui ne sentent pas leur estomac, momentanément du moins, et chez qui la région épigastrique paraît insensible à la pression. Est-ce à dire que le ventricule n'est point irrité ? Non pas, et si, dans ce cas, le plexus solaire semble silencieux et indolore, en revanche, les phénomènes cérébraux et nerveux prédominent presque toujours.

S'agit-il d'une dyspepsie intestinale, la souffrance, plus tardive, se montre avec des caractères un peu différents ; depuis la simple tension de l'abdomen, le ballonnement avec retentissement sur les reins et dans le dos, jusqu'aux coliques les plus vives, péri-ombilicales ou générales, accompagnées, comme les crises gastralgiques, de refroidissement, de sueurs froides et de syncopes. Ces coliques si violentes, qui n'apparaissent ordinairement qu'à intervalles plus ou moins éloignés, s'accompagnent souvent d'un déve-loppement exagéré de gaz fétides qui, lorsqu'ils sont expulsés par l'anus, sont le prélude d'une sorte de débâcle, c'est-à-dire de selles répétées, d'abord dures, puis liquides. Ces évacuations pénibles laissent après elles un sentiment de fatigue inexprimable ; certains malades perdent même momentanément la voix, et se trouvent dans l'impossibilité de bouger. Dans les cas où la constipation existe depuis longtemps déjà, on peut n'observer immédiatement après les repas que du gonflement avec embarras abdominal ; puis, au moment où la digestion stomacale s'achève, quel-quefois aussi à son début, des borborygmes se font entendre ; de fausses envies d'aller à la garde-robe se font sentir ; une gêne plus ou moins douloureuse s'accuse en certains points du trajet du côlon, ordi-nairement toujours les mêmes, pour les mêmes ma-lades. Cette gêne se traduit assez fréquemment par un sentiment de constriction localisée, dont le malade

7

se rend parfaitement compte, et qui, comme il le dit
très bien, s'oppose à l'expulsion des gaz qui le tour-
mentent, et au passage des matières qui lui semblent
arrêtées en cet endroit. Ces souffrances intestinales
réagissent aussi, comme nous l'avons dit, sur tout
l'organisme et brisent les forces du dyspeptique.
— Il n'a plus de jambes.— Chez les sujets atteints de
dyspepsie gastro-intestinale ancienne, avec ou sans
contracture, on observe encore sur le ventre des zones
d'hyperesthésie cutanée, des foyers douloureux plus
profonds, surtout à gauche et à droite de l'ombilic,
des points névralgiques sur les os du bassin (crête
iliaque), et sur le trajet des branches des nerfs sciatique et crural.

Les douleurs abdominales se font parfois sentir
sous forme de crises aiguës, irrégulières ou périodiques, pendant lesquelles les patients redoutent le
moindre contact. Nous avons traité des malades
chez qui elles apparaissaient deux à trois heures après
les repas en commençant par des picotements dans
la région du nombril, picotements qui se répandaient
dans tout le ventre, les seins, la poitrine, le dos, les
membres et s'accompagnaient d'engourdissement
dans les doigts.

Nous avons vu ces crises revenir, après plusieurs
jours et plusieurs semaines d'accalmie, sous l'influence d'une fatigue, d'une émotion. Chez les femmes, l'époque des règles semble aussi les provoquer.

L'anus et l'urèthre sont fréquemment le siège
d'élancements aigus ; il y a parfois du ténesme
anal, vésical et vaginal, et même des coliques uté-

rines avec pertes blanches plus ou moins abondantes.

Dans les deux modes de dyspepsie, on constate souvent sur le tégument du dos, surtout à gauche, des points limités ou étendus de sensibilité exagérée. Il n'est pas rare non plus d'observer de la névralgie intercostale, et comme elle a généralement son siège à gauche, les malades s'imaginent être atteints d'une maladie de cœur.

Dans l'examen auquel il doit *toujours* procéder par le palper abdominal, autant pour reconnaître les points douloureux que pour se rendre compte de l'état des organes, le médecin aura présente à l'esprit la fréquence des contractures partielles de la grosse tubérosité de l'estomac ; contractures dont le diagnostic est parfois très difficile, et qui en ont imposé aux plus habiles pour des tumeurs cancéreuses ou autres.

Nous croyons que maintes fois la partie contracturée enserre une portion du bol alimentaire, qu'elle peut retenir ainsi dans l'estomac pendant un temps assez long.

Le fait rapporté par Chomel dans son livre des dyspepsies nous confirme dans notre manière de voir. Il s'agit d'un dyspeptique traité par le célèbre Dr Jeanroy qui, après l'ingestion de substances indigestes mal mâchées et prises en quantité considérable, conserva, pendant quinze jours, un dégoût insurmontable pour toute espèce d'aliments, un sentiment de plénitude stomacale, et finit par rejeter, à sa grande surprise, comme à celle de son médecin, une *pelote*, ou *masse de betteraves* non altérées, qui avaient été retenues tout ce temps dans le cul-de-sac de l'estomac.

Nous lisons dans nos notes l'observation d'une jeune dame, dont la mère avait succombé à un cancer de l'estomac, et qui était elle-même dyspeptique. Pendant les douze premiers jours de traitement, chaque fois que nous l'examinions, nous trouvions, au niveau de la grosse extrémité de l'estomac, une tumeur dure, uniforme, que nous pouvions refouler sous les côtes. Cette personne avait beaucoup maigri, se plaignait de brûlements au creux épigastique et de douleurs en ceinture ; elle vomissait de l'eau tous les matins et présentait une teinte jaune sub-ictérique de la peau. Malgré les antécédents et les symptômes alarmants que nous venons de rappeler, comme la malade avait conservé un peu d'appétit, et n'avait pas de dégoût prononcé pour la viande, nous crûmes prudent d'ajourner notre diagnostic, et bien nous en prit, car aujourd'hui la fausse tumeur a disparu, et avec elle douleurs, vomissements et dyspepsie.

La contraction des muscles de l'abdomen, surtout des muscles droits hypéresthésiés, au niveau de l'estomac malade, contraction qui se manifeste principalement au moment et sous l'action du palper, sous forme de bosselures dures et résistantes, est encore une cause d'erreur, contre laquelle il faut se tenir en garde.

Le palper abdominal fera souvent découvrir, surtout chez les personnes amaigries, et au niveau des points épigastriques douloureux, des battements artériels, plus ou moins prononcés, dont les malades ont parfois conscience, qui ont leur siège soit dans l'aorte, soit dans l'artère coronaire stomachique, et qui coïncident, la plupart du temps, avec un état de souffrance de l'estomac.

Le thermomètre plat, appliqué sur ces mêmes points douloureux, indiquera ordinairement un certain degré d'hyperthermie (Leven), surtout après l'usage de mets ou de médicaments excitants.

II

État de la bouche, du pharynx.

Dans les deux formes de dyspepsie la bouche et la langue sont presque toujours influencées par la maladie. Nous disons presque toujours, car nous avons vu des malades gravement atteints, chez qui la langue paraissait tout à fait normale. Habituellement la bouche est sèche et mauvaise, surtout au réveil; la langue est pâteuse, son volume souvent augmenté, et ses bords conservent alors l'empreinte des dents; des sillons, plus ou moins profonds, se dessinent parfois à sa surface ; elle est généralement recouverte d'un enduit d'aspect variable, depuis la teinte blanchâtre jusqu'à la couche saburrale jaunâtre très épaisse. Cet enduit est lisse ou fendillé, humide ou râpeux, et occupe la surface entière de la langue, ou seulement une partie.

La pointe de la langue mérite une attention particulière, à cause du pointillé rouge qu'on y observe souvent, et des papilles pointues, saillantes et turgescentes qui s'y montrent au moment le plus pénible de la digestion; les glandules de la base de l'organe sont alors fréquemment augmentées de volume et tranchent par leur rougeur sur l'enduit qui les entoure.

Dans quelques cas d'irritation intestinale très prononcée, le pointillé rouge ou rosé s'observe sur toute la langue et lui donne un aspect qui rappelle celui de certaines fraises.

La muqueuse entière qui tapisse la bouche est aussi assez souvent gonflée et mollasse, et il n'est pas rare de trouver les petites glandes salivaires des lèvres hypertrophiées.

Les joues gardent l'empreinte des dents, et il arrive que le dyspeptique se mord en mangeant.

Les dents attaquées par l'acidité des liquides buccaux perdent leur émail et se gâtent facilement, d'où une cause de nouvelles souffrances.

Les malades accusent parfois des picotements dans les gencives et au bout de la langue. Quelques-uns éprouvent aussi une sensation désagréable dans la bouche, surtout au palais, comparable à celle que l'on ressent après avoir avalé des aliments trop chauds; ils disent qu'ils ont la bouche brûlée. D'autres expriment cette gêne en disant qu'il leur semble avoir des cheveux ou du plâtre dans la bouche.

La salive est diminuée ou augmentée; la sécrétion de ce liquide varie sous l'influence de conditions diverses, se rapportant surtout à l'alimentation et aux phases de la digestion. Elle peut être exagérée, au point de devenir une sérieuse incommodité. Nous avons donné des soins à un dyspeptique, dont il a été déjà question, chez qui l'usage du thé noir, pris au premier déjeuner, à dose modérée, occasionnait une salivation très fatigante, qui durait toute la journée.

A propos de l'enduit de la langue, il est bon de mettre les malades en garde contre les appréhensions que pourraient leur donner certaines colorations accidentelles : un matin Mme X..., depuis longtemps dyspeptique, nous fait appeler en toute hâte, pour nous montrer une langue toute noire, qui l'effraie au plus haut point depuis son réveil ; elle se croit perdue. A notre arrivée nous sommes frappé du bouleversement de ses traits. Après quelques questions, nous apprenons que Mme X... s'est endormie la veille avec une pastille de bismuth dans la bouche. Dès lors la cause de la teinte noire nous était révélée, et nous n'eûmes pas de peine à faire comprendre à la malade que, sous l'influence de certaines sécrétions ou émanations de son tube digestif, le bismuth de la pastille avait noirci (sulfure noir de bismuth) et que, n'étant pas entraîné pendant le sommeil par la salive et par la déglutition, ce nouveau produit s'était incrusté dans l'enduit habituel qui se formait chez elle à la surface de la langue. Mme X.... fut la première à rire de sa frayeur.

Il est assez difficile de préciser à quelle sorte de dyspepsie appartient tel ou tel signe offert par la langue. Nous avons cependant remarqué que la sécheresse, les enduits, l'irritation des bords de l'organe augmentent plus particulièrement, lorsque de nouvelles causes d'irritation, en apparence même inoffensives, agissent sur le gros intestin.

Ne savons-nous pas d'ailleurs que c'est dans les graves maladies du tube intestinal (fièvre typhoïde, dysenterie, etc.) qu'on observe sur la langue les enduits et les modifications les plus caractéristiques ?

L'état de la langue serait donc plus profondément modifié dans la dyspepsie intestinale.

Nous avons vu que l'irritation gastrique retentit souvent aussi sur le pharynx.

Dans ce cas, la muqueuse devient rouge et les glandules s'hypertrophient. Il n'est pas rare alors de constater une petite toux sèche, saccadée, continue, parfois quinteuse, c'est la *toux gastrique*.

III

Appétit.

L'appétit du dyspeptique est sujet à de nombreuses variations ; tantôt il est diminué, supprimé et remplacé soit par une simple indifférence, soit par une répugnance invincible pour les aliments ; tantôt il est conservé, augmenté, et même exagéré au point que certains auteurs en ont fait une forme de dyspepsie particulière, *la boulimie*, qu'il ne faut point confondre avec le besoin éprouvé par les patients, à certaines heures de la journée, de prendre *quelque chose* qui calme les malaises dont ils ne se rendent pas bien compte. Ce quelque chose sera, indifféremment, une infusion aromatique, de l'eau sucrée, une pastille de chocolat ou de menthe, du lait, du bouillon, etc.; mais, quoi que ce soit, le malade un instant soulagé regrettera bien vite de s'être laissé aller à user de ces palliatifs.

Certains de ces malades, ainsi tourmentés par la faim, attendront avec impatience l'heure du repas et verront leur appétit disparaître dès qu'ils auront goûté aux mets. D'autres se plaindront de manquer de salive, de ne pouvoir avaler à cause de la sécheresse de leur gosier, retourneront l'aliment un temps infini dans la bouche avant d'en opérer la déglutition, et finiront quelquefois par le cracher.

Chez quelques-uns enfin, l'appétit se montrera dépravé et les entraînera à faire usage, malgré les conseils qu'on leur prodigue et malgré les fâcheux effets qu'ils savent devoir en résulter, de mets épicés et relevés, de salades, de vinaigrettes, de fruits crus et acides, qui flattent un instant leur palais, mais ne peuvent qu'aggraver leur état.

La soif est généralement augmentée chez les dyspeptiques. Nous avons vu des malades qui buvaient à chaque instant des gorgées de tisane sans arriver à la calmer, bien au contraire. Le liquide ingéré, en si petite quantité que ce soit, excite continuellement l'estomac irrité, et avec lui le sentiment de soif, qui n'est alors qu'une sensation d'ardeur de la bouche et du pharynx.

IV

Digestion du dyspeptique.

Le commencement de la digestion peut être pénible dans des dyspepsies récentes, et silencieux dans des dyspepsies de vieille date. Le repas terminé, les malaises commenceront immédiatement, ou se feront attendre une, deux, trois ou quatre heures, pour atteindre leur maximum d'intensité au moment où la digestion stomacale sera dans toute son activité, et où l'organe malade se contractera le plus énergiquement pour chasser le chyme dans l'intestin. Certains sujets en seront encore avertis par des roulements dans le ventre, des borborygmes, avec ou sans coliques, un refroidissement général ou partiel.

Tantôt les malaises qui coïncident avec la digestion stomacale se borneront à des renvois, à des bâillements exagérés, à des bouffées de chaleur, à une simple pesanteur épigastrique et à une lourdeur de tête, avec propension parfois insurmontable au sommeil. Tantôt l'arrivée des aliments dans l'estomac occasionnera immédiatement des souffrances, plus ou moins vives, comme celles dont nous avons parlé plus haut, avec lassitude, douleur de tête générale ou localisée (hémicranie, sentiment de pression aux tempes), rougeurs de la face, chaleur à la peau (surtout aux mains), sentiment de fièvre, etc.

Ces symptômes dureront ou non jusqu'au repas suivant, avec des alternatives d'augmentation et de diminution, en rapport avec le genre de vie, les occupations du malade, et avec la fatigue morale et physique qu'il subira.

Nous avons déjà signalé, en même temps que les caractères de la souffrance stomacale et abdominale, l'apparition des régurgitations de liquide aigre et des vomissements aqueux et alimentaires qui s'observent souvent dans la dyspepsie, tous phénomènes qui n'ont rien de fixe, mais que l'on voit survenir dans le cours des digestions.

Nous avons dit également qu'au moment des digestions, soit immédiatement, soit quelques heures après les repas, les dyspeptiques éprouvent du ballonnement du ventre, des bruits intestinaux, avec ou sans expulsion de gaz par l'anus, et ont quelquefois des selles, plus ou moins répétées, et de consistance variable, selon que l'intestin est irrité ou tolérant. Plus ordinairement les malades souffrent d'une constipation opiniâtre, qui s'oppose souvent à l'expulsion des gaz, et par conséquent à leur soulagement.

Généralement ce sont les digestions du soir qui sont les plus laborieuses. Après le dîner, en effet, l'estomac se congestionne pour la troisième fois; or si le régime n'a pas été convenablement réglé, cette congestion sera encore plus prononcée que celle du repas de midi. Peut-être même cette dernière n'aura-t-elle pas encore cessé à l'heure où de nouveaux aliments auront été ingérés. D'où, pour tous les dyspeptiques, la nécessité absolue de ne faire qu'un léger repas le soir.

Le *pouls* mérite une attention particulière ; fréquent et régulier avec une digestion pénible, on pourra le trouver irrégulier, faible, et même ralenti quatre à cinq heures après le repas.

Nous avons suivi, pendant des mois, un dyspeptique intraitable, chez qui le pouls de la seconde digestion tombait à 54-50, et même 48 pulsations, chaque fois qu'il irritait son intestin, soit avec des purgatifs, soit avec certains médicaments réputés laxatifs, tels que belladone, jusquiame, noix vomique, etc.

En même temps que cet abaissement du pouls, nous constations un refroidissement général, bien plus accentué que les jours où le malade avait le courage de ne pas se droguer.

V

Sommeil du dyspeptique.

De nombreux dyspeptiques s'endorment sur leur siège, immédiatement après les repas, et surtout après celui du soir.

Ce sommeil est lourd, et provoque un engourdissement général, qui leur enlève la force et la volonté de se déshabiller et de se coucher.

Après une heure de cet assoupissement anticipé, et plutôt fatigant que réparateur, la bouche est sèche, pâteuse, et demande l'ingestion d'eau sucrée ou d'infusions, qui contribueront encore à tourmenter le malade pendant la nuit.

S'il a déjà pris cet acompte, le dyspeptique, une fois couché, s'endort plus difficilement. La première partie de la nuit est ordinairement troublée par des bruits d'oreilles agaçants, du vertige, avec balancement du lit (roulis), de l'agitation, des soubresauts, des crampes, des rêves et du cauchemar, des palpitations, des étouffements, des besoins d'uriner, et des interruptions de sommeil pendant lesquelles il éprouve des terreurs imaginaires. A ces causes d'insomnie s'ajoutent les souffrances stomacale, intestinale et cérébrale, cette dernière se montrant parfois sous forme de crise intracrânienne ou de crise nerveuse générale ; les malades alors effrayés ne veulent plus rester seuls.

Certains dorment cependant assez bien jusqu'à une heure avancée (2 ou 3 heures du matin); puis survient une insomnie, avec agitation sans malaise; ou bien une impatience, avec chaleur aride de la peau, qui les oblige parfois à se lever et à marcher; d'autres éprouvent des borborygmes, avec sensibilité du ventre et refroidissement, des sensations bizarres dans l'abdomen. Vers le matin ces symptômes se calment, et le sommeil reparaît impérieux et lourd.

Lorsque l'heure du lever est arrivée, le dyspeptique, plus fatigué que la veille, se plaint d'une courbature générale, de maux de reins, de pesanteur de tête, de compression aux tempes, et se sent sans aucune énergie. Son sommeil n'a été nullement réparateur.

VI

Du vertige stomacal et intestinal et de quelques phénomènes nerveux.

On a beaucoup disserté sur la cause et la nature du vertige qui tourmente un si grand nombre de dyspeptiques. Trousseau en a fait presque une entité morbide, sous le nom de *vertigo a stomacho læso;* mais il a eu soin d'ajouter immédiatement que le traitement de ces vertiges stomacaux est le même que celui de la dyspepsie.

En effet, si les symptômes de la dyspepsie confirmée manquent dans quelques cas, en interrogeant bien les malades, on apprend presque toujours, qu'à une époque quelconque, ils ont eu des digestions longues ou pénibles.

En quoi consiste ce vertige stomacal, que nous appellerions plus volontiers *vertige digestif,* parce que, selon nous, il est constitué par des phénomènes qui n'appartiennent point exclusivement à l'irritation gastrique? Nous croyons, en effet, qu'il existe deux sortes de vertiges partant du tube digestif, vertiges qu'il est possible, à notre sens, de distinguer parfois l'un de l'autre : *le vertige stomacal et le vertige intestinal.*

Le vertige stomacal type consiste en hallucinations ou mieux en illusions de la vue qui se produisent spontanément, ou sous l'influence de certains mouvements d'élévation et de rotation de la tête ; à l'aspect d'objets d'une forme particulière (barres, grillages), hallucinations qui font croire au malade que tous les objets qui l'entourent, la terre même, s'il marche, et son lit, s'il est couché, exécutent des mouvements giratoires ou oscillatoires. Il en résulte des impressions qui effraient le dyspeptique au plus haut point, lui font craindre de tomber et l'obligent à s'appuyer aux murs ou aux meubles voisins ; mais il n'arrive pas toujours à éviter des chutes, auxquelles l'expose déjà un certain degré de faiblesse des jambes et d'incertitude dans la marche.

Nous avons connu une dame, assez jeune, atteinte de dyspepsie peu prononcée. Cette dame, très pieuse, observait le carême avec une grande sévérité ; une certaine année, dans la première quinzaine de ce temps de privation, la dyspepsie s'accentua, des vertiges se montrèrent, et furent un jour si intenses et si subits que la malade *perdit connaissance* et fit une chute terrible sur la face. Ces accidents se reproduisirent deux années de suite, à la même époque, et dans les mêmes circonstances. Un régime plus convenable les enraya rapidement.

Ce fait prouve, contrairement à ce que professait Trousseau, que dans le vertige stomacal, le dyspeptique peut perdre connaissance et ne plus avoir conscience de ce qui se passe.

Quelques malades éprouvent des sensations différentes ; il leur semble que la terre s'entr'ouvre et manque sous leurs pas. D'autres, une fois couchés, croient ressentir dans leur lit un véritable mouvement de roulis, qui cesse dès qu'ils parviennent à s'endormir, pour reparaître au réveil.

Presque toujours ces sensations vertigineuses sont accompagnées de lourdeur ou de douleur de tête, de maux de cœur, et suivies quelquefois de vomissements, comme cela s'observe si souvent dans la dyspepsie avec dilatation de l'estomac.

Chez quelques dyspeptiques le vertige consiste en un sentiment soit d'ivresse, soit de vide, soit de plénitude dans la tête.

Les adultes craignent la folie, les vieillards redoutent les attaques; et cependant la raison ne se trouble point; la paralysie ne survient pas. Ajoutons enfin, comme le dit Trousseau, qu'à une époque où le vertige stomacal n'était pas encore bien connu, ce symptôme a pu induire en erreur des médecins de bonne foi, qui traitaient alors leurs patients comme s'ils étaient menacés d'apoplexie. Inutile de faire remarquer que les saignées, les purgatifs et la diète n'avaient d'autre résultat que d'aggraver le mal, et pouvaient même déterminer une inanition funeste.

Le *vertige intestinal*, que nous n'avons trouvé décrit nulle part, peut sans doute produire les mêmes phénomènes que le vertige stomacal; mais nous croyons que, dans la plupart des cas de dyspepsie intestinale confirmée, il offre un caractère spécial. Il se passe *surtout dans la tête;* nous dirions volontiers que les objets extérieurs n'y sont pour rien ; en un mot, il est plutôt *épileptiforme.* Il consiste principalement en un trouble subit, donnant la sensation d'un brusque mouvement ou plutôt d'une secousse, qui paraît se produire dans l'un des deux hémisphères cérébraux. Il s'agit donc là d'une *sensation latérale*, si nous pouvons nous exprimer ainsi ; et il arrive quelquefois que le malade est entraîné malgré lui à faire quelques pas du côté où elle se manifeste (ordinairement à gauche). Habituellement le vertige intestinal passe comme un éclair, mais il peut durer quelques instants et contraindre le malade à s'arrêter, s'il marche, ou à interrompre la conversation, s'il parle. Le dyspeptique paraît alors étranger, pendant un laps de temps fort court, à ce qui se passe autour de lui, mais il ne perd pas connaissance.

Nous avons donné nos soins à un homme de 40 ans, atteint de dyspepsie intestinale grave, consécutive à l'usage répété de purgatifs drastiques violents, avec points douloureux sur le trajet du gros intestin. Plusieurs fois par jour ce malade tournait involontairement la tête du côté gauche, regardait fixement, pendant un instant, une partie un peu élevée du mur de la chambre, et éprouvait alors des sensations désagréables sur la face, telles qu'un frôlement léger et des tiraillements du nez et des yeux. Des lavements amylacés et opiacés firent disparaître, avec rapidité, ce symptôme alarmant qui avait certainement sa cause dans l'intestin.

Un de nos confrères et amis nous a parlé d'un malade devenu accidentellement épileptique après avoir été, à la suite d'une chute, traité par des dérivatifs énergiques sur la peau et le tube intestinal, et chez qui les attaques se produisent au moment où se fait sentir le besoin de défécation. Il n'est pas douteux, pour nous, que, dans ce cas, l'*aura* ne parte d'un point d'irritation, ayant très probablement son siège dans le côlon descendant.

Mme X..., une de nos bonnes clientes, fut sujette à 39 ans, lors d'un premier accouchement, à des attaques d'éclampsie. A la suite de l'accouchement survint une constipation des plus opiniâtres, que cette personne combattit par l'usage, souvent répété, de pilules drastiques de Clérambour, et autres... Après plusieurs mois de cet imprudent traitement, Mme X... remarqua que, chaque fois qu'elle prenait des pilules purgatives, elle éprouvait le lendemain des malaises de courte durée, qui se passaient dans la tête et les yeux, et pendant lesquels elle n'avait plus conscience de rien. Ces accidents se prolongèrent plusieurs années, Mme X... continuant à se faire aller à la garde-robe, à l'aide de moyens plus ou moins irritants. On leur opposa, sans grand succès, la médication bromurée, puis la maladie fut abandonnée à elle-même. Un changement d'existence sembla avoir une heureuse influence sur les accès, qui avaient fini par disparaître quand, il y a quatre mois, cette dame vint nous consulter pour de mauvaises digestions, avec retour de la constipation, hémorroïdes, et fissure anale très douloureuse. Nous conseillâmes d'abord, un peu malgré nous, quelques pilules de podophyllin, dans le but de rendre les selles moins pénibles. Dès la troisième pilule, la malade éprouva de nouveaux vertiges épileptiformes, semblables aux premiers. Nous renonçâmes à cette médication : une pommade à l'extrait de ratanhia guérit la fissure, et des lavements émollients remédièrent à la constipation ; les ver-

tiges cessèrent, mais les autres phénomènes dyspeptiques se montrèrent plus rebelles.

L'origine intestinale du vertige ne nous paraît pas
non plus pouvoir être contestée dans ce cas.

Nous tenons à rapporter ici, trois autres faits
indiscutables de vertige intestinal :

Obs. I. — En 1874, Mme P..., 45 ans, habituellement bien portante, a été atteinte, sans le savoir,
d'accidents syphilitiques graves. Un traitement
énergique, trop longtemps continué, sans périodes de
repos, a déterminé chez elle une dyspepsie tenace
qui, après bien des médications, s'améliora sous
l'influence d'un régime lacté mixte.

Mme P... put dès lors reprendre un genre de vie
normal. Mais l'intestin est resté malade, et les garde-
robes, assez irrégulières, entraînent avec elles des
matières glaireuses abondantes. Pendant l'été
de 1879 Mme P..., ne se ressentant plus de sa dyspepsie stomacale, mange beaucoup de fruits, dont
l'usage répété irrite davantage l'intestin. L'appétit
est conservé, les digestions sont bonnes ; mais,
quatre heures après le repas de midi, la malade
éprouve un ballonnement considérable, avec point
douloureux limité *au côté droit du ventre*. La
moindre pression sur ce point détermine une espèce
de choc cérébral, avec étourdissement en dedans,
(c'est l'expression de la malade) qui a les caractères
du vertige intestinal décrit.

Obs. II. — Mlle X..., 40 ans, est à l'époque de la
ménopause. Bien portante, digérant bien, elle est
habituellement très constipée, et ne va à la garde-robe

qu'à l'aide de séné, rhubarbe, etc. Les matières sont généralement entourées de glaires et Mlle X... a, depuis longtemps, un point abdominal sensible, au niveau de la courbure gauche du côlon et sur le trajet du côlon descendant. En décembre 1880, indigestion violente, maux de tête consécutifs, forte migraine, sensibilité persistante du ventre. Quelques jours après, Mlle X... mange avec plaisir, et sans les broyer, une assez grande quantité de lentilles. Les jours suivants, symptômes d'embarras gastrique, avec fièvre, nausées, céphalalgie violente, insomnie, constipation opiniâtre.

Certaines raisons particulières font craindre à un savant confrère, parent de la malade, un commencement de méningite ; nous partageons nous-même un instant cette appréhension, en face de phénomènes généraux bizarres, peu en rapport avec un simple embarras gastro-intestinal, et surtout en présence d'un défaut de concordance entre le pouls, resté régulier, il est vrai, mais à 80-86 pulsations au plus, et la température buccale, marquant jusqu'à 39°8 et 40°05, à différents thermomètres. Un lavement salé, très chargé, est administré, pour exercer une action dérivative sur l'intestin, et aussi pour vaincre la constipation. On obtient, par ce moyen, une garde-robe abondante, avec expulsion d'une quantité de lentilles et de glaires.

Mais Mlle X... ressent, au moment de l'introduction de l'eau, une très vive douleur à gauche, dans un point du côlon. A partir de cet instant, la malade éprouve fréquemment des sensations vertigineuses caractéristiques. Nous les provoquons facilement en appuyant, modérément, sur le côté gauche du ventre, au niveau du point intestinal douloureux. De plus, chez Mlle X..., le vertige ainsi provoqué s'accompagne, au moment de la pression abdominale, d'une sensation très pénible, suivant une ligne assez directe, passant par le sein gauche, le côté gauche du cou et la tempe gauche. C'est une espèce d'*aura* provoquée. Tous ces accidents s'amendèrent lentement, il est vrai, mais progressivement, par l'emploi de petites doses d'huile de ricin (5 gr. le matin), de lavements amylacés, de larges cataplasmes laudanisés, d'un peu de bromure de potassium, et surtout sous l'influence d'un régime composé de lait, œufs, crèmes, jus de viande, etc.

La sensibilité excessive du côlon descendant persista assez longtemps, et avec elle de la céphalalgie unilatérale, et des douleurs musculaires de la nuque. Quoique l'appétit fut revenu, Mlle X... éprouva, pendant des semaines, une grande faiblesse générale.

Grâce à un traitement hygiénique institué contre la constipation, et suivi avec une rare ponctualité, la malade va aujourd'hui aussi bien que possible, tout en conservant un peu de gêne sur le trajet du côlon descendant, et parfois un certain embarras dans la tête.

En janvier 1883, c'est-à-dire un an après la rédaction de cette observation, Mlle X... jouit d'une excellente santé et ne se ressent plus de sa dyspepsie. La gêne intestinale a disparu, la constipation seule persiste. Ajoutons que cette personne, fort intelligente, se garde bien de la combattre par les moyens incen-

diaires, qui lui ont si mal réussi, il y a quelques
années. Elle se contente de prendre, chaque matin,
une cuillerée à bouche de graines de psyllium et un
lavement ; et cela suffit, chez elle, pour rendre les
fèces moins sèches et moins dures, et pour suppléer
à l'affaiblissement de la contractilité intestinale, qu'il
est si difficile de rétablir tout à fait dans ces cas.

Obs. III. — Pour donner plus de poids à l'opinion
que nous avons exprimée, nous extrayons cette observation du nombre de celles qu'a publiées Trousseau, dans le chapitre de sa *Clinique*, traitant du
vertige stomacal (*vertigo a stomacho læso*). Il s'agit
d'un jeune homme de vingt-cinq ans, habituellement
bien portant, qui prétend n'avoir jamais eu d'autre
maladie qu'une affection, probablement de nature
syphilitique, pour laquelle il avait été traité à l'hôpital des vénériens. Ce garçon éprouvait depuis un
mois, dans le flanc droit, une douleur que la pression exagérait. Mais ce qui le préoccupait surtout,
c'étaient des phénomènes cérébraux très pénibles,
qu'il ressentait après les repas, et qui consistaient en
étourdissements, troubles de la vue, bourdonnements d'oreilles, pesanteur de tête, etc. S'il voulait
se lever à ce moment, *il lui semblait qu'il allait
s'évanouir.*
Ces accidents, ajoute Trousseau, qui se produisaient et se répétaient, pendant une ou deux heures
après les repas, n'étaient accompagnés d'aucune douleur, d'aucune sensation pénible du côté de l'estomac,
et constituaient, *avec la douleur abdominale* (entéral-
gie), les seuls symptômes caractéristiques des trou-

bles, dont les fonctions digestives étaient évidemment le siège. Tout porte à croire, et nous sommes convaincu que, chez ce malade, le vertige était occasionné par une dyspepsie intestinale.

Trousseau cite ensuite une observation qui prouve que dans la dyspepsie les vertiges peuvent être les seuls et uniques phénomènes accusés par les malades.

Signalons un dernier fait, que nous avons observé : il s'agit d'une dyspeptique, très nerveuse, dont l'intestin est susceptible et irritable au plus haut point. Cette personne prend souvent plusieurs lavements successifs pour déterminer la garde-robe. Or il est arrivé, maintes fois, que ces lavements répétés, dans une même matinée, ont, quoique simplement composés d'eau de son, occasionné, au moment de l'introduction, un véritable vertige épileptiforme, avec trouble très court des idées.

Le vertige se manifeste aussi bien à jeun que pendant les digestions. Les repas ont paru quelquefois le calmer, comme ils calment d'ailleurs très souvent, mais momentanément, les malaises et les souffrances dont l'estomac est le point de départ.

Le symptôme vertige, que nous venons de décrire, toujours redouté des malades, leur cause encore plus d'effroi lorsque l'irritation du cerveau, provoquée ou accrue par celle de l'estomac atteint, avec cette dernière, son plus haut degré d'intensité, et détermine d'autres sensations anormales, à l'ensemble desquelles Leven a donné le nom de *maladie cérébrogastrique* (Société de biologie, 1881). Dans la description qu'il en fait, notre confrère rapporte exclusivement au cerveau et à l'estomac les phénomènes névropathiques, que notre regretté camarade, Krishaber, a décrits si consciencieusement, il y a quelques années, sous le nom de *névrose cérébro-cardiaque*, et à laquelle il assigne les caractères suivants : *vide cérébral, vertiges, insomnie, cauchemars, hallucinations des sens, palpitations, angoisse de poitrine, menaces de syncope, terreurs imaginaires,* accidents dont le malade se rend bien compte, et au milieu desquels son jugement et sa raison conservent toute leur lucidité. Ces phénomènes, dont nous avons déjà parlé chemin faisant, correspondent en partie, d'après Leven, à des troubles :

De la sensibilité cérébrale. — Cerveau brûlant, lourd ou léger, crâne vide... névralgie cérébrale ou migraine... hypéresthésie des parties médiane, frontale ou occipitale du crâne... battements, chocs intracrâniens... crises apoplectiformes (apoplexie nerveuse);

Des facultés de l'esprit. — L'attention, la mémoire, la volonté faiblissent; il y a des idées singulières, généralement tristes. Le malade est poursuivi par la crainte de la mort, la peur des maladies, des accidents ; il croit qu'il va lui arriver malheur, ou que quelqu'un des siens est menacé. L'obnubilation des facultés intellectuelles lui fait redouter la folie;

Du sens musculaire. — Titubation dans la marche, chutes, tressaillements, crampes, tremblement ;

Des organes des sens. — Sensibilité exagérée de la vue, de l'ouïe, de l'odorat (ces organes redoutent toute perception un peu forte); hallucinations ou perversions de ces mêmes sens (étincelles, mouches volantes, nuages, points noirs, diminution de l'acuité, diplopie, hémiopie, dyschromatopsie ; odeurs de soufre, de fumée, de pourri ; bruits d'oreilles, surdité, etc.); hyperesthésie de la peau et des muscles, surtout du côté gauche du corps, élancements, démangeaisons, plaques érythémateuses, sécheresse de l'épiderme, et, ajouterons-nous, d'après notre observation, plissement longitudinal de la peau des doigts, dû probablement à de la contracture des éléments musculaires du derme ;

Des centres nerveux. — Crises cérébrales caractérisées par de la lourdeur de tête, des chocs, du vertige, des bourdonnements, des visions, des frayeurs, de l'angoisse, du serrement à la gorge (strangulation); de l'engourdissement dans les lèvres, les gencives, la langue, etc.; des fourmillements avec pesanteur des membres; des tremblements avec refroidissement; de l'hypéresthésie générale ou partielle de la peau; des convulsions, des contractures des membres, des mains et, comme nous l'avons observé nous-même, des mâchoires et du larynx, pouvant faire croire à des accès tétaniformes.

Le dyspeptique, auquel nous faisons allusion ici, faillit être emporté dans une de ces crises par des troubles violents au cœur, analogues à ceux de l'angine de poitrine, et qui donnaient ce sentiment si pénible de la vie qui s'éteint (Dieulafoy). Chez ce malade trois crises de ce genre se montrèrent, à trois reprises différentes, coïncidant avec le besoin d'aller à la garde-robe, provoqué par de petites doses de sulfate de soude prises le matin. Ce dyspeptique avait fait usage, pendant les huit jours précédents, des pilules drastiques de Morison ; il souffrait beaucoup dans toute la région du côlon descendant, et présentait le vertige intestinal (épileptiforme) tout à fait marqué. Nous sommes convaincu que c'est le passage des matières dans cette portion d'intestin très irritée qui occasionna, pendant trois jours, les accidents si graves dont nous fûmes témoin. Nous rapporterons, à la suite de ce résumé des symptômes des maladies *cérébro-gastrique* de Leven et *cérébro-cardiaque* de Krishaber, une observation, dont le sujet, très intéressant à tous égards, est une dame créole, à qui nous avons donné des soins à Saint-Germain pendant plusieurs mois, en 1872.

Le professeur Peter et le Dr Krishaber avaient diagnostiqué une *névrose cérébro-cardiaque*. Cette pauvre dame, très éprouvée par des chagrins de famille, vivait continuellement sous le coup d'une terreur profonde, terreur entretenue par des palpitations, des vertiges et des hallucinations très pénibles. Elle était obligée de se tenir loin du monde, car tout bruit l'incommodait au suprême degré. A chaque repas, elle croyait qu'elle allait mourir, et nous suppliait de demeurer auprès d'elle. Sans être pénibles, les digestions laissaient beaucoup à désirer ; la langue était sèche, le creux épigastrique sensible, la constipation opiniâtre, et l'existence d'un volumineux corps fibreux de l'utérus compliquait encore la situation. Mme X... avait contracté l'habitude d'avaler, chaque matin, de nombreux quartiers d'oranges, dans le but de faciliter les selles. Cette pratique ne pouvait qu'entretenir et accroître l'irritation de l'estomac.

A l'état vertigineux permanent se joignait une singulière hallucination : lorsque la malade se trouvait assise dans son jardin, et qu'elle regardait fixement un tronc d'arbre, il lui semblait que ce tronc prenait progressivement des proportions énormes, à contours mal définis et oscillants. Elle était alors obligée de fermer les paupières, pour se soustraire à ce trouble désagréable de la vision, et pour calmer les maux de cœur qui en résultaient. Elle ne tolérait que la société des personnes qui voulaient bien l'écouter, et la seule chose qui lui fît plaisir, sans la fatiguer, c'était, tout en agitant un immense éventail et en se balançant continuellement dans un de ces vastes fauteuils en bateau, que l'on sait, de causer avec nous pendant de longues heures de la soirée, de nous entretenir de ses souffrances, de ses appréhensions, de nous demander des explications sur tout ce qu'elle éprouvait, ramenant immédiatement la conversation à son point de départ, lorsqu'elle s'égarait un instant sur d'autres sujets.

Après avoir essayé, en vain, de tous les spécialistes, allopathes, homœopathes, électriciens, etc., ainsi que de toutes les médications ; après bien des péripéties de tous genres, Mme X... se mit résolument à un régime hygiénique des plus sévères, et finit par recouvrer, petit à petit, une santé satisfaisante.

Il s'agissait évidemment là d'une dyspepsie ancienne, avec irritation cérébrale et prédominance de troubles nerveux et circulatoires portés au plus haut degré, d'où le diagnostic de névrose cérébro-cardiaque. La dénomination de maladie gastro-cérébro-cardiaque ou cérébro-cardio-gastrique eut été plus juste et eut concilié toutes les opinions.

Avant de clore ce paragraphe, nous désirons faire remarquer que presque toutes les maladies, dites nerveuses, y retrouvent leurs symptômes. En veut-on la preuve? Ouvrons au mot *hypocondrie* le dictionnaire de Nysten-Littré-Robin, et lisons : « Hy-« POCONDRIE : maladie caractérisée par un trouble « dans la digestion (sans fièvre ni lésion locale), des « flatuosités, des borborygmes, une exaltation ex-« trême de la sensibilité, des spasmes, des palpita-« tions, des illusions des sens (vertiges), une succes-« sion de phénomènes morbides qui simulent la « plupart des maladies, des terreurs paniques, une « grande versatilité des sentiments moraux, des in-« quiétudes exagérées, etc. »

Qui n'a reconnu tout de suite, en lisant ces lignes, la maladie gastro-intestinale ou dyspepsie, avec tout son cortège d'accidents nerveux? Si dans cette énumération, un peu écourtée, nous considérons seulement *les spasmes*, nous voyons qu'à eux seuls ils indiquent *la mobilité nerveuse, l'état vaporeux, le nervo-sisme, la névropathie,* en un mot *cet état nerveux,* si commun, et qui doit être attribué, en grande partie, au surmenage auquel nous soumettons tous nos organes l'estomac et le cerveau particulièrement.

Aussi, ne trouvons-nous qu'une différence de degré, nous dirions volontiers de mots, entre l'état gastro-nerveux décrit, et cette *névrose, petite* ou *grande,* à l'abri de laquelle se commettent, de nos jours, les excentricités et les méfaits les plus graves, et qui constitue une véritable plaie sociale.

VII

Amaigrissement.

On rencontre des dyspeptiques flegmatiques, in-souciants qui, tout en se plaignant de leurs diges-tions, n'éprouvent aucun des symptômes névropa-thiques dont nous venons de parler, continuent de beaucoup manger, et conservent un embonpoint qui souvent même augmente. Mais il n'en est plus de même pour les sujets nerveux, atteints de dyspepsie gastro-intestinale sérieuse, entretenue par l'usage répété de médicaments irritants ou par des préoccu-pations d'esprit trop vives. Chez ces derniers, en effet, on remarque fréquemment des phénomènes nerveux très prononcés et l'on constate, sous l'in-fluence de l'irritation du cerveau, une élimination exagérée, par les urines, de substances indispen-sables à l'entretien des tissus organiques, telles que *azote (urée) phosphates, chlorures et matières ex-tractives.*

Aussi est-ce dans ces formes graves de la maladie que l'on observe cet aspect cachectique, cette teinte terreuse de la peau, cette perte de substance éprou-vée par les ongles, sous forme de dépression trans-versale, à laquelle Beau a donné le nom de *sillon unguéal ;* ces dépérissements, ces amaigrissements, quelquefois si rapides, qui ont pu faire croire soit à

l'existence de cancers latents, soit à d'autres maladies, en apparence étrangères au tube digestif,
décrites sous le nom d'azoturie, de phosphaturie,
maladies auxquelles leurs auteurs, et le savant professeur Bouchard, en particulier, attribuent d'ailleurs,
comme causes ordinaires, diverses influences nerveuses (1).

Un malade, soigné par nous, avait perdu quatre-
vingt quatorze livres, en dix-huit mois; de deux
cent dix livres, il était tombé à cent seize.

Notre distingué confrère Rotureau, consulté par
le patient sur l'opportunité de telles ou telles eaux
minérales, nous a déclaré n'avoir rencontré, dans sa
longue pratique, qu'un seul cas analogue. Les urines
rendues en vingt-quatre heures contenaient 38 à
42 grammes d'urée, et 9 grammes environ de phosphates (2).

Malgré ce dépérissement rapide, malgré la pâleur
de la peau et une fatigue musculaire permanente, le
sang de ce malade, examiné avec soin par le professeur Hayem, présentait la composition normale et
n'était nullement appauvri en globules.

---

(1) Notre excellent confrère et ami, Lancereaux, a, dans sa
thèse d'agrégation, dressé un tableau qui montre aussi, qu'en ce
qui concerne *la polyurie* (si voisine de l'azoturie), quarante-deux
fois sur cinquante et un cas observés, l'affection a reconnu pour
cause des lésions ou des troubles du système nerveux central
(chutes, — tumeurs, — états névropathiques, — émotions.)

(2) Le chiffre normal d'urée excrétée par jour, en France, est,
d'après Bouchard, de 19 à 24 grammes; d'un autre côté, on éva-
lue à 5 grammes environ le poids normal des phosphates rendus également en vingt-quatre heures. Lécorché dit de 3 à 7
grammes.

Dans le cas auquel nous faisons allusion la dyspepsie intestinale dominait la scène, et nous croyons qu'il en est presque toujours de même dans la dyspepsie avec amaigrissement considérable.

M. le Dr Robin, chef de clinique du professeur Hardy, rappelle que le professeur Gubler avait déjà signalé, dans ses leçons orales, une forme de phosphaturie que l'on rencontre chez les individus atteints d'une affection gastrique, avec grande irritabilité du système nerveux (un de ces malades rendait 12 grammes d'acide phosphorique (?) dans les 24 heures).

Dans la séance du 23 mai 1883 de la société de thérapeutique, notre éminent confrère, le Dr Constantin Paul, fait connaître un travail publié récemment en Belgique par M. Rommelaere sur la diminution constante et considérable de l'urée dans la diathèse cancéreuse, (moins de 10 gr. en 24 heures), et insiste, de son côté, sur le fait contraire qu'il a constaté dans la dyspepsie grave, où un de ses malades rendait 34 gr. d'urée par jour. Le Dr Paul voit là un moyen, presque infaillible, de faire le diagnostic différentiel du cancer de l'estomac et de la dyspepsie, dans les cas douteux où l'on ne trouve pas de tumeur. C'est ainsi qu'il a pu annoncer à ses élèves, par la seule analyse de l'urine (6 gr. d'urée), qu'une femme, entrée dans ses salles d'hôpital pour une anémie profonde et de mauvaises digestions, était cancéreuse, alors qu'il avait été impossible, pendant la vie, de constater, par le palper, la présence d'un cancer de l'estomac, dont l'autopsie prouva cependant l'existence. Mais nous verrons plus loin, en parlant du cancer, que ce signe s'est trouvé plusieurs fois en défaut.

Si, en général, dans la dyspepsie, le gros intestin ne devient que tardivement malade, cela tient à ce qu'il possède une sensibilité plus obtuse que l'estomac et que, comme l'ont démontré les expériences de Béclard, pour y déterminer la douleur, en excitant les rameaux ou les ganglions du grand sympathique, il faut revenir plùsieurs fois à la charge. Mais dès que cette irritation et cette douleur auront été produites, la moindre cause irritante les réveillera ; et, chose digne de remarque, c'est surtout aux lésions superficielles du côlon, observées dans la dyspepsie gastro-intestinale, lésions qui agacent continuellement, en les irritant aussi, les filets nerveux terminaux du plexus, et par conséquent du grand sympathique, que l'on doit attribuer, en grande partie, la gravité et la ténacité des accidents nerveux, ainsi que les déperditions et l'amaigrissement signalés plus haut.

VIII

Symptômes propres aux dyspepsies compliquées d'ulcère, de dilatation et de cancer.

Les trois complications dont nous allons parler dans ce paragraphe, s'observent principalement dans les dyspepsies déjà anciennes et constituent les formes graves de la maladie.

On les rencontre isolément, ou simultanément, chez un même sujet. Les symptômes déjà décrits, à propos de la dyspepsie simple, leur étant communs, nous nous bornerons à signaler ceux qui leur sont propres, et qui leur servent, jusqu'à un certain point, de signes caractéristiques.

ULCÈRE SIMPLE DE L'ESTOMAC. — Dans cette affection, que Cruveilhier a séparée du cancer, qu'il a décrite le premier, sous le nom d'ulcère simple, d'ulcère chronique de l'estomac, et que d'autres ont appelée plus tard gastrite ulcéreuse, la douleur et le vomissement présentent des caractères particuliers, qui permettent d'établir assez facilement le diagnostic. Avant de les exposer, disons d'abord quelques mots de la lésion elle-même.

Sur une zone de muqueuse, plus ou moins hyperémiée et hypertrophiée, on observe une ou plusieurs ulcérations formées par la destruction, en ces points, de la membrane interne de l'estomac, destruction qui peut atteindre les autres membranes sous-jacentes et occasionner la perforation de l'organe.

Les dimensions de ces ulcères varient de un à cinq centimètres et plus ; leur siège le plus ordinaire est sur la face postérieure du ventricule. On les rencontre fréquemment aussi dans le voisinage de la petite courbure et dans la région du pylore.

Si leur étendue et leur profondeur sont variables, leur forme se rapproche toujours de l'ovale.

L'ulcère est-il récent, ou n'a-t-il pas progressé ; sa régularité et ses bords taillés à pic laisseraient croire qu'il a été fait à l'emporte-pièce. Est-il ancien, et a-t-il atteint les tissus sous-muqueux, il est alors limité par un bourrelet induré et repose sur une base consistante et épaisse. S'il est en même temps profond, il prend la forme d'une excavation conique, dont les parois représentent des étages stratifiés. Cette disposition est le résultat de la destruction inégale des diverses membranes du ventricule.

Le fond de l'ulcère a ordinairement un aspect grisâtre, gélatineux; on y reconnaît parfois les fibres musculaires. Dans certains cas de perforation, il est formé par des adhérences péritonéales dûes à un travail inflammatoire toujours désirable.

Lorsque l'ulcère ou les ulcères se sont formés, la douleur épigastrique, si elle avait disparu ou diminué, depuis le début de la dyspepsie, reparaît avec plus d'intensité. Généralement elle est fixe et existe sur la ligne médiane, au niveau, ou un peu au-dessous de l'appendice xyphoïde. Outre les sensations de brûlure, de pincement, de tortillement que l'on observe dans la dyspepsie simple, le malade éprouve la sensation, extrêmement pénible, d'un corps étranger aigu qui chercherait à perforer l'estomac. Une malade, citée par Trousseau, disait qu'il lui semblait qu'on lui enfonçait un pieu.

Un vieil ami de notre famille, dyspeptique d'ancienne date, et qui a succombé à des hémorragies, occasionnées par un ulcère, était convaincu qu'une bête lui rongeait l'estomac. Lorsque nous le voyions triste et que nous l'interrogions, il nous répondait invariablement : « je sens ma bête. » Dans l'intervalle des crises douloureuses, nous retrouvions en lui l'homme le plus affable et le plus serviable. Il possédait à fond les meilleures recettes culinaires, et en surveillait lui-même l'exécution ; aussi passait-il pour un fin gourmet. Mais nous, qui le connaissions, nous savions bien que, s'il était amateur de bonne chère, c'était plus pour attirer et retenir ses amis que pour satisfaire ses goûts personnels. Il avait été abreuvé de chagrins pendant sa vie, et chez lui la dyspepsie s'était surtout développée sous l'influence de causes morales, auxquelles ni le temps, ni la médecine, ni l'amitié n'avaient apporté de remède.

Dans le cas d'ulcère, la souffrance est, en somme, la douleur gastralgique portée à son plus haut degré. Comme cette dernière, elle n'est pas continue ; elle se montre par intervalles, par accès, qui coïncident avec diverses circonstances , et principalement avec l'arrivée des aliments dans l'estomac. Certains malades pourtant l'éprouvent quelques heures seulement après les repas, au moment où le muscle gastrique se contracte avec le plus d'énergie, c'est-à-dire en pleine digestion. La situation de l'ulcère n'est probablement pas étrangère à cette variation de l'heure d'apparition des souffrances.

Cette douleur retentit à distance, toujours comme dans la dyspepsie ordinaire, mais avec plus d'intensité ; c'est ainsi que les malades disent la ressentir très violemment dans le dos, au niveau des dernières vertèbres dorsales ; le long de l'œsophage, entre les côtes et dans les seins. On a même voulu faire du point rachidien un symptôme caractéristique de l'ulcère simple. Les insertions des muscles abdominaux, particulièrement les attaches du diaphragme,

prennent, selon nous, une large part à la souffrance.
La pression exercée avec la main sur le creux épigastrique exaspère cette douleur et ne peut souvent
être tolérée. Il en est de même pour la douleur du
dos ; et nous avons présent à la mémoire le cas d'un
malade, à qui un choc donné inopinément par derrière, au niveau du point rachidien, par un enfant
qui voulait jouer, occasionna une souffrance si vive
qu'il le fit tomber en syncope.

Nous devons cependant reconnaître, comme Trousseau, que la douleur, avec les caractères qu'on lui
assigne, n'est point pathognomonique de l'ulcère
simple ; elle peut, en effet, exister sans lui, et l'ulcère peut exister sans elle.

Quoi qu'il en soit, on devra, pour le diagnostic,
tenir compte de ses localisations principales, creux
épigastrique et dos, ainsi que de son acuité exceptionnelle.

L'ulcère simple de l'estomac a encore pour effet
ordinaire de rendre cet organe très intolérant et de
déterminer des vomissements fréquents, d'autant
plus fréquents même que le mal est plus rapproché
des orifices de l'estomac, du cardia et du pylore.

Pendant un certain temps, ces vomissements ne
diffèrent en rien, par leur nature, de ceux que l'on
observe dans la dyspepsie ordinaire. Mais que l'ulcère vienne à s'agrandir et à gagner en profondeur,
ce symptôme prendra alors une tout autre signification. Le travail ulcératif finira par éroder les parois
de quelque vaisseau, plus ou moins important ; d'où
résultera, dans la cavité de l'estomac, un écoulement
de sang plus ou moins rapide et abondant. Si cet

écoulement est très copieux, s'il y a, en un mot, hémorragie, des vomissements immédiats pourront avoir lieu, vomissements dans lesquels l'aspect du sang sera à peine modifié (hématémèses).

Il arrivera aussi que le vomissement ne s'effectuera pas immédiatement après l'hémorragie. Dans ce cas, le sang aura déjà subi des altérations, au contact des sucs digestifs, et les matières vomies auront une couleur brunâtre de suie délayée ou de marc de café. Cette coloration sera bien moins accentuée ; on ne trouvera même que des parcelles de sang ainsi modifié, sous forme de petits flocons noirâtres gélatiniformes, lorsqu'il n'y aura eu qu'un suintement insignifiant, par des capillaires sans importance.

Il pourra même encore se faire qu'il n'y ait aucun vomissement, et que le sang passe en entier dans l'intestin, où il se mélangera intimement avec les fèces. Les selles seront, en ce cas, composées de matières, non pas rouges, mais noires, solides ou poisseuses, ressemblant à du raisiné, à du goudron ou à du cambouis (méléna).

La quantité de sang rendu par la bouche, dans les cas d'hématémèse, est parfois considérable. Un malade, cité encore par Trousseau, emplissait une cuvette à chaque vomissement.

L'abondance et la persistance de l'hémorragie occasionnent quelquefois la mort ; les malades deviennent alors d'une pâleur extrême, tombent dans un état syncopal, vont en s'éteignant et meurent exangues.

Une dame, amie de notre famille, vient de perdre son gendre dans ces conditions. Cet homme, âgé de trente-sept ans, employé de bureau, d'un caractère souvent triste et sombre, digérait mal depuis plusieurs années, souffrait de l'estomac et ne pouvait se redresser. Les douleurs qu'il éprouvait n'avaient rien de caractéristique, sinon qu'elles revenaient par crises. Il n'avait jamais vomi, mais avait du dégoût pour la viande et les meilleurs aliments; aussi cherchait-il toujours à stimuler son appétit par l'usage d'excitants de tous genres : poivre, moutarde, vinaigre, etc.

Un jour, étant assis à son bureau, il fut pris inopinément de vomissements de sang auxquels succédèrent presque instantanément des garde-robes noires. Il eut beaucoup de peine à regagner son domicile, et rentré chez lui se coucha pour ne plus se relever. Des hémorragies abondantes se renouvelèrent par la bouche et par l'anus et, cinq jours après le début de ces graves accidents, le malade succombait à la suite d'une syncope prolongée, après avoir recouvré pendant quelques minutes son entière connaissance. Le médecin qui lui prodigua ses soins éclairés et dévoués n'ayant trouvé aucune trace de tumeur, l'existence d'une ulcération ne devait faire aucun doute.

La syncope peut même être le seul symptôme apparent d'une hémorragie stomacale, dont l'existence ne sera révélée, si le malade survit, que par les garde-robes noires du lendemain.

Nous fûmes appelé un jour, en toute hâte, auprès d'une paysanne de soixante-huit ans qu'on venait de trouver presque inanimée dans sa cuisine. C'était la première fois que nous voyions cette personne. La face était d'une pâleur mortelle ; une sueur froide couvrait tout le corps ; le pouls était d'une faiblesse peu rassurante. La malade reprit assez vite connaissance ; elle se plaignait de bourdonnements d'oreilles, mais il n'existait aucune trace de paralysie et la tête était libre. En interrogeant cette femme, nous apprîmes que depuis longtemps elle digérait mal et que par intervalle elle sentait des rongements dans l'estomac. Nous pensâmes immédiatement à une hémorragie interne, occasionnée par une ulcération ; l'aspect des garde-robes du lendemain nous donna raison. Un régime sévère, dont le lait fut la base, amena une rapide amélioration.

Voilà donc une personne, peu soucieuse de sa santé, ainsi que la plupart des femmes de la campagne d'ailleurs, chez qui l'éveil a été donné par la syncope.

Enfin, par l'usure progressive de toutes les tuniques de l'estomac, l'ulcération prédispose à la perforation qui, une fois produite, a comme conséquence assez fréquente une péritonite suraiguë, le plus souvent mortelle. La formation d'adhérences peut cependant retarder ou prévenir cette issue fatale.

Aux deux modes de terminaison funeste que nous venons d'indiquer, il faut ajouter la mort par inanition progressive, résultant en général d'une intolérance exagérée de l'estomac et, par conséquent, de vomissements sans cesse répétés. Dans des cas de cette nature, lorsqu'il n'y avait pas eu d'hémorragie et que l'autopsie n'était pas venue plus tard rectifier le diagnostic, on a pu croire à l'existence de cancers latents, c'est-à-dire de cancers sans tumeur apparente et sans coloration jaune-paille de la peau.

L'ulcère simple de l'estomac guérit sous l'influence d'un régime convenable. Ce régime devra être composé, comme le recommande Cruveilhier, d'aliments que l'estomac tolérera sans douleur, qui passeront presque inaperçus en l'excitant le moins possible, mais en favorisant néanmoins, par leurs qualités, un certain degré de congestion physiologique. Grâce à ce régime, on observera une amélioration rapide de tous les symptômes dont la disparition fera croire, quelquefois trop tôt, à une guérison complète. Mais les rechutes sont fréquentes, et elles sont toujours le résultat d'imprudences et d'écarts de régime. Un malade, traité par Leven, eut une rechute, rapidement mortelle, pour avoir avalé, en cachette, un énorme bol de chocolat qui avait ramené des vomissements. Dans des cas analogues, il n'est pas rare de trouver à l'autopsie des ulcères cicatrisés, en même temps que des ulcères récents.

Le médecin doit être prévenu que certains dyspeptiques ont des vomissements bruns, noirâtres, semblables à ceux dont nous venons de parler, et qui ne coïncident pas fatalement avec un ulcère de l'estomac. Mais on constate, sur la muqueuse irritée, des zones de vascularisation exagérée avec ruptures vasculaires sous-muqueuses, ecchymoses, et parfois érosions superficielles. Et c'est une simple transsudation sanguine qui, par la coloration qu'elle imprime aux vomissements, laisse croire à une ulcération.

Ainsi que nous l'avons déjà écrit ailleurs, l'ulcère de l'estomac complique, plus souvent qu'on ne le pense, la dyspepsie douloureuse, et guérit avec elle, sans que le malade et le médecin aient même soupçonné son existence.

De plus, les auteurs qui se sont occupés spécialement de cette question ont reconnu, dans leurs recherches nécroscopiques, que l'ulcère simple est une lésion très commune. Jaksch a trouvé que, sur 2330 autopsies, il y avait eu 57 fois des ulcères, et 56 fois des cicatrices d'ulcères complètement guéris. De son côté, Brinton relève, sur un total de 7226 nécropsies, 360 cas d'ulcère simple de l'estomac, dont 190 à l'état d'ulcère actuel, et 170 cicatrisés.

. Dans certains hôpitaux d'Allemagne, la proportion serait de 6 à 13 pour 100 ; et d'après Bennett, à qui nous empruntons ces derniers chiffres, cette proportion si élevée doit être mise sur le compte d'habitudes d'intempérance. Ajoutons encore, à ce propos, que les excès alcooliques produisent bien plus promptement la lésion que toute autre cause. C'est surtout dans ces cas qu'on observe la tendance de l'ulcère au phagédénisme, tendance qu'explique l'hypergénèse glandulaire de ses bords récemment signalée par le Dr L. Stiénon de Bruxelles.

DYSPEPSIE AVEC DILATATION DE L'ESTOMAC. — Il n'y a pas longtemps non plus que cette complication sérieuse de la dyspepsie est connue. Chomel l'ignorait en 1857 ; il en avait cependant entrevu quelques symptômes, à l'ensemble desquels il avait donné le nom de *dyspepsie des liquides*. Il dit, en effet, qu'il semble aux malades atteints de cette forme de dyspepsie que *leur estomac est noyé dans l'eau ;* il ajoute, un peu plus loin : « Ces personnes accusent, en outre, la plupart des malaises qui se font sentir dans les autres dyspepsies. »

Il signale le *clapotement spontané* et le *clapotement provoqué*, ce dernier à peu près constant, à quelque distance des repas que l'on examine le sujet, même quand l'heure du repas suivant est arrivée.

Chomel pensait que les liquides ingérés étaient retenus et s'accumulaient dans l'estomac, et que les aliments solides étaient seuls digérés.

Les travaux ultérieurs publiés à l'étranger sur cette question, notamment par Küssmaul, en Allemagne, eurent peu d'écho en France, jusqu'au jour où le Dr Leven fit à l'Académie de médecine, il y a une douzaine d'années environ, une communication très importante, dans laquelle il relevait l'erreur de Chomel, et démontrait que la prétendue dyspepsie des liquides n'était qu'un symptôme mal interprété de la dyspepsie compliquée qu'il venait lui-même décrire, sous le nom de *dilatation simple de l'estomac*, c'est-à-dire dilatation sans obstacle mécanique, sans rétrécissement cicatriciel ou autre de la région du pylore, sans cancer (1). Cette communication fut

(1) Duplay père, en 1833, Pétrequin en 1836, Rilliet en 1859, se basant sur les observations éparses dans la science et sur les faits qu'ils rencontrèrent eux-mêmes, avaient déjà donné une description assez complète de la dilatation morbide de l'estomac; mais pour eux, comme pour les autres auteurs qui traitèrent le même sujet, la dilatation n'était en général que le résultat d'un cancer ou d'un rétrécissement du pylore, faisant obstacle à la sortie des substances alimentaires introduites dans l'estomac, d'où l'ectasie de cet organe; et, malgré les neuf cas de dilatation simple observés par Louis et publiés en 1843, on continua à regarder comme une exception la dilatation sans cause organique.

une révélation pour les vrais observateurs, et nous nous rappelons encore l'intérêt avec lequel nous en parlait, peu de jours après la séance, notre regretté maître, le Dr Barth, dans une consultation que nous eûmes ensemble chez un vieux dyspeptique, qui offrait, précisément à cette époque, une légère dilatation de l'estomac, méconnue jusqu'alors.

Ce n'est que petit à petit, insensiblement, que les dyspeptiques arrivent à ce degré, à cette forme de la maladie. On l'observe surtout chez les sujets nerveux, chez les malades qui ont abusé des purgatifs, chez ceux qui ont éprouvé pendant longtemps des crampes d'estomac (Leven), et chez les buveurs.

La crampe, ou contracture douloureuse du muscle stomacal, laisse ordinairement après elle une atonie, un relâchement des fibres musculaires, qui finissent, sous l'influence de crises répétées, par s'affaiblir, s'allonger outre mesure, sans pour cela perdre complètement leur ressort.

La muqueuse, les glandes et les vaisseaux subissent, à un haut degré, les modifications de texture que nous avons signalées en parlant des lésions stomacales de la dyspepsie. Les vaisseaux notamment, considérablement dilatés et flexueux, laissent transsuder, à travers leurs parois, un liquide spécial, aqueux et acide, dont l'abondance est en rapport avec le développement de la maladie et avec son ancienneté.

Lorsqu'il s'agit d'une dyspepsie occasionnée par l'abus des boissons alcooliques, l'irritation exagérée qui la caractérise envahit les couches musculaires, les frappe de parésie et détermine l'ectasie (1). Dans ce dernier cas, il existe assez souvent, en même temps que la dilatation, un épaississement des parois produisant une sorte d'empâtement, qu'on pourrait confondre avec une tumeur.

Il n'est pas rare de voir l'ulcération compliquer encore la situation et l'aggraver, en donnant lieu à des hématémèses (vomissements noirs ou bruns).

Quels sont les symptômes qui correspondent aux diverses altérations anatomo-pathologiques que nous venons d'énumérer ?

La percussion de l'abdomen permettra d'abord de reconnaître, le plus souvent en même temps qu'un son hydro-aérique à l'épigastre ou plus bas, une matité dont l'étendue représentera l'espace occupé par l'estomac anormalement développé. Cet organe pourra descendre jusqu'au-dessous de l'ombilic, occuper même tout l'abdomen et atteindre le pubis. Généralement la matité est comprise entre le son hydro-aérique qui la limite par en haut, et le son tympanique de l'intestin qui la limite par en bas.

Si l'on fait coucher le malade, et si l'on applique les deux mains sur chacun de ses hypocondres, à droite et à gauche de l'épigastre ; si l'on exerce avec la main droite, sans la soulever, une pression vive et rapide sur la région correspondant normalement au grand cul-de-sac de l'estomac, on produira le bruit particulier de clapotement, signalé par Chomel, et qui est dû au déplacement subit d'une masse

____

(1) Dujardin-Beaumetz voit même là une véritable inflammation qui paralyserait la couche musculaire. (Conférence faite à Cochin.)

liquide dans une cavité, contenant également des gaz. (On reproduit assez exactement ce bruit en agitant un sac de caoutchouc, à moitié rempli d'eau.)

Chez certains sujets amaigris ou dont la paroi abdominale est peu résistante, il suffit de déprimer vivement et légèrement avec la pulpe des doigts la région stomacale ou l'hypocondre gauche, pour déterimner le phénomène en question. Le clapotement paraît alors tout superficiel et il semble que les doigts vont le saisir.

Il est fréquent qu'en entendant ce bruit les malades disent l'avoir déjà perçu, soit en se déplaçant dans leur lit, soit en faisant des inspirations profondes, soit en exécutant certains mouvements brusques de latéralité dans la station verticale : c'est là le clapotement spontané. Ils le comparent eux-mêmes au bruit que rend une poche d'eau que l'on déplace subitement, ou une bouteille à moitié remplie que l'on agite.

Il ne faut pas confondre avec le clapotement les gargouillements que l'on détermine parfois aussi dans l'intestin, à l'aide de la petite manœuvre que nous venons d'indiquer. A ces deux symptômes objectifs, matité et clapotement, qui sont pathognomoniques de la dilatation, s'en ajoute fréquemment un troisième, qui acquiert une importance toujours croissante, si la maladie n'est pas enrayée et si elle suit une marche progressive, nous voulons parler des vomissements ; mais, bien avant leur apparition, beaucoup de malades ont éprouvé, le matin principalement, de simples régurgitations d'eau ou d'un liquide aigre et brûlant.

Lorsque la dilatation commence à se prononcer, les vomissements, s'ils ont lieu, ne diffèrent guère de ceux que l'on observe dans certaines dyspepsies simples, sinon qu'ils sont plus souvent composés d'eau que d'aliments. Mais peu à peu la quantité de liquide vomi augmente; les vomissements qui ne se montraient que de loin en loin, ou par crises, pendant trois ou quatre jours, se rapprochent, ont lieu tous les jours, plusieurs fois même en vingt-quatre heures, et entraînent avec eux des parcelles d'aliments solides, et parfois des concrétions brunâtres. C'est alors que les malades arrivent à remplir des cuvettes entières, stupéfaits de rendre un si grand volume de liquide, nullement en rapport avec la quantité de boissons qu'ils ont absorbée. D'où Chomel tirait cette conclusion, que l'estomac emmagasinait les liquides ingérés.

Au fur et à mesure que la maladie s'aggrave, l'impressionnabilité de l'estomac va toujours croissant et acquiert un degré tel que l'organe ne peut plus tolérer d'aliments solides et que les médicaments les plus anodins paraissent même augmenter les crises.

En outre, la moindre imprudence, le plus petit écart de régime, la plus légère fatigue, favorisent, au plus haut point, la production anormale du liquide.

Nous avons même vu récemment, chez un malade en voie d'amélioration très sensible, un lavement d'eau salée ramener les crises et les vomissements.

Si, le plus ordinairement, les vomissements ne se montrent qu'à une période déjà avancée de la maladie, on observe cependant des cas où ils constituent le premier, pour ne pas dire l'unique symptôme qui donne l'éveil.

Nous voyons en ce moment en consultation, avec
l'un de nos confrères, un malade qui, malgré les
gonflements, les renvois qu'il éprouvait après les
repas, malgré des retours de diarrhée, croyait jouir
d'une parfaite santé, et qui, sous l'empire de violentes émotions, fut pris subitement de vomissements
incessants, avec anéantissement complet. La voix
était éteinte, les urines étaient devenues rares, il n'y
avait pas de diarrhée.

L'examen de l'abdomen montra que l'on avait
affaire à une dilatation énorme de l'estomac, accompagnée de congestion du foie. Le ventricule, excessivement distendu par du liquide et des gaz, se dessinait sous les parois abdominales qu'il soulevait.

Après un mois de régime scrupuleusement observé,
le liquide avait disparu, l'estomac avait à peu près
repris ses dimensions normales, le malade allait aussi
bien que possible.

Sans être constantes, et sans avoir de caractères
spéciaux, comme dans l'ulcère chronique, les douleurs dans la dilatation se montrent, assez régulièrement, plusieurs heures après les repas, avec une
intensité et dans une étendue que l'on observe rarement dans la dyspepsie simple. Limitées parfois,
comme nous le verrons, à l'hypocondre gauche, elles
retentissent plus généralement dans toute la région
lombo-abdominale, dans le sein gauche, dans le dos,
dans l'épaule gauche. Elles précèdent et annoncent
les vomissements ; se présentent souvent sous forme
de crampes très pénibles, avec malaises généraux,

vertige, état nauséeux, refroidissement, syncope, angoisse, crises nerveuses, contractures des membres, engourdissements, et même attaques épileptiformes, comme nous en avons observé un exemple.

Les patients sont parfois obligés de s'étendre ou de s'accroupir; on les voit alors s'agiter, se jeter de côté et d'autre, se courber en deux, se coucher sur le ventre, se désespérer et gémir, jusqu'à ce que des régurgitations ou des vomissements surviennent spontanément, quand toutefois les malades ne provoquent point eux-mêmes ces derniers, par des moyens mécaniques, l'expérience leur ayant appris qu'ils seront soulagés dès que l'estomac se sera vidé. En effet, à ces vomissements succèdent habituellement une rémission et une accalmie, qui permettent aux pauvres dyspeptiques de goûter un repos relatif et de s'alimenter, car, dans ces cas, l'appétit ne manque pas toujours, quelquefois même il augmente. Malheureusement l'arrivée de nouveaux aliments dans l'estomac prépare de nouvelles crises.

Ordinairement les malades atteints de dilatation prononcée, avec vomissements répétés, perdent leur embonpoint et leurs forces; quelques-uns deviennent de véritables squelettes; chez eux la peau est sèche, pâle et terreuse; certains fatigués, épuisés, démoralisés, redoutant tout mouvement, s'obstinent à garder la chambre ou le lit; d'autres, au contraire, dans l'intervalle des grandes crises, se montrent impatients, agités, nerveux, ne peuvent tenir en place, et marchent d'un pas précipité.

Ils passent des nuits entières sans sommeil; étouffant, se levant, ouvrant les fenêtres, arpentant l'appartement, se recouchant, puis se relevant encore, jusqu'à ce que de nouveaux vomissements viennent calmer cette agitation.

Dans les cas graves, le médecin, à sa visite du matin, trouve son malade anéanti, sans voix, les traits profondément altérés et lui montrant du doigt, pour toute réponse à ses questions, la cuvette qui contient les matières vomies pendant la nuit.

Dans la dilatation, même de moyenne intensité, les malades sentent généralement le poids de leur estomac, et éprouvent par instants dans l'abdomen des sensations bizarres et désagréables, des mouvements ondulatoires, des glouglous, etc.

Ils accusent aussi dans l'hypocondre gauche, entre les côtes et l'os iliaque, une gêne permanente, douloureuse même, à laquelle ils donnent le nom de point et qui, par sa persistance, leur fait croire souvent à l'existence d'une tumeur.

Chez un de nos clients, encore en traitement, ce point se convertit, à propos du moindre incident, en une constriction très pénible, qui se fait sentir jusque dans les bourses, notamment dans le testicule gauche.

Outre les crises et les souffrances dont nous venons de parler, beaucoup de personnes arrivées à ce degré de la maladie d'estomac présentent dans toute leur intensité, les phénomènes nerveux que nous avons décrits plus haut, phénomènes dont l'origine a été souvent méconnue, et que certains auteurs (Cerise) ont rattachés à une prétendue névropathie protéiforme.

Rien de plus commun, en effet, que d'entendre

ces malades se plaindre, le matin, au réveil, ou dans la journée, d'avoir la tête lourde ou serrée, et accuser du vertige, des chaleurs, des palpitations, des étouffements, une pression à la base du thorax, à l'épigastre ; des accès d'angoisse, des lipothymies, du hoquet, une toux sèche, parfois incessante, des gonflements, des sensations bizarres ou pénibles dans différentes parties du corps ; un affaiblissement dans les facultés cérébrales, en même temps qu'une susceptibilité nerveuse exagérée ; des idées noires, des frayeurs, de la défiance ; des troubles de la vue, de l'obnubilation, une excessive impressionnabilité des sens, de la frigidité génésique, des pertes séminales..., etc.

Ajoutons enfin que ceux qui ont des vomissements fréquents et abondants sont ordinairement constipés et ont des urines rares.

Mais la dilatation ne se présente pas toujours avec le cortége de symptômes que nous avons énumérés ; et l'on est parfois étonné de rencontrer des malades qui n'accusent que des troubles digestifs communs, ne vomissent pas, se plaignent même de toute autre chose que de leurs digestions, et chez lesquels l'ectasie de l'estomac a pourtant déjà atteint un développement considérable. Aussi cette complication fréquente de la dyspepsie restera-t-elle souvent ignorée, si l'on ne prend pour règle de conduite de soumettre tous les dyspeptiques à un examen complet, de les faire se coucher, et de palper leur abdomen à nu.

A ce propos, nous nous rappelons une curieuse coïncidence : nous avons reçu, un même jour, à notre consultation, deux artistes distinguées (deux cantatrices), une Russe et une Belge, qui étaient soignées depuis des mois comme anémiques.

On avait encore diagnostiqué chez la première une prétendue névrose du cœur. De son côté, la dame belge avait été atteinte, il y a plusieurs années, aux Indes, d'une maladie du foie.

Toutes les deux se plaignaient d'une grande lassitude, d'un profond découragement, de palpitations fréquentes, et de digestions pénibles. Leur état allait toujours en empirant, malgré l'usage suivi des toniques : fer, arsenic, quinquina, vins généreux, etc. Le creux épigastrique n'avait pas été examiné.

Ces dames étaient en toilette et nous dûmes insister pour qu'elles se déshabillassent, ce qui ne laissa pas de les ennuyer beaucoup ; mais nous tînmes bon.

La palpation nous apprit que chacune d'elles était atteinte de dyspepsie avec dilatation énorme de l'estomac, ce dont elles ne s'étaient nullement doutées jusqu'alors.

Que de dyspeptiques, en traitement depuis de longues semaines, n'ont jamais été palpés par leur médecin ! Il n'y a donc pas lieu de s'étonner que la dilatation de l'estomac passe si souvent inaperçue. Tout récemment encore, nous avons entendu un praticien, expérimenté cependant, mais d'un caractère très insouciant, déclarer que pour lui la dilatation n'était qu'une rare curiosité pathologique et que le prétendu signe caractéristique de cette complication, le ballottement, n'était qu'un bruit occasionné par un déplacement de gaz et non par un liquide.

Existe-t-il des dilatations sans production de liquide?
Nous le croyons ; mais nous ne connaissons aucun
signe qui puisse en donner la certitude au médecin.
Cependant si la dyspepsie est survenue chez un gros
mangeur, ou encore chez un grand buveur de bière;
si chaque digestion s'accompagne d'un tympanisme
exagéré, limité à la région épigastrique et à l'hypocondre gauche ; si la déformation de ces parties de
l'abdomen laisse deviner, en même temps les contours d'un estomac très amplifié ; si enfin le malade
accuse une gêne sourde, permanente, parfois douloureuse, dans un point à peu près fixe de l'hypocondre gauche, surtout trois à quatre heures après
les repas, on pourra soupçonner une dilatation sans
production anormale de liquide.

La dilatation de l'estomac est curable, ou du moins
peut être assez amendée et réduite pour faire croire
à une guérison ; mais le traitement de cette complication exige beaucoup de tact médical, car aux différentes phases qu'elle parcourt, eu égard à son développement, correspondent autant de modifications
dans le régime sévère qui doit améliorer et guérir.

Dyspepsie compliquée de cancer. — Il n'est pas
de praticien qui, dans le cours de sa carrière médicale,
n'ait eu l'occasion de voir des sujets dyspeptiques
depuis leur jeunesse, vivre de longues années, avec
des alternatives d'amélioration et d'aggravation, et
finir par mourir de cancer de l'estomac (squirrhe,
encéphaloïde ou colloïde, cancer atrophique.)

Lorsque cette complication survient, l'appétit se
perd complètement ; il se manifeste un dégoût insurmontable pour la viande et le pain ; l'amaigrissement

fait des progrès rapides, les muqueuses se décolorent, la peau perd sa souplesse et prend, en général, la teinte jaune-paille, spéciale aux affections cancéreuses. Tous les phénomènes dyspeptiques s'exagèrent, la douleur notamment. Elle devient parfois lancinante, rongeante, mais elle peut également faire défaut. Les malades vomissent de l'eau, des glaires, des aliments ; ils rendent aussi, par la bouche et par l'anus, du sang, plus ou moins modifié, dans les cas où la muqueuse est ulcérée, ou seulement considérablement hyperémiée, au niveau ou au pourtour des noyaux cancéreux. Tous ces symptômes deviendront des signes de certitude lorsqu'il s'y joindra la présence d'une tumeur ou de tumeurs multiples, plus ou moins résistantes, irrégulières et bosselées, dans la région occupée par l'estomac et plus bas, s'il y a dilatation concomitante, ou bien déplacement du viscère, par suite de déformation de la base du thorax.

Il faut cependant être averti que, dans quelques cas de *cancer en nappe*, intéressant principalement la paroi postérieure de l'estomac, il est absolument impossible de reconnaître l'existence d'une tumeur par le palper. S'il arrive, en même temps, comme nous l'avons vu, que les malades souffrent à peine, qu'ils conservent longtemps un semblant d'appétit, qu'ils vomissent peu et rarement, on comprendra facilement que le diagnostic reste hésitant. Cette hésitation ne sera pas de longue durée, car la teinte jaune-paille de la peau et l'œdème des extrémités inférieures (avec ou sans phlegmatia alba dolens), qui envahit graduellement toutes les parties du corps, et qui sont des signes presque caractéristiques du

cancer, ne tardent pas à fournir la même certitude
que la tumeur.

Pour notre part, nous avons suivi dernièrement,
pendant des mois, une pauvre dame, atteinte d'un
cancer de cette nature, et à qui nous avions donné,
de loin en loin, des conseils pour des digestions pénibles. Cette malade n'accusa jamais de douleur au
creux de l'estomac, et il ne nous fut pas possible,
non plus qu'aux confrères appelés en consultation,
de découvrir la moindre trace de tumeur épigastrique
ou abdominale. Cette personne ne se plaignait que
d'un malaise général indéfinissable, d'une grande
faiblesse et d'un peu de gêne dans l'hypocondre
droit. Nous pouvions appuyer de toutes nos forces
sur tout le ventre, dont les parois se laissaient profondément déprimer, sans provoquer la moindre
souffrance. Les vomissements étaient rares, et l'état
nauséeux disparaissait de temps en temps pour faire
place à des périodes d'appétence pendant lesquelles
la malade acceptait, très volontiers, une noix de
côtelette ou du blanc de poulet hachés, et semblait
reprendre quelque force. Mais la teinte jaune-paille
générale, l'amaigrissement rapide et progressif,
quelques garde-robes d'aspect noirâtre, ayant suivi
de près des défaillances ; de l'œdème très prononcé
des pieds, qui gagna bientôt le tronc, les membres
supérieurs et la face, ne nous avaient laissé aucun
doute sur l'existence d'un cancer. Un épanchement
séreux du cerveau termina la scène.

L'autopsie, que la famille nous permit de faire,
nous montra la paroi postérieure de l'estomac cou-
·verte de plaques et de noyaux cancéreux, non sail-

lants, avec plusieurs centres de rétraction des tissus bien marqués, surtout du côté de l'enveloppe péritonéale. En ces points la tunique musculaire atrophiée se perdait dans le néoplasme.

Il existait, en outre, sur la muqueuse deux petites cicatrices d'ulcères et des taches ecchymotiques disséminées, entourées elles-mêmes de zones rougeâtres très vasculaires.

Nous avons dit, en parlant de l'amaigrissement dans la dyspepsie, que le Dr C. Paul indiquait, après Rommelaëre, la diminution de l'urée urinaire (dose quotidienne inférieure à 10 gr.) comme un signe certain de l'existence d'un cancer, dans les cas douteux. Ce signe a beaucoup perdu de sa valeur, depuis que les Drs Dujardin-Beaumetz et A. Robin l'ont trouvé en défaut. Ces savants confrères rapportent, en effet, des observations de kystes hydatiques, de cirrhoses, d'ulcères simples de l'estomac, dans lesquelles la moyenne de l'urée est inférieure à 10 grammes ; ils citent aussi des cas de cancer de l'estomac où l'analyse a révélé des doses d'urée variant de 14 à 34 grammes.

Dans un excellent et consciencieux travail(1), où perce à chaque ligne une fougue toute juvénile, le Dr A. Deschamps, analysant bon nombre d'observations qui lui sont propres ou qui appartiennent à d'autres médecins, conclut :

1° Que le cancer de l'estomac n'a pas pour caractéristique la diminution de l'urée ;

____

(1) Diagnostic et traitement du cancer de l'estomac. (Thèse, 1884.)

2° Que cette diminution ne s'observe que quand le malade ne peut plus se nourrir.

Dans ce même travail, l'auteur démontre aussi que l'examen du suc gastrique (pepsine, acide chlorhydrique) extrait d'un estomac cancéreux par un des procédés employés en clinique (éponge, sonde, appareil aspirateur de Debove) ne fournit aucun renseignement utile pour le diagnostic.

Si l'absence de toute tumeur appréciable rend parfois le diagnostic difficile, sinon impossible, il se rencontre aussi de fausses tumeurs qui induisent en erreur et font croire à la présence d'un cancer, alors qu'il n'en existe pas.

Ces fausses tumeurs sont dues soit à la contracture de l'estomac, soit à l'épaississement de ses parois (infiltration fibroïde de Brinton), soit à la contraction partielle des muscles droits de l'abdomen; plus généralement elles sont constituées par des amas, dans le côlon transverse, de matières stercorales durcies (tumeurs stercorales). Elles ont donné lieu parfois à de plaisantes méprises.

En tête des exemples que nous allons rapporter ici, nous citons, à dessein, un fait qui atténuera la note tant soit peu sombre de ce paragraphe.

Lasègue racontait, qu'à l'époque où il était chef de clinique de Trousseau, ce professeur donnait des soins à un personnage que sa caricature, faite journellement par des artistes avec lesquels il s'était lié, avait rendu célèbre, car on la rencontrait partout. C'était un chef de bureau d'un ministère, qui avait remplacé un œil perdu par un bandeau noir, de préférence à un œil de verre, parce que, disait-il, ce dernier se voyait beaucoup plus. Cet homme était porteur d'un ventre si colossal qu'il ne ressemblait à rien ; seul, un potiron sur sa tige pouvait lui être comparé. Un beau jour il tomba malade, et ce ventre si extraordinairement volumineux augmenta encore ; il souffrait beaucoup, mais n'avait ni diarrhée, ni constipation, ni vomissements ; à peine quelques nausées. Médecins sur médecins furent appelés, et chacun de porter un diagnostic, plus ou moins fantaisiste, lorsqu'une nuit, tout à coup, huit ou dix mois après le début de ses souffrances, notre homme fut réveillé par un mal soudain, et n'eût que le temps de sonner son domestique, pour qu'on lui apportât en hâte un vase de nuit... *dix-sept fois* il le remplit!... L'intestin était satisfait, et le malade éprouvait un bien-être qu'il n'avait pas ressenti depuis longtemps. Sa maladie n'était donc autre chose qu'une rétention fécale de dix-sept pots de chambre, ce dont personne n'avait eu garde de se douter, d'abord par la difficulté d'explorer un pareil abdomen, ensuite par la régularité de son fonctionnement intestinal, régularité telle, qu'à l'exemple de l'employé de bureau modèle, il consultait chaque fois sa montre, pour ne pas oublier l'heure réglementaire de sa présentation aux water-closets.

Et le lendemain, Trousseau, en arrivant à l'Hôtel-Dieu, s'empressa d'aborder ses collègues, réunis dans la salle des médecins, qui devisaient encore de ce malade, et leur dit : « Vous savez, un tel? » Et chacun de s'écrier : « Saperlotte! oui, nous savons, et sa tumeur? aurait-il succombé? » — « Sa tumeur, répond Trousseau d'un air bourru, cette

fameuse tumeur, c'était de la .....! » A la sortie de
l'hôpital, comme un de ses confrères lui reprochait
la crudité de son expression, Trousseau répondit :
« Eh bien, quand j'aurais dit « des excréments » cela
aurait-il sauvé grand'chose ?

Pour notre part, il nous est arrivé de diagnostiquer une tumeur du foie et de l'estomac chez une
dame de quatre-vingts ans, qui présentait tous les
symptômes d'un cancer de ces organes. Notre diagnostic avait été confirmé par le professeur Potain.
Quel ne fut pas notre étonnement de voir, un beau
jour, après des garde-robes abondantes, les tumeurs
diminuer graduellement et se fondre. En même
temps, les symptômes alarmants disparaissaient,
l'appétit revenait, la malade engraissait, et son cuir
chevelu se recouvrait de magnifiques cheveux blancs,
plus abondants qu'avant la maladie qui en avait
déterminé la chute.

Tout récemment, notre excellent ami, le Dr L. Labbé, nous racontait un fait de même genre très intéres·
sant. Le Dr Campbell l'avait fait mander auprès
d'une dame anglaise, que l'on croyait atteinte d'une
tumeur cancéreuse de la dernière portion du gros
intestin, tumeur qui, vu sa situation élevée, avait été
déclarée inopérable par divers praticiens étrangers
auxquels cette dame s'était déjà adressée.

Différents indices firent naître des doutes sérieux
dans l'esprit du chirurgien français sur la nature
de la maladie.

La malade chloroformée, Labbé se livra à un
examen plus complet. Comme le toucher rectal ne
lui avait rien appris, il introduit la main entière

dans l'intestin, et ses doigts se heurtent à un énorme agrégat de matières excrémentielles. Le diagnostic devenait alors très clair ; la ligne de conduite était toute tracée, il n'y avait pas à hésiter. Séance tenante l'habile opérateur procède, avec prudence, au morcellement de la tumeur stercorale et en retire presque de quoi remplir un chapeau. A son réveil, l'Anglaise était guérie. L'opération avait duré une grande heure ; les suites furent des plus heureuses.

Ajoutons une simple réflexion : la diarrhée, qui existait habituellement chez cette dame, était produite par le passage de matières liquides entre les parois de l'intestin et la fausse tumeur ; elle avait été cause des erreurs de diagnostic commises par les premiers chirurgiens consultés, et les avait fait songer à toute autre maladie qu'à une rétention de matières fécales.

Outre les fausses tumeurs, on rencontre, dans la région sus-ombilicale, de véritables tumeurs cancéreuses intéressant le foie, l'intestin ou le péritoine et que l'on peut, par erreur, rapporter à l'estomac.

Vu la gravité du sujet, nous allons énumérer quelques signes qui aideront à distinguer chacune de ces localisations du cancer.

Le cancer du foie est ordinairement secondaire et, dans la plupart des cas, coïncide avec le cancer de l'estomac dont il n'est qu'une extension. Lorsque, par exception, il existe seul, il occupe de préférence le lobe droit de l'organe qui déborde alors les côtes et descend plus ou moins bas dans l'abdomen. Quand la tumeur reste élevée, on sent sous les côtes le bord antérieur du foie qui est d'une dureté ligneuse et offre des bosselures plus ou moins pro. noncées.

Généralement les tumeurs qui appartiennent au foie suivent les mouvements d'abaissement et d'élévation qu'exécute le diaphragme dans la respiration.

Le cancer de l'intestin respecte habituellement le petit intestin. Il se développe de préférence au niveau du cæcum, de la courbure gauche du côlon, de l'S iliaque et du rectum, c'est-à-dire dans des parties assez distantes de l'estomac pour éviter la confusion.

Le cancer primitif du mésentère est très rare. Lorsqu'il existe au niveau de la région stomacale, le diagnostic différentiel peut être très difficile. Cependant la situation superficielle de la tumeur, sa forme, toujours très irrégulière, marronnée ; sa mobilité extrême, qui permet de la soulever et de la saisir entre les doigts, sont autant de signes distinctifs importants.

Nous donnons, en ce moment, des soins à une malade qui est atteinte de cette forme de cancer.

C'est une dame de 70 ans, qui a joui jusqu'alors d'une bonne santé. Elle a commencé à éprouver, il y a dix mois environ, des troubles digestifs mal définis, avec alternatives de constipation et de diarrhée, et s'est aperçue en même temps qu'elle maigrissait.

Lorsque nous vîmes cette personne pour la première fois, le creux épigastrique était sensible, le foie volumineux, à droite surtout. Sous les fausses côtes gauches et sur la ligne mammaire existait une corde bosselée oblique, de la grosseur et de la longueur du pouce, dure et mobile. La malade n'en souffrait nullement et n'accusait qu'un peu de gêne à la pression. Les selles étaient suivies d'un endolorissement général du ventre et d'accablement.

Nous crûmes d'abord à une tumeur stercorale, tout en conservant des doutes sur la nature du mal.

La patiente, soumise par nous au régime de la dyspepsie confirmée, avait bien vu ses digestions s'améliorer, mangeait sans dégoût, parfois même avec appétit, allait à la garde-robe soit spontanément, soit à l'aide de lavements, se sentait plus forte et dormait bien. Le tégument était coloré, le faciès très satisfaisant, et le foie avait repris son volume normal. Mais, malgré une alimentation bien suffisante, dans laquelle le lait et les œufs frais occupent une large place, *l'amaigrissement ne s'est point arrêté*. La tumeur s'est étendue notablement depuis quatre mois; elle présente aujourd'hui plusieurs ramifications ou cornes. Elle est toujours très mobile. Il n'y a pas d'œdème.

Il est bien évident, pour nous, que nous sommes en présence d'une tumeur cancéreuse du péritoine, affection qui a occasionné une dyspepsie, simple jusqu'à présent, avec hypertrophie du foie. La persistance de l'appétit, l'absence de vomissements, la régression du foie indiquent que le cancer n'a pas encore atteint ces organes et reste localisé (1).

Si les fausses tumeurs nous réservent quelquefois

(1) Rentrée comme d'habitude à Paris, pour y passer l'hiver, cette dame est morte un soir, presque subitement, après avoir éprouvé quelques vomissements dans la matinée.

d'agréables surprises, nous savons malheureusement trop bien que le vrai cancer de l'estomac ne guérit pas. Sa marche est rapide ; il tue en quelques mois, dix-huit en moyenne. Ce n'est qu'exceptionnellement que son évolution subit des moments d'arrêt, d'une certaine durée. Il faut, pour en voir ralentir les progrès, que le malade ait le courage et la volonté de ne pas s'écarter du régime sévère que le médecin lui prescrira, régime qui, comme nous le verrons, sera et restera le même que celui de l'ulcère simple de l'estomac, à la période d'état.

CHAPITRE QUATRIÈME

ESQUISSE PHYSIOLOGIQUE DU DYSPEPTIQUE

VOLTAIRE DYSPEPTIQUE

Il serait fastidieux de faire ici la description de chaque type de dyspeptiques; les malaises répétés, mais fugaces, qu'occasionnent les dyspepsies légères, ne donnent point aux malades une physionomie spéciale.

Ces malaises se traduiront par quelques signes d'impatience, quelques inégalités d'humeur, des plaintes passagères, des accusations contre les aliments ou contre leur préparation, voire même par des récriminations contre la cuisinière ou le chef, et ce sera à peu près tout.

Il faut arriver au dyspepsies confirmées, dont la durée et la gravité ont ébranlé l'organisme tout entier, et principalement le système nerveux central, pour rencontrer, chez ceux qui en souffrent, des caractères physiologiques susceptibles d'être décrits dans leurs contours les plus saillants. Nous disons: dans leurs contours les plus saillants; c'est qu'en effet, on doit tenir compte ici des variétés qui existent entre plusieurs cas d'une même maladie,

comme il existe d'ailleurs des variétés de physionomie entre les individus qui en sont atteints. Si
l'on voulait s'astreindre, dans de semblables conditions, à résumer en un seul ces types différents de
malades, on risquerait, fort d'altérer la vérité. Pour
éviter cet écueil, nous avons dû, tout en respectant
les traits principaux, dédoubler, pour ainsi dire,
quelques côtés du tableau qui, s'il y perd en harmonie, y gagnera certainement en exactitude.

Divers points paraîtront peut-être exagérés ; et
cependant, nous n'avons copié que bien imparfaitement ce que nous avons observé maintes fois. Le
seul reproche à nous adresser serait d'avoir enfermé
les détails qui vont suivre dans un cadre trop restreint ; aussi avons-nous désiré le compléter par une
observation posthume, exhumée des écrits mêmes
d'un illustre dyspeptique.

La dyspepsie n'épargne aucun âge ; l'enfant, l'a-
dulte et le vieillard y sont exposés. Mais, généralement, le dyspeptique a de 20 à 50 ans. C'est, en
effet, la période de l'existence où, sous l'empire des
entraînements ou des difficultés de la vie et des
exigences de certaines positions sociales, les organes
digestifs subissent le plus d'épreuves.

Le dyspeptique est maigre ou gras, selon que son
système nerveux est plus ou moins touché. Il a les
apparences d'une personne bien portante ou d'une
personne souffreteuse.

L'expression de sa physionomie est très mobile,
son caractère très variable, tantôt gai et expansif,
tantôt triste et sombre ; et tel dyspeptique, habituellement doux et affable, se montre, tout d'un coup,

emporté et acariâtre. Presque continuellement tourmenté de son état de santé et de ses malaises, il éprouve une certaine satisfaction à parler de ses souffrances, surtout avec ceux qui, atteints de la même maladie, sont plus aptes à l'écouter, et plus disposés à le plaindre.

Cependant, il s'imagine volontiers qu'il est incompris, que lui seul a conscience de son mal. Il croit ne pas rencontrer assez de sympathique intérêt dans un entourage, souvent fatigué de ses gémissements continuels. Il trouve que l'on ne s'occupe pas suffisamment de lui, et devient alors l'égoïsme personnifié.

Certains, ou plutôt certaines (car ce sont surtout les femmes qui s'abandonnent à ces excentricités), ont dans leur intérieur les scènes intimes les plus regrettables et les moins justifiées. Nous en avons connu qui étaient convaincues qu'on les empoisonnait lentement, et qui, l'imagination aidant, manifestaient, contre des personnes de leur famille, d'inqualifiables soupçons.

L'une de ces malades, que l'usage de doses exagérées de séné, conseillées par un empirique, avait mise dans l'état le plus déplorable, exaspérée au suprême degré de voir les mêmes malaises et les mêmes phénomènes nerveux se renouveler à chaque digestion, sans pouvoir jouir d'un seul instant de calme, avait voulu absolument, après avoir fait le tourment de tous les siens, quitter sa maison et sa famille, pour entrer dans un hôpital, malgré une situation de fortune qui excluait l'idée d'un détermination aussi extravagante.

Un autre malade (un homme celui-là) qui mit notre patience maintes fois à l'épreuve, vint sonner à notre porte un soir, très tard, demandant avec insistance à nous parler en particulier. Docteur, nous dit-il tout bas et avec mystère en nous apercevant : « J'ai découvert la cause de mon mal ; ma femme veut se débarrasser de moi et cherche à m'empoisonner ; secourez-moi, je sens que je vais mourir ! »

Le malheureux dyspeptique étouffait, parce qu'il avait fait un trop copieux dîner et s'était bourré de pâté. Une tasse de camomille, préparée par sa femme et avalée tout d'un trait, avait singulièrement augmenté son malaise.

Aussi accusait-il la main qui lui avait offert la malencontreuse tisane de nourrir les plus noirs desseins.

Ces extravagances et ces découragements sont fréquents ; mais il est rare, en dehors de certains états névropathiques, qu'ils soient aussi prononcés que dans le premier des cas que nous venons de rapporter et qu'ils durent sans rémission. En effet, qu'il survienne un peu de soulagement ou de répit, dû à une digestion moins laborieuse, le dyspeptique éprouvera une satisfaction qui lui rendra, pour un moment, le calme et l'énergie d'autrefois. Il caressera alors, avec complaisance, l'espoir d'une prochaine guérison, et aux réflexions les plus tristes, aux pensées les plus sombres succèderont les plus belles résolutions, les plus riants projets d'avenir.

L'heure des repas, le choix des aliments sont aussi pour le malade de puissants motifs de préoccupation, car il attribue volontiers au plus petit retard, aux mets même inoffensifs, à une légère odeur, à une saveur un peu douteuse, la réapparition ou la recrudescence de ses souffrances. Aussi ne cesse-t-il d'adresser toutes sortes de recommandations à la cuisinière.

S'il est seul et si rien ne vient le distraire, il s'écoutera digérer. Il interprétera, à sa façon, chacune de ses sensations, et évoquant le souvenir, plus ou moins fidèle, des nombreuses lectures qu'il a faites dans tel ou tel traité de médecine populaire, il se fera à lui-même les plus absurdes raisonnements et les diagnostics les plus invraisemblables.

De même que le rhumatisant, le dyspeptique est très sensible au froid. Il redoute la saison d'hiver, dont les rigueurs le rendent très malheureux. Chez lui, les extrémités inférieures, les pieds surtout, se refroidissent très facilement, quoi qu'il fasse ; aussi le voit-on, dès le commencement de l'automne, à la recherche de tous les moyens propres à se préserver.

Les dyspeptiques subissent également l'influence des changements de temps et deviennent parfois de véritables baromètres.

Les uns annoncent, pour le lendemain, la pluie ou le beau temps ; les autres savent à leur réveil, d'après les sensations qu'ils ont éprouvées pendant la nuit du côté de l'estomac et des intestins, quelle direction nouvelle a prise le vent. Ce sont surtout les vents de l'est et du nord qui impressionnent défavorablement ces malades. Le vent du sud leur procure au contraire une agréable détente.

Le dyspeptique accomplit généralement avec

effort les devoirs de sa profession ; il peine au travail, se fatigue très vite, et cette fatigue se traduit par
une lassitude générale, accompagnée souvent de
douleurs articulaires ou musculaires dans les jambes,
le dos et la nuque principalement.

Partant l'exercice lui répugne, et il ne se décide
qu'à regret à faire des promenades, même de courte
durée ; ses vêtements lui pèsent ; lorsqu'il a marché
quelques minutes, il éprouve le besoin de se reposer,
et s'il s'assied, il lui est bien plus pénible de se lever
et de continuer sa route.

Certains malades recherchent la société, avec
l'espoir d'y trouver quelque distraction et quelque
diversion à leurs souffrances. D'autres deviennent
misanthropes, parce que le moindre bruit les fatigue
et qu'un simple effort pour parler leur coûte. Après
s'être plaints qu'on ne s'occupe pas assez d'eux,
ils refusent de recevoir leurs amis et font condamner
leur porte.

Une impatience maladive caractérise aussi le dyspeptique : ce qu'il entreprend n'est jamais assez tôt
fini ; rien de ce qu'il réclame ne se fait à propos.
Cette impatience est parfois tellement exagérée que
le malheureux malade, ne trouvant pas d'expressions
assez rapides et assez énergiques pour expliquer ce
qu'il demande ou ce qu'il ressent, se laisse aller à
des mouvements de colère et de désespoir, et fond
alors en larmes.

Parmi les dyspeptiques, les uns accusent un sentiment de vide dans le cervau, les autres un sentiment de plénitude. Il y en a qui croient que toutes
leurs facultés vont leur échapper, qu'ils sont menacés

de folie, qu'on se dispose à les faire enfermer. Les moins exaltés mettent sur le compte de l'anémie tous les malaises qu'ils ressentent de ce côté. Celui-ci a les oreilles pleines, le nez embarrassé, la gorge sèche et la vue trouble ; sa tête est chaude et le siège de battements ou de pression vers les tempes ; il s'imagine qu'une attaque d'apoplexie le menace sérieusement. Cet autre perd la voix après les repas, n'a plus aucune énergie, éprouve un anéantissement et des troubles de la vue, qui lui font craindre une fin prochaine.

Souvent apparaissent des bruits d'oreilles, continus ou intermittents, unilatéraux ou doubles, imitant le cri de la cigale, du grillon, le pétillement du bois vert qui brûle, le bouillonnement d'une cascade, le murmure du vent ou des vagues.

Chez le plus grand nombre, la confiance en soi, la mémoire, le raisonnement, les aptitudes au travail intellectuel sont affaiblis ; chez quelques-uns, au contraire, les facultés cérébrales semblent surexcitées, et les malades émettent alors et poursuivent des conceptions, plus ou moins justes, parfois cependant étonnantes.

Généralement le sommeil du dyspeptique laisse beaucoup à désirer. Il se plaint d'insomnies, de cauchemars, de crampes, de soubresauts, de sensations pénibles dans l'abdomen, de chaleur exagérée. Souvent, après avoir fait de nombreuses évolutions, il ne peut demeurer au lit et se lève pour se promener, ou pour aller respirer l'air frais. Une fois recouché, s'il parvient à dormir, c'est pour se réveiller en accusant de la pesanteur de tête, un malaise général, et plus de fatigue que la veille en se couchant.

Comme, huit fois sur dix, le dyspeptique est constipé, les garde-robes sont également pour lui le sujet des plus vives préoccupations. Il finit par croire que la constipation est la cause de tous ses maux. Pendant toute une matinée, il écoutera ses entrailles et attendra, avec une fiévreuse impatience, la garde-robe quotidienne, spontanée ou provoquée, à laquelle il attache la plus grande importance, et de laquelle dépendra, en partie, la bonne ou la mauvaise humeur de la journée. Il est à la recherche de tous les moyens préconisés pour combattre cette constipation ; il lit avec une avide attention toutes les annonces des journaux qui touchent, de près ou de loin, à cette question ; il se procure et prend, ostensiblement ou furtivement, poudres, électuaires, pilules, élixirs, etc... Il fait la fortune des inventeurs de ces drogues, qui généralement achèvent de détruire sa santé, en exaspérant sa maladie. Et quand, par sa propre faute, par son insoumission ou ses imprudences souvent répétées, ou encore par l'effet d'un traitement mal dirigé, les malaises et la maladie sont arrivés à leur paroxysme, on l'entend continuellement se plaindre et gémir.

Il se livre au plus profond désespoir ; ses terreurs augmentent, la nuit surtout ; il appelle la mort, tout en la redoutant ; ses exigences ne connaissent plus de bornes ; il devient le tourment perpétuel de son entourage, est à charge à tous ceux qui l'approchent. Souvent même, dans ses longues journées de souffrance, il prépare et réserve pour ses médecins les observations les moins polies, les réflexions les plus désobligeantes.

Le grand mot d'hypocondrie ne tarde pas alors à être prononcé ; et le pauvre malade doit s'estimer bien heureux si, devant cet arrêt d'incurabilité, ou plutôt cet aveu d'impuissance, il ne voit point s'affaiblir les soins affectueux des siens, ni s'évanouir les secours hésitants de la science.

VOLTAIRE DYSPEPTIQUE

Nous ne saurions mieux faire, pour donner plus d'autorité à l'esquisse que nous venons de tracer, que de suivre, au même point de vue, pendant sa longue existence de valétudinaire, et en nous laissant guider par ses propres impressions, un illustre dyspeptique : *le patriarche de Ferney*. Les préceptes hygiéniques que nous indiquons plus loin trouveront aussi dans ces lignes un précieux appui.

Deux savants confrères, les docteurs Roger (du Havre) et A. Rattel (de Paris), ont publié récemment d'intéressantes études médicales, historiques et littéraires sur Voltaire malade.

Pour l'un, ce philosophe était « hypocondriaque et arthritique ; » pour l'autre, il était « en possession d'une maladie grave des voies urinaires ; » tous deux n'attribuent qu'une importance secondaire aux troubles disgestifs dont il souffrait.

C'est à peine même si le second de ces auteurs les signale dans ses appréciations. Et pourtant, d'un bout à l'autre de sa correspondance, Voltaire ne

cesse de se plaindre de son estomac et de ses entrailles. D'ailleurs n'écrit-il pas, le 6 août 1760, à
Mme du Deffand : « On n'est véritablement malheureux que quand on ne digère point! » et à M. d'Argental, dans une lettre antérieure (16 *avril* 1754) :
« qu'il a ruiné sa santé par des remèdes et par de la
gourmandise? » Remèdes et gourmandise! les deux
causes les plus communes de dyspepsie.

Aussi, pour nous, *Voltaire fut-il, avant tout,
dyspeptique;* et c'est cette dyspepsie qui, développée
chez un sujet excessivement nerveux, sous l'influence
des causes morales les plus diverses (1), détermina
l'hypocondrie, ainsi que ces manifestations, dites
arthritiques, goutte, gravelle, cystite, dysurie consécutive, dermatoses, toutes affections dans la pathogénie desquelles la dyspepsie joue, comme nous le
verrons plus loin, un rôle important.

En effet, à 26 ans, Voltaire éprouve les premières atteintes d'une dyspepsie, à laquelle la vie
dissipée qu'il menait ne fut assurément point étrangère, dyspepsie qui s'affirmera de plus en plus avec

---

(1) En juillet 1723, il avait déjà écrit à Mme de Bernières « que
le chagrin (cette autre cause puissante de dyspepsie) pourrait
bien aussi l'avoir rendu malade. » On sait, en effet, qu'à trente-
deux ans, Voltaire avait été renvoyé de la Hollande, sur les
plaintes de la mère de Mlle Dunoyer; chassé de chez son père,
parce qu'il ne voulait faire que des vers; mis à la Bastille pour
avoir composé la satire des « *J'ai vu,* » contre Louis XIV; exilé
de Paris, à cause du poème des *Philippiques,* qu'on lui attribuait
à tort; *bastonné* par les valets du chevalier de Rohan-Chabot,
parce qu'il avait insulté leur maître; remis une seconde fois à
la Bastille, pour avoir demandé raison à ce jeune seigneur; puis
enfin rendu à la liberté, pour être chassé de France et exilé en
Angleterre.

les années, les préoccupations de toutes sortes, les écarts de régime souvent, répétés, et surtout avec l'abus des purgatifs. Cette maladie le tourmentera jusqu'à sa mort, c'est-à-dire pendant cinquante-huit ans.

Sa vie ne sera qu'un interminable gémissement, souvent même exagéré, quoiqu'il ait déclaré à Mᵐᵉ de Bernières « qu'il voulait ne souffrir qu'incognito. »

Dès 1720 il commence à parler de ses mauvaises digestions. Deux ans après, il se dit déjà « très malade; » mais comme il ne se doute nullement des épreuves que l'avenir lui réserve, il se vante « de s'être accoutumé aux maux du corps et à ceux de l'âme... de les souffrir avec patience. » Cependant une année plus tard, en 1723, le découragement commence à s'emparer de lui. Après s'être plaint à M. Thiriot « d'avoir eu trop de plaisir à Rouen, où on lui a fait faire une chère excellente, » il écrit à Mᵐᵉ de Bernières et à cet ami « que sa santé et ses affaires sont délabrées, à un point qui n'est pas croyable... qu'il est si malade que la plume lui tombe des mains... » Il se dit fatigué de la ville, de ce maudit Paris « où il croit être en enfer... il n'y a de santé pour lui que dans la solitude... il est malade comme un chien et d'ailleurs la plus malheureuse créature du monde. »

La petite vérole, dont il fut atteint en novembre, était peu faite pour le rendre patient.

Quoique les eaux de Forges ne lui aient pas réussi une première fois (*août* 1723) — il avait prétendu — « qu'il y a plus de *vitriol* dans une bouteille d'eau de Forges que dans une bouteille d'encre, » il en essaie à nouveau (*juillet* 1724), et croit alors renaître à la vie; son enthousiasme ne connaît plus de bornes, lui qui « n'avait jusqu'à présent vécu qu'à demi. Dieu veuille — s'écrie-t-il — que ce petit rayon d'espérance ne s'éteigne pas bientôt! »

Mais à quelques jours de là, on le voit triste et désillusionné, accusant ces mêmes eaux « de l'avoir tué. » Leur usage prolongé ne pouvait, à la vérité, qu'augmenter sa dyspepsie.

A peine les a-t-il saluées avec la plus confiante espérance, qu'il les quitte avec le plus profond découragement; il hésite (*février* 1724) à revenir à la Rivière-Bourdet, auprès de Mme de Bernières, « car, en vérité, il est honteux de ne se présenter devant ses amis qu'avec un estomac faible et un esprit chagrin. »

Il regarde les maladies de longue durée (sa dyspepsie) comme une mort anticipée, qui « le sépare et le fait oublier de tout le monde; il tâche de s'accoutumer à ce premier genre de mort, afin d'être un jour moins effrayé de l'autre. — Cependant — par saint Jean, il ne veut pas mourir. Il s'est imposé un régime si exact qu'il faudra bien qu'il ait de la santé pour l'hiver. » (*Septembre* 1724.)

Ce régime consista principalement en une cure de petit-lait qu'il suivit à l'hôtel Bernières où il vivait en l'absence de son hôtesse, « dans la solitude et dans la souffrance, » retiré dans le petit appartement qui lui était réservé (1724).

En abordant un traitement nouveau, il recommence, comme tous les dyspeptiques, à espérer et prend les plus belles résolutions ; s'il guérit, il renoncera pour jamais, et de bon cœur, à la cour, à ses entraînements, à ses fêtes pour ménager « la faiblesse de son estomac. » Sa raison, prétend-il, lui donnera la force de s'éloigner de ces « bégueules titrées » auxquelles, peu de temps avant, il prodiguait ses hommages.

C'était la date anniversaire de sa petite vérole. On juge à propos de le médicamenter et « Capron le fait souffrir comme un damné tous les jours, avec de l'essence de cannelle. » (*Octobre* 1724.)

Il se met aussi entre les mains de Bosleduc, croyant « que ce médecin le guérira du mal que les eaux de Forges lui ont fait. » Vain espoir ! « Il est plus mal qu'il n'a jamais été. » (*Lettre à M*^me *de Bernières et à Thiriot — Octobre* 1724). Toutes ces médications ne font qu'empirer son état, en irritant davantage son estomac.

A partir de cette époque ce ne sont que plaintes, récriminations et découragements, mêlés de quelques rares lueurs de gaieté et d'espérance. Il a « la haine du monde ; » mais il se rattache à une amie qui lui a toujours marqué d'autant plus de bonté qu'il souffrait davantage ; qui paraît mieux le comprendre que les autres, veut bien s'apitoyer sur son sort, et « il a osé croire qu'elle ne se lasserait pas de ses malheurs… il compte passer avec elle le reste de sa vie, parce qu'il s'imagine — que cette amie, Mme de Bernières — aura la générosité de l'aimer avec un mauvais estomac et un esprit abattu par la maladie, comme s'il avait encore le don de digérer et de penser. » (*Novembre* 1724.)

En juin 1725, nouvel espoir après un voyage à Versailles, qui n'a été troublé que « par quelques indigestions. »

Il commence à reconnaître que ce ne sont pas des médecins, mais un régime qu'il faut à son estomac.

A la même époque, Mme de Bernières l'avait chargé de réclamer une ordonnance à Silva. Voltaire rend compte avec ironie, à son amie, de son entrevue avec ce médecin, qui lui a affirmé « que les morceaux d'une boule de fer étaient aussi bons que la boule en entier »; et profite de cette occasion pour lui déclarer que la triste expérience qu'il a faite personnellement de ce prétendu digestif l'a engagé à y renoncer complètement. « Pour moi — dit-il — je puis vous assurer que le régime vaut mieux que toutes les boules de fer du monde; je ne me sers plus que de ce remède, et je m'en trouve si bien que je serais déjà chez vous... sans la lettre que M. Thiriot m'a écrite... » Paroles que tous les dyspeptiques devraient bien comprendre et se rappeler !

Grâce à ces précautions hygiéniques, il se trouve beaucoup mieux, et peu de temps après il s'écrie, avec un nouvel enthousiasme, dans d'autres lettres à Mme de Bernières : « La santé m'est enfin rendue!... Je me hâtais d'aller vous en offrir les prémices... J'ai retrouvé ma gaieté... Mandez-moi si la boule de fer vous fait digérer... » Et quelques mois après (8 *octobre* 1725) : « Je vous avertis d'avance, ma chère reine, que M. de Gervasi et tous les médecins de la Faculté vous seront inutiles si vous n'avez, pas un régime exact, et qu'avec ce régime vous pourrez vous passer d'eux à merveille. Mettez la main sur la conscience, et avouez que vous avez été quelquefois un peu gourmande... Aimez et mangez un peu moins : l'École de Salerne ne peut vous donner de meilleurs conseils. » Dix jours plus tard, il écrit à peu près dans les mêmes termes à M. Thiriot :

« ..... Si Mme de Bernières veut garder un régime exact, je suis sûr qu'elle se portera à merveille. Mettez-lui bien cela dans la tête, et qu'elle renonce à la gourmandise et à la médecine. J'ai déjà abandonné tout à fait la dernière et m'en trouve bien. Si je puis prendre sur moi de me passer de tourtes et de sucreries comme je me passe de Gervasi, d'Helvétius et de Silva (ses médecins), je serai aussi gras et aussi c... que vous incessamment... »

Malheureusement il n'eut jamais assez longtemps cet empire sur lui-même, et dès l'année suivante il se plaint à Mlle et à Mme de Bernières de « ses maladies continuelles » qui le forcent à vivre dans une retraite ignorée, lui qui n'existe encore que par « une méprise de la destinée » et qui est pourtant « plus mort pour le monde » que la sœur qu'il vient d'enterrer : « C'était à ma sœur à vivre, et à moi à mourir... » (1726). Sur ces entrefaites, Voltaire éprouve de profonds chagrins. Il annonce à M. Thiriot que sa fortune est à peu près engloutie « dans des banqueroutes sans ressources qu'il a essuyées en Angleterre — ajoutant que — le retranchement de ses rentes, la perte de ses pensions et les dépenses que lui ont coûté les maladies dont il a été accablé l'ont réduit à un état bien dur... » (*Février* 1727). Une recrudescence de sa dyspepsie, sous l'influence de ces causes morales et de la vie inquiète qu'il mène, ne l'empêche cependant pas de travailler avec une fiévreuse ardeur; ses facultés sont plus aiguisées que jamais, et les grandes quantités de café qu'il ingurgite ne doivent pas être étrangères à cette surexcitation. Il n'oublie ni ses peines, ni ses maux; mais sa fragile enveloppe reste l'esclave docile d'un cerveau toujours en activité. Il fait preuve de conceptions étonnantes, entreprend tout à la fois, commence de nouveaux ouvrages, alors qu'il en a plusieurs d'inachevés; va de l'un à l'autre sans négliger aucun détail, et sans que la suite de chacun d'eux en souffre (1).

Poursuivi par la mauvaise fortune, forcé de s'exiler, il laisse là ses intérêts et « abandonne tout. » Après avoir hésité un instant à se rendre à Londres à cause de « sa petite fortune très dérangée par tant de voyages, et de sa santé plus altérée que jamais... » (*août* 1726) il se réfugie cependant en Angleterre, où il vit dans la solitude, « toujours ambulant, toujours caché. »

Pendant trois ans, « on n'a pu arracher de lui que des lettres pour affaires indispensables. Il se condamne lui-même à se priver de la plus douce consolation qu'il puisse recevoir, c'est-à-dire du commerce de ceux qui avaient quelque amitié pour lui... » (*avril* 1729.) La misère s'unit à la maladie pour l'aigrir et le rendre plus farouche.

Revenu à Paris (*décembre* 1730) il fait hommage

---

(1) « Voltaire impatient et fougueux voulait achever aussitôt qu'il avait conçu, concevait ensemble plusieurs ouvrages et remplissait encore les intervalles de l'un à l'autre par des productions différentes. » (La Harpe.)

de la *Henriade* à Mlle Caussin, à la jeune et brillante interprète de Tullie ; et dans la lettre qu'il lui adresse à ce sujet, on lit : « J'ai pensé mourir cette nuit et je suis dans un bien triste état. » Le lendemain, il écrit à M. Thiriot : « Je me meurs. » Mais tout en exprimant la crainte « de mourir dans son lit, comme un sot », il n'omet pas de recommander qu'on avertisse « nos seigneurs du parterre qu'il vient de changer la dernière scène de Tullie (1)? »

Comment ne pas admirer cette puissante intelligence, que les souffrances contribuent plutôt à aiguillonner qu'à abattre, et qui se désespère d'être enfermée dans un corps si débile ?

Du reste, il se peint lui-même, en badinant, dans les deux derniers vers des strophes placées en tête d'une lettre adressée à M. Thiriot (1er *juin* 1731).

> « Toujours un pied dans le cercueil,
> « De l'autre faisant des gambades. »

Tous ces travaux, toutes ces fatigues, tous ces soucis, et aussi des écarts de régime souvent répétés, ébranlent de plus en plus cette chétive santé qui en 1732 « est pire que jamais. »

« Je suis venu à bout des tracasseries qu'on m'a faites — écrit-il au mois de février de la même année, à M. de Cideville — mais une tragédie et une mauvaise santé sont des choses bien plus difficiles à raccommoder. Je souffre et je rime... Quand on est malade, il faut s'en tenir au proverbe : des lettres courtes et de longues amitiés. »

----

(1) Personnage de la tragédie de Brutus (1730).

Voltaire exprime aussi la crainte d'être réduit à ne plus travailler, en présence de la peine qu'il éprouve à écrire, même une lettre.

Cette difficulté résultait, en grande partie, de la compression subie par l'estomac malade, dans l'attitude assise et courbée, indispensable pour le travail écrit. Et ce que nous avançons n'est point une déduction forcée, invoquée à l'appui de notre thèse ; ce symptôme est tellement caractéristique que nous tenons à citer le passage qui s'y rapporte :

« Je vous écris bien rarement, mon cher Cideville ; mais si vous saviez à quel point je suis malade, ce qu'il m'en coûte pour écrire !... Je peux faire une scène de tragédie dans mon lit parce que cela se fait sans se baisser sur une table, et sans que le corps y ait part ; mais quand il faut mettre la main à la plume, la seule *posture* que cela demande me fait mal ; je suis à présent dans l'état du monde le plus cruel... » (17 *mars* 1733).

On comprend facilement qu'un tel état de santé et de semblables appréhensions aient agi puissamment sur le moral de Voltaire, qu'il se dise « vaporeux » et signe même « *l'hypocondre V.* »

Un peu plus tard (15 *septembre* 1733), il écrit encore à M. de Cideville que la vie philosophique qu'il mène est « troublée quelquefois par des coliques... qu'il est triste de souffrir... » Deux mois après, il se croit atteint dangereusement « d'une espèce d'inflammation d'entrailles ; il n'a la force ni de penser ni d'écrire... » le peu qui lui en reste et qui lui met la plume à la main, c'est l'amitié qui la lui donne... » (26 *novembre et 5 décembre* 1733).

En 1734, il se plaint de nouveau de la dysenterie en écrivant à M. d'Argental. Les bons dîners ne le tentent plus, car il est bien misérable « et il lui faut vivre d'un régime bien indigne des dindons et des perdrix... » (*à M. Clément*, 19 *février* 1734).

Il n'a plus de force pour penser... il ne vit plus que par le cœur... sa chienne de vie touche à l'agonie... c'est un mourant qui approche de son dernier crépuscule.

Et plus nous avançons, plus nous voyons la dyspepsie gastro-intestinale s'affirmer ; de nombreuses indigestions intestinales alternent avec une constipation habituelle.

Dans une lettre ultérieure à Mme du Deffand, Voltaire les attribue à un excès de travail, mais elles étaient bien plutôt provoquées par l'abus des médecines. Ces accidents se rapprochent, les maladies dont il est accablé se montrent de plus en plus fréquentes « même quand il n'a point été intempérant » (*à M. Thiriot, de Cirey*, 1735) et « le pauvre malade » prie M. Desforges-Maillard « de lui pardonner de ne pouvoir lui écrire de sa main. » (1735.)

Il répète dans sa correspondance de 1736-1737 « que ses maladies de langueur l'empêchent de répondre à ses amis... qu'il est toujours faible, toujours languissant, qu'il dépérit à ses maux d'entrailles... que sa santé s'en va au diable... — qu'il n'est soutenu que par — la vivacité de son tempérament qui lui tient lieu de force... qu'il ne peut écrire de sa main... que la tête lui tourne (1), qu'il est accablé de

(1) C'est la première fois que nous entendons Voltaire accuser du vertige. (Lettre à M. de Cideville, 22 février 1736.)

maladies, d'affaires et de chagrins... Il se regarde comme un roseau cassé qui subsiste et végète encore au milieu de cent chênes abattus autour de lui... Travailler et souffrir a été sans discontinuer sa destinée... — Il y a dans son être — le bel esprit qui cherche à s'instruire à la suite des savants... et l'homme matériel qui digère fort mal... »

En 1736, Voltaire était entré en relation avec Frédéric de Prusse, qui dès 1738 s'inquiète beaucoup de ses malaises, consulte pour lui plusieurs médecins, et le prie, pour l'amour de l'humanité, de ne plus l'alarmer par ses fréquentes indispositions. L'affectueux intérêt que ce prince semble porter à sa santé, les conseils qu'il lui envoie, l'assurance qu'il lui donne que M. de Superville redressera la faiblesse de son tempérament et les infirmités dont sa vie serait rongée, lui rendent quelque espoir, et font naître en lui de profonds sentiments d'amitié et de confiance.

Aussi lui écrit-il : « ... Votre Altesse Royale est trop bonne ; elle a consulté des médecins pour moi et elle daigne m'envoyer une recette qui vaut mieux que toutes leurs ordonnances (1).

> Ma santé serait rétablie
> Si je me trouvais quelque jour
> Près d'un tonneau de vin d'Hongrie,
> Et le buvant à votre cour,
> Mais le buvant près d'Émilie.

(1) Cette recette est contenue dans le post-scriptum suivant d'une lettre de Frédéric, en date du 22 novembre 1738 : « J'ai quelque bagatelle d'ambre pour Cirey et j'ai du vin de Hongrie que l'on me dit être un baume ponr la santé de mon ami. Je voudrais envoyer cet emballage par Hambourg à Rouen, et de là à Paris, sous l'adresse de Thiriot... »

Et quelques mois plus tard : « Je n'ai foi aux médecins que depuis que votre Altesse Royale est l'Esculape qui daigne veiller sur ma santé... » (1739.)

Les années suivantes Voltaire accuse, presque continuellement, tantôt un malaise, tantôt un autre. Mais il revient toujours à son estomac débile, à ses maux d'entrailles, et met sur le compte « de sa très mauvaise santé » les retards que subit sa correspondance. « Il se meurt... — et pourtant — ... malgré sa langueur et sa maigreur, on dit qu'il vit encore...» (1741.) Un moment cependant il se croit guéri. Une violente inflammation s'était abattue sur ses deux yeux; il s'en débarrasse en ne buvant que de l'eau. « C'est un cordial qui guérit tout (1) ». Le vin de Hongrie n'eut certes pas amené un tel résultat! Cette sobre médication est en même temps on ne peut plus favorable à ses digestions, et il se sent si bien qu'il écrit le 20 février 1741 à M. le comte d'Argental : « Buvez-vous beaucoup d'eau ? Je me suis guéri avec les eaux du Veser, de l'Elbe, du Rhin et de la Meuse, de la plus abominable ophthalmie dont jamais deux yeux aient été affublés, et cela, mon cher ange, en courant la poste au mois de décembre; mais

> « Je n'avais rien à redouter,
> « Je revolais vers Émilie,
> « Les saisons et la maladie
> « Ont appris à me respecter. »

Nous voici bien loin des appréhensions que certaines « parties misérables » de son être avaient

(1) (12 février 1755.)

inspirées à Silva et à Morand, en octobre 1739, et de la résolution dont il faisait part, en ces termes, en 1740, à l'ambassadeur du roi de Prusse : « Je me destine à passer mes jours dans une solitude, loin des rois et de toute affaire. » Nous savons que l'envoi de Frédéric parvint à Voltaire, non point par la voie indiquée en note de la page 178, « mais derrière le tombereau d'Allemagne, que l'ambassadeur du roi de Prusse, M. de Camas, appelait son carrosse. » Il est donc permis de penser qu'il usa de la « recette », car le bénéfice que son estomac avait retiré du régime de l'eau fut bientôt perdu, si nous en jugeons par le fragment suivant d'une lettre qu'il écrivait à M. le comte d'Argental, un mois après celle du 20 février 1741, et dans laquelle il regrette de ne pouvoir communier avec ses deux anges et Mme du Châtelet. « ... Ah ! chevreuil ! ah ! perdrix ! Ce n'est que dans cette compagnie-là que je pourrais vous digérer. »

En supposant que le vin du Prince royal n'ait été pour rien dans le retour de la dyspepsie, l'existence que menait Voltaire à cette même époque eût suffi pour la raviver. « Mon cher ami, écrit-il à peu près à la même date à M. de Cideville (*mars* 1741), je mène une vie désordonnée, soupant quand je devrais me coucher, me couchant quand je devrais dormir, me levant pour courir... entouré de plaisirs imaginaires... tracassant ma vie jusqu'à deux heures après minuit. Je suis bien las de ma conduite... Plaignez-moi de vivre comme les autres. » Aussi ne peut-il plus bouger et prévient-il M. de Lanoue que sa santé ne lui permet pas de partir pour la Flandre. Cet état

va en empirant et il se plaint à M. le comte d'Argental (*novembre* 1742) de ce que « sa mauvaise
santé lui fait perdre bien du temps; qu'elle se dérange plus que jamais. » Et cela continue ainsi; en
1743-1744 on l'entend encore répéter qu'il a été bien
malade... qu'il est bien à plaindre, qu'il se meurt,
qu'il n'est plus qu'une momie. En 1745, parlant à
M. l'abbé de Voisenon d'une invitation qu'il a reçue
de M. le duc de la Vallière pour aller à Champs, et
à laquelle « malade, languissant, triste » il ne peut
se rendre, il exprime ses regrets dans les délicieux
vers que voici :

> « Vous êtes dans le beau pays
> « Et des amours et des perdaix.
> « Tout cela vous convient. Quels beaux jours sont les vôtres!
> « Mais dans le triste état où le destin m'a mis,
> « Puis-je suivre les uns, puis-je manger les autres?
> « Aux autels de Vénus on peut, dans son malheur,
> « Quand on n'a rien de mieux, donner au moins son cœur.
> « *Mais sans un estomac, peut-on se mettre à table !*
> « . . . .
> « . . . .
> « La tristesse attachée à ma langueur fatale
> « Me chasse de ces lieux consacrés au bonheur.
> « . . . . »

En octobre de la même année, il écrit à M. de
Cideville : « O santé, quand écarterez-vous mes
tourments!!... Je suis accablé de mes maux d'entrailles... » Mêmes plaintes adressées les années
suivantes par « l'éternel persécuté... par l'éternel
malade », par le prétendu mourant à MM. de Maupertuis (*mai* 1746), d'Argenson (*juin* 1747), de
Cideville (*janvier* 1748) et à Dom Calmet, abbé de

Senones, dans la compagnie de qui il aurait la plus grande envie d'aller passer quelques semaines, pourvu qu'il y trouve « une cellule chaude... du potage gras, un peu de mouton et des œufs; il aimerait mieux cette heureuse et saine frugalité qu'une chère royale. » (13 *février* 1748.)

Que n'est-il resté fidèle à cette sage règle de conduite!... Il aurait certainement guéri son tube digestif et chassé « le diable de ses entrailles » (*juin* 1748) si la manie de prendre médecine n'eut, d'un autre côté, annihilé les effets du régime le plus sévère. Aussi ses maux gardent-ils le dessus et le pauvre « malingre » ne sera jamais heureux, car « on ne peut l'être sans estomac. » (*A M. d'Argenson*, 19 *juillet* 1748) — « Il n'en peut plus », tout ce qu'il peut faire c'est de mettre un V au bas des lettres qu'il n'écrit plus de sa main (*septembre* 1748).

L'hiver de 1748-1749 le trouve toujours bien languissant; il est désolé de ne pouvoir aller faire sa cour au roi de Prusse et il s'en excuse, lui, « qui est condamné à des maux continuels pour sa vie... qui est d'une faiblesse inconcevable... » à qui il faut les Eaux chaudes dont Berlin est si loin. Il ne pourrait d'ailleurs voyager, dans l'état où il est, que pour aller « à quelques bains où l'on étouffe de chaud... Voilà un plaisant cadavre à transporter à Postdam!... Il va se tapir à Paris au coin du feu. » (*Janvier* 1749.) Et puis n'a-t-il pas plutôt besoin d'un apothicaire que d'un roi! (1749.)

De retour d'un premier voyage à Plombières, « dont les eaux l'ont laissé languissant », il use plus que jamais des pilules de Stahl, peut-être plus renommées alors à Paris qu'à Berlin, et si répandues aujourd'hui en Prusse, sous un nom à peu près semblable. (Ces pilules sont à base d'aloès et de rhubarbe, unis à des extraits amers et à |d'autres substances purgatives, variant selon le numéro qu'elles portent.) Comme presque tous ¦les malades atteints de constipation, et qui prennent leurs premières doses d'aloès, il éprouve d'abord quelque soulagement et il écrit à Frédéric : « ...Je n'ai encore trouvé rien qui me fît plus de bien que les vraies pilules de Stahl... » (*Février* 1749) — « ... elles m'ont presque guéri en dernier lieu. » Dans ce premier moment de satisfaction « il supplie le roi de daigner lui en envoyer une livre de vraies... » prétendant que tout son salut ét ait là, et que celles que l'on vendait à Paris étaient mal contrefaites et augmentaient ses malaises. Cette exagération de malade fait sourire Frédéric, qui répond à son protégé qu'avec cette quantité « il y aurait de quoi purger toute la France et de quoi tuer ses trois académies. » (*Février-Mars* 1749.)

Du reste, l'enthousiasme de Voltaire à l'endroit de ce remède, ne fut pas de longue durée.

Plusieurs boîtes demeurèrent intactes et oubliées dans ses tiroirs, et trois mois plus tard, il écrivait au marquis de Thibouville que ces pilules ne valent pas mieux que celles qu'il avait déjà expérimentées, et que composait un nommé Geoffroy.

Enfin Voltaire se décide à entreprendre le voyage de Berlin, où le roi l'appelle avec instance, et le recevra « comme le Virgile de ce siècle. » (*Mai* 1750.) Il lui avait déclaré quelques mois avant, en réponse à certaines offres, tant soit peu libertines, « qu'il avait besoin de fourrure en été, et non de fille; et qu'il lui fallait un bon lit, mais pour lui tout seul, une seringue et le roi de Prusse ». (17 *mars* 1749.)

Les ordres du prince ayant été mal exécutés, notre voyageur est retenu, par méprise, quinze jours à Clèves, où il emploie son temps « à se donner des indigestions » et à aggraver sa dyspepsie. (*Au comte d'Argental, juillet* 1750.)

Il arrive à Postdam « après avoir passé par le purgatoire », plus découragé que jamais, et se révoltant contre la Providence, qui a la barbarie « de donner aux êtres sensibles le sentiment de la douleur pendant toute leur vie... et qui l'a destiné, lui, à souffrir ».

La beauté du palais de Sans-Souci, les bontés infinies, les attentions sans nombre du roi de Prusse, qui veut bien descendre jusqu'à lui pour cultiver ensemble les beaux-arts, les fêtes magnifiques qu'on donne à Berlin, le laissent indifférent; que peuvent lui faire toutes ces jouissances, écrit il à Mme de Fontaine, puisqu'elles ne l'empêchent pas « d'avoir la colique tous les matins... il n'y a que les gens bien sains qui jouissent de tout cela. Nous autres, ma chère nièce, nous n'avons que les ombres du plaisir.

« Mandez-moi, je vous en prie, si votre santé va un peu mieux à présent; et si d'ailleurs vous êtes heureuse autant qu'on peut l'être avec un mauvais estomac... » (7 *août* 1750.)

« Digérons, s'écrie-t-il, voilà le grand point... Quand j'ai la colique, j'envoie promener tous les rois de l'univers. J'ai renoncé à ces divins soupers, et je m'en trouve un peu mieux. J'ai une grande obligation au roi de Prusse; il m'a donné l'exemple de la sobriété. Quoi! ai-je dit, voilà un roi né gourmand, qui se met à table sans manger et qui est de bonne compagnie; et moi je me donnerais des indigestions comme un sot! Que je vous plains, vous qui êtes au lait, qui quittez votre ânesse pour Forges... ». (*De Berlin, 23 septembre 1750, à M*ᵐᵉ *de Fontaine.*)

Étourdi par le bruit qui l'entoure, fatigué de garder presque continuellement la chambre ; « Il y a huit mois entiers que je ne suis sorti de ma chambre que pour aller dans celle du roi. Je suis son malade comme Scarron était celui de la reine. » (*A M. Devaux, 7 octobre 1750.*) (1.) Voltaire exprime bientôt le désir de revoir les bords de « la rivière de Seine » près de laquelle est sa maison de Paris. « Pourquoi suis-je dans ce palais et non pas au coin de notre feu?... Fallait-il vous quitter... pour un roi? Que j'ai de remords, ma chère enfant! que mon bonheur est empoisonné!... Je suis à peine convalescent, comment partir ? » (*Lettre à M*ᵐᵉ *Denis — de Berlin, au château, 26 décembre 1750.*)

Il travaille sans cesse cependant, et dans les trop courts instants de répit que lui laisse la maladie, il achève son siècle de Louis XIV (1751). Il craint de mourir à Berlin ; « tout Salomon qu'est le roi

---

(1) Le temps a dû paraître bien long à Voltaire, car il y a à peine quatre mois qu'il est auprès du roi de Prusse, et il feint de croire qu'il y en a huit.

de Prusse, il ne le guérira pas. » (*Février* 1751.)

Comment aurait-il pu guérir « ce malingre, que tous les rois de la terre ne pourraient rendre heureux » en prenant continuellement « pilules et médecine », et en surmenant, comme il le faisait, son incomparable cerveau ? Tandis qu'il attend « un temps plus doux pour revenir au colombier », il est atteint d'une stomatite ou d'une gingivite, dont il prétend avoir apporté le germe en naissant ; qu'il qualifie « d'affection scorbutique » et qui lui fait perdre ses dents en grande partie. « Je vieillis, » écrit-il à M. Devaux, de Postdam, où il « s'est rencloîtré... » — « Je n'ai guère de santé, et je préfère d'être à mon aise avec mes paperasses, mon Catilina, mon siècle de Louis XIV et mes pilules, aux soupers du roi et à ce qu'on appelle honneur et fortune... Je regrette mes amis, je corrige mes ouvrages et je prends médecine. Voilà ma vie... »

Ce qu'il me faut, avait-il déjà dit en janvier à M. Darget, pour raccommoder ma santé, c'est « la campagne, du petit lait, de bon potage, des livres... » « ... Je n'espère que dans le régime. » (*A M*ᵐᵉ *Denis. Mars* 1751.) « Quel chien de train que cette vie de Postdam !... Tel j'étais, tel je suis, tenant mon ventre à deux mains et ensuite ma plume ; souffrant, travaillant, soupant, espérant toujours un lendemain moins tourmenté de maux d'entrailles, et trompé dans mon lendemain... Je vous écris en souffrant comme un diable... » (*A M. le comte d'Argental, 27 avril* 1751.)

Il finit par se sentir si malade, qu'il hésite à rentrer à Paris, convaincu qu'en voyant arriver un moribond « on lui demanderait son billet de confession aux barrières. » (7 *octobre* 1751.)

Cette circonstance, prétend-il, aurait été prévue en haut lieu.

C'est alors que « faisant plus de cas d'un rayon de soleil et d'un bon potage que de toutes les cours du monde (27 *janvier* 1752), nous le voyons se mettre à un régime sévère, car jusqu'à présent « c'est le régime qui l'a sauvé » (1752), et ne faire le soir qu'un repas « léger et gai » : quand toutefois « les entrailles le trouvent bon. » Ajoutons qu'à ce moment, la mort de plusieurs de ses médecins l'impressionne, surtout celle de **La Métrie**, au sujet de laquelle il s'efforce cependant de s'égayer, puisqu'il survit à ce jeune médecin, plein de santé et de joie, «... à ce gourmand célèbre » qui est mort d'indigestion « pour avoir mangé, par vanité, quand il en avait jusqu'au menton, tout un pâté d'aigle déguisé en faisan... bien farci de mauvais lard, de hâchis de porc et de gingembre, » et qui n'a pas su se guérir lui-même. Aussi redoute-t-il plus que jamais les soupers avec le roi, qui sont pour lui « des festins de Damoclès. » (*Octobre* 1752.)

Il est vrai que Frédéric lui laisse « liberté entière » de souper seul, chez lui, ou de ne pas souper, quand il est plus malingre qu'à l'ordinaire. Il n'est pas de fer, et sans régime il n'existerait pas. (*A Mme de Fontaine* 1752.)

Puis arrive le rigoureux hiver de 1752-53, qui éprouve singulièrement ce pauvre corps, presque séparé de son âme, et que soutient seul l'espoir de vivre encore assez pour aller se refaire aux eaux chaudes de Barèges, de Padoue ou d'Ischia. C'est Naples qu'il lui faudrait, et non Berlin, pour guérir les rétrécissements que le froid lui occasionne dans les nerfs (*novembre* 1752). « Sa santé ne lui permet pas plus longtemps un climat si dangereux... » — « il veut absolument partir... » mais, après tout, pourquoi « aller chercher si loin une santé incertaine et si courte !... Ne vaut-il pas mieux savoir souffrir en paix, au coin de son feu, avec du régime... » (*Novembre* 1752.)

Sur ces entrefaites, il se croit tombé en disgrâce et écrit au roi qu'il renonce à toutes ses faveurs. Frédéric lui répond en l'invitant à le suivre à Potsdam ; mais sa santé, plus déplorable que jamais, le lui permettra-t-elle ? (*janvier* 1753.) « Il veut se vaincre ; » la diarrhée reparaît et l'oblige, « malgré le quinquina du roi, » à se mettre au lit la veille de son départ (*février* 1753).

Nouveaux malaises, nouvelles plaintes : « Il n'est pas deux heures de la journée sans souffrir... » — « Il n'est plus qu'un squelette, il sent qu'il se meurt en détail. »

Il réclame donc son congé à grands cris et après bien des pourparlers, bien des promesses faites à « sa maîtresse, » c'est-à-dire au roi de Prusse, qui cherche toutes sortes de faux-fuyants, il finit par le convaincre que « l'état cruel de sa santé ne lui permet plus de différer son départ. » Il veut tenter pour la seconde fois, tout moribond qu'il est, et quoiqu'il y ait déjà été échaudé, « d'aller chercher à Plombières la fin de ses maux, d'une manière ou d'une autre » (1753).

En route, il change d'avis, s'arrête à Strasbourg, d'après les conseils de Gervasi, puis est cloué à Colmar, pendant l'hiver, par « la goutte qui s'est jointe à ses maux. » Il écrit alors à Mme de Fontaine (23 novembre 1753) : « J'étais bien malade, quand votre sœur avait l'honneur d'être entre les mains du premier médecin du roi très chrétien. Je crois que nous avions encore, Mme Denis et moi, un peu de poison de Francfort dans les veines ; mais je crois aussi notre chère Denis un peu gourmande, et l'on raccommode avec du régime ce que les soupers ont gâté. Mais chez moi on ne raccommode rien, parce qu'il a plu à la nature de me donner l'esprit prompt et la chair faible... Peignez-vous d'après nu, Madame, et avez-vous des modèles ? Quand vous voudrez peindre un vieux malade, emmitouflé, avec une plume dans une main et de la rhubarbe dans l'autre, entre un médecin et un secrétaire, avec des livres et une seringue, donnez-moi la préférence. »

Cette lettre ne complète-t-elle pas le tableau que nous avons esquissé nous-même précédemment ? Les six dernières lignes forment à elles seules un délicieux morceau de peinture, que ne désavoueraient pas nos peintres naturalistes.

Vers la même époque on avait fait courir le bruit que Voltaire se mariait. « Je suis un plaisant homme à marier ! — répond-il à Mme du Deffant, qui l'interrogeait à ce sujet — Il y a six mois que je ne sors point de ma chambre... Si quelque apothicaire avait une fille bien faite, qui sût donner promptement et agréablement des lavements, engraisser des poulets et faire la lecture, j'avoue que je serais tenté... »

Toujours souffrant de coliques (*février* 1754), (comment aurait-il pu en être autrement chez un dyspeptique sans cesse occupé « à prendre médecine, tout en corrigeant ses épreuves... et à ruiner sa santé par des remèdes et par la gourmandise ? ») « ce damné, le plus malingre de ce bas monde » qui se dit toujours mourant, se cramponne cependant à la vie, uniquement « pour faire enrager ceux qui lui paient des rentes viagères. C'est presque le seul plaisir qui lui reste. Il se figure dès qu'il sent les approches d'une indigestion que deux ou trois princes hériteront de lui ; alors il prend courage, par malice pure, et conspire contre eux avec de la rhubarbe et de la sobriété... » (*A Mme du Deffand, 23 avril* 1754.)

Plus malade que jamais, accablé de travaux « qui partagent son temps avec la colique » (*mai* 1754), Voltaire se décide enfin « à aller trouver les naïades ferrugineuses de Plombières » pendant l'été de 1754 autant pour s'y retrouver avec « ses deux anges, » M. et Mme d'Argental, que pour « y prendre les eaux tout en n'y croyant pas » (2 *juillet* 1754); mais il en revient peu satisfait : « ces eaux donnent des coliques à Mme d'Argental, et lui ont attaqué violemment la poitrine, mais peut-être aussi que tout cela n'est point l'effet des eaux » (*août* 1754). Quatre mois plus tard nous le retrouvons « bien malade... se mourant... suspendant son agonie pour écrire... ne pouvant ni sortir de sa chambre, ni la souffrir ; incapable de société, accablé, et n'ayant pour toute ressource que la résignation à la Providence. »

Le duc de Richelieu le fait voyager en plein hiver

« tandis qu'il devrait être au lit ». A Lyon, lieu de leur rendez-vous, une goutte sciatique le retient forcément à la chambre, et, par surcroît de malheur, dans un cabaret où il est très mal logé. Il quitte peu après cette ville et se rend, tout perclus, au château de Prangins (Vaud) où « il attend la fin d'une vie remplie de souffrances, » avec l'espoir toutefois « d'aller bientôt aux bains d'Aix... qui ne lui rendront pas la santé. » (25-30 *décembre* 1754.)

« Accablé de souffrances sur les bords du lac de Genève » comme partout ailleurs, il convie sa nièce, Mme de Fontaine, à venir auprès de lui animer « le désert auquel Mme Denis se voue avec un grand courage ». « Venez — lui écrit-il — raccommoder votre estomac avec les truites du lac de Genève, il y en a qui pèsent plus que vous, et qui sont assurément plus grasses que vous et moi... Les environs du lac sont un peu plus beaux que Plombières, il y a tout juste dans Prangins même une eau minérale très bonne à boire, et encore meilleure pour l'estomac... » (13 *février* 1755). Quant à lui son squelette est réfractaire à tout, et ces eaux minérales de Prangins, qu'il boit aussi et qu'il croyait très supérieures à celles de Forges, ne lui apportent aucun soulagement, et c'est de Prangins qu'il souhaite encore à ses amis « des années longues et heureuses, exemptes de coliques, de sciatiques, et de toutes les misères rassemblées sur son pauvre individu. » (*A M. de Cideville,* 1755.)

Le séjour enchanteur de la Suisse l'avait déjà séduit depuis longtemps, et « quoiqu'il n'ait qu'à se louer des bontés du roi de Prusse » il renonce à

Berlin, et « acquiert sur les bords du lac de Genève
une maison charmante et un jardin délicieux (les Délices)... Il s'occupe, avec Mme Denis, d'ajuster cette
habitation... d'y construire des loges pour ses amis
et ses poules... Il se fait tout à la fois maçon, char-
pentier, jardinier... planteur de choux... tout en restant barbouilleur de papier... » (*février, mars, mai,*
1755.)

Il espère de nouveau guérir et « s'il a choisi ce
canton » c'est qu'il y est attiré autant « par la beauté
inexprimable de la situation — que — par le voisinage
d'un fameux médecin (Tronchin), (13 *février* 1755,
à M. le maréchal de Richelieu) — « il y sera aussi
à portée des eaux d'Aix ».

Nouveau médecin, nouvelle médication, bien
entendu. C'est alors que Voltaire, « tout en se déso-
lant de ce triste effet de la perte de la santé » qui
l'oblige à prendre médecine, continue à entretenir
l'irritation de son tube digestif avec l'électuaire si
connu sous le nom de marmelade de Tronchin,
composée de casse et de manne délayées dans de
l'huile d'amandes douces, et aromatisée avec de
l'eau de fleur d'oranger.

Mais la casse, la manne, et l'éloquence persuasive
de Tronchin apportent bien peu de soulagement au
solitaire, à l'éternel malade, qui se désespère déjà et
se dit incurable, dans le passage suivant d'une lettre
à Mme de Fontaine (16 *décembre* 1755) : « la seule
compagnie que je désire ici c'est la vôtre. Peut-être
que le Dr Tronchin ne sera pas inutile à votre santé ;
vous êtes dans l'âge où les estomacs se raccommodent
et moi dans celui où l'on ne raccommode rien... »

Cette conviction, il l'exprime encore l'année suivante à d'Alembert (*août* 1756) : « Vous me trouverez bien malade ; ce n'est pas la faute du grand Tronchin ; il y a certains miracles qu'on fait, et d'autres qu'on ne peut faire. Mon miracle est d'exister... »

Ses souffrances, ses travaux l'accablent. Il a l'esprit inquiet ; ne connaît presque plus le sommeil. « Il n'a plus la force d'écrire de sa main ». Il est tout étonné, malgré tout ce qui s'acharne contre lui, « d'avoir passé la soixantaine » (1756). Il s'exaspère contre son médecin, « le messie Tronchin », comme il l'appelle, qui prétend qu'il se porte bien tandis qu'il ne peut digérer et qu'il est presque mort, « car c'est l'être que de vivre en Lazare, sans digérer, au pied des Alpes... »

Tous les Tronchin n'y peuvent rien, « avec la file de médecines » dont ils l'ont circonvenu pour l'empêcher de sortir de son tombeau (*août* 1756). Il ne se trouve bien nulle part, est aussi malade dans son lit que dans son fauteuil. « Et cependant, il devrait être heureux, car il a une jolie maison, de beaux jardins ; il est libre, indépendant... La seule situation de son petit ermitage devrait rendre la santé... » mais il ne digère point, et il a la colique ; la seule chose qui lui reste à faire, « c'est de la souffrir patiemment » (1756).

Il paraît envier le sort de la tante de Mlle Bessières, « qui n'allait jamais à la garde-robe, faisait seulement, tous les quinze jours, une crotte de chat, que sa femme de chambre recevait dans sa main et portait dans la cheminée. Elle mangeait dans une semaine deux ou trois biscuits, et vivait à peu près

comme un perroquet; elle était sèche comme le bois
d'un vieux violon, et vécut dans cet état près de
quatre-vingts ans, sans presque souffrir.» (*A. Mme de
Fontaine*, 1756.)

Ajoutons, et sans faire usage de médecines! Mais
cet exemple d'incroyable sobriété, avec ses heureux
résultats, ne l'empêche pas, lorsqu'il change de
résidence, en janvier 1757, pour se rendre à sa con-
fortable habitation d'hiver de Mourion, près Lausanne, de prendre un excellent cuisinier. Les fins
soupers recommencent avec sa nièce Mme Denis.
Aussi s'accuse-t-il bientôt « d'être malade de bonne
chère ». On joue Zaïre en famille, et « le mourant »
transformé lui-même en acteur (Lusignan) se trouve,
grâce à ces distractions, qui lui sont particulièrement
agréables, « aussi heureux qu'on peut l'être quand
on digère mal » (*à M. de Cideville, de Mourion, 3 février* 1737). Il fait la sourde oreille aux coquetteries
du roi de Prusse et aux instances de la Czarine, car
aucune cour ne le tente plus, il en a suffisamment
tâté, et il ne veut « ni roi, ni autocratrice »; il s'affaiblit tous les jours, il lui faut la solitude. Quoique souffrant bien moins aux *Délices* que partout
ailleurs, « il y digère presque aussi mal que s'il était
dans une cour » (*à M. de Cideville, mai* 1757).
S'il osait, il demanderait au Créateur un peu de
santé ; « mais il n'ira pas le prier de déranger
l'ordre des choses pour donner un meilleur estomac
à un squelette de cinq pieds trois pouces de haut sur
un pied et demi de circonférence ? » *A M. Ber-
trand, Lausanne* 21 *octobre* 1757).

Mme Denis fait son possible pour orner, avec le

goût d'une parisienne, la maison de Lausanne, et pour en rendre le séjour plus agréable à son oncle (1). « Cette habitation réunirait toutes les conditions pour être heureux, si l'on digérait ! » — En effet « on y est entièrement à l'abri des rigueurs de la saison... » et « il n'y a point de plus bel aspect dans le monde... figurez-vous quinze croisées de face en cintre, un canal de douze grandes lieues, une terrasse qui domine sur cent jardins, ce même lac qui présente un vaste miroir au bout de ces jardins, les campagnes de la Savoie au delà du lac, couronnées des Alpes, qui s'élèvent jusqu'au ciel en amphithéâtre ; enfin, une maison où je ne suis incommodé que des mouches au milieu des plus rigoureux hivers... Nous y faisons beaucoup meilleure chère que Pyrrhus, mais il faudrait un estomac ; c'est un point sans lequel il est difficile aux Pyrrhus et aux Cinéas d'être heureux... » (*A M. Darget, Lausanne 8 janvier* 1758.)

Oui, « heureux qui digère tranquillement ! » (9 *février* 1758.) C'est d'ailleurs la recommandation qu'il adresse sans cesse à ses amis : « digérez ! »

Quelque temps après, « l'Ermite des Délices » apprend que, par lettres patentes du roi, ses terres sont conservées dans leurs anciens privilèges. Cette satisfaction néanmoins ne lui apporte aucun soulagement : « tout cela serait bon, si on digérait... — mais — son estomac est déplorable » (*A M. de Cideville,* 29 *juin* 1759).

_____

(1) Mme Denis était devenue veuve de bonne heure ; elle consacra plus de trente ans de sa vie aux soins continuels que demandait la santé de son oncle.

L'hiver d 1759-60 fut encore très préjudiciable à la santé de Voltaire. « Il est mort au monde ». En juillet, il avait éprouvé des vertiges passagers, très probablement stomacaux, « un éblouissement, un je ne sais quoi qui accommode fort peu les idées... » (*A M. d'Argental*) sur la nature desquels il est permis de penser que Tronchin se méprit, « en venant au secours de sa pie-mère et de sa dure-mère ». On ignore s'il fut saigné à cette occasion, mais c'est très probable. Quoi qu'il en soit, la médication active qu'il dut subir, pour ces accidents de très courte durée, l'affaiblit encore, et augmenta sa susceptibilité au froid : « Le froid me tue » écrit-il de Tourney en janvier 1760, et « le plus maigre des Suisses » prie qu'on retienne pour l'été, à Schwetzingen, une « chambre à cheminée, pour un pauvre malade qui fait du feu à la Saint-Jean. »

Comme la généralité des dyspeptiques, notre philosophe était très sensible au froid. A Cirey, à Berlin, à Ferney, à Lausanne, on le voit sans cesse préoccupé de se garantir, car « il est à la mort tous les hivers » et faisant grand cas d'un rayon de soleil ; « si les hommes étaient sages, — dit-il à M. d'Argental — ils se mettraient toujours au soleil et fuiraient le vent du nord comme leur ennemi capital. Voyez les chiens, ils se mettent toujours au coin du feu ; et quand il y a un rayon de soleil ils y courent... »

Voyant « ses maladies augmenter tous les jours » (*mars* 1760); convaincu « après bien des réflexions sur le meilleur des mondes possibles, et sur le petit nombre des élus, qu'on n'est véritablement malheureux que quand on ne digère point » (*août* 1760), quel que soit le lieu qu'on habite, Voltaire paraît abandonner l'idée de nouveaux voyages, s'entoure d'affections et réunit autour de lui, au château de Ferney, qu'il vient de bâtir, une partie de sa famille et quelques personnes amies. Il reprend un régime sévère et éprouve quelque amélioration, en réglant en même temps sa vie de la manière suivante : « ... les bœufs, les vaches, les moutons, les prairies, les bâtiments, les jardins, l'occupent le matin : toute l'après-dînée est pour l'étude ; et, après souper, on répète les pièces de théâtre qu'on joue dans sa petite salle de comédie... — ... on y rit aussi des sottises de Paris... — ... Cette façon d'être donne envie de vivre ». Aussi « jamais n'a-t-il été moins mort... » (*A Mme du Deffand, 23 avril* 1760). D'ailleurs n'est-ce point aussi un grand plaisir, bien préférable à tous les autres, « de voir verdir de vastes prairies et croître de belles moissons ; c'est la véritable vie de l'homme, tout le reste est illusion. » — « ... C'est là qu'à soixante-sept ans, avec une faible santé, on peut être plus heureux qu'à trente. » Et puis, n'a-t-on pas sous la main l'Esculape Tronchin, « qui guérit les gens quand on a trop mangé » (14 *juillet* 1760).

Hélas ! la résurrection « du plus malingre des goutteux... du pauvre sourd... et du malheureux aveugle » est assombrie dès son aurore, par de nouvelles souffrances (1761). Les coliques persistent et aux douleurs de la goutte succèdent, en effet, la surdité et une inflammation des paupières : « Frère V... a bien mal aux yeux, mais il les a perdus avec Corneille et cela console... ». — « Il est obligé de dicter tout ce qu'il écrit, il ne lui reste plus que la parole... »

Les infirmités s'accentuent donc avec les années et des accès de fièvre apparaissent. Le pauvre mourant « s'en va pièce à pièce, ses sens le quittent l'un après l'autre... sur une journée de vingt-quatre heures, il en souffre dix-huit et ne se porte pas bien les six autres ». Il estime bien heureux ceux qui aiment les lettres, qui ont des rentes, « un estomac qui digère... et un chapeau rouge... — avec cela — on est au-dessus de tous les souverains... » (*Au cardinal de Bernis, 7 octobre* 1761.)

Et toujours « heureux — s'écrie-t-il dans une lettre à M. le marquis Albergati Capacelli, datée *des Délices, le 2 février* 1762 — ceux qui ont *æs triplex* à l'estomac, et qui pourront manger de vos excellentes mortadelles, qui ressemblent au phallum des Egyptiens! Heureux les intrépides gosiers qui avaleront vos rossolis! Je vais déclarer au grand médecin Tronchin qu'il faut qu'il me guérisse, et que j'aie ma part du plaisir de mes convives. Ils s'écrient tous : Ah! la bonne chose que ce saucisson! donnez-moi encore un petit coup de ce rossolis. Et moi, je suis là comme l'eunuque du sérail, qui voit faire et qui ne fait rien... ».

Le marquis d'Argence de Dirac lui fait aussi un envoi de saucissons excellents, mais son estomac ne lui permet pas non plus d'y goûter (*mai* 1762). Il faut absolument que Tronchin remédie à tout cela! Vain appel! le régime le plus sévère prescrit par le célèbre médecin n'y peut rien.

Que pouvait, en effet, le régime contre les médecines ? Cependant Voltaire travaille plus que jamais à son histoire générale, à l'histoire du czar Pierre ; à ses tragédies, voire même aux tragédies des autres, qu'il refait, etc. ; et tout cela, malgré l'affaiblissement de sa vue.

Il paraît résigné aux privations que lui impose son mauvais estomac ; il doit se contenter de lait et d'ailes de poularde, tandis que M. de Cideville boit du champagne et mange perdrix et turbots (*mai* 1762). Il reste des semaines sans se mettre à table, et professe la plus grande indifférence pour le gras et le maigre, pour le coq de bruyère et la truite (*février* 1763). « Le pauvre vieux malade, mande-t-il, le 5 mai de la même année, à M. le marquis Albergati Capacelli, a reçu des bouteilles de vin, dont il boira, s'il peut jamais boire ; il y a aussi des saucissons, dont il mangera, s'il peut manger ; il est dans un état fort triste... »

Maintenant ce sont ses yeux qu'il regrette le plus ; le mal digérant, le mourant se qualifie, dans ses lettres, « l'aveugle des Alpes ». Le travail le fatigue, le tue. Non seulement il perd ses yeux, mais il devient sourd comme un pot. Sur les nouvelles instances de ses amis, il essaie encore des remèdes qui « n'ont servi qu'à empirer son état ». Comme « il prétend ne devoir la vie qu'a une extrême attention sur lui-même » (2 *avril* 1764), — « il envoie paître les remèdes et la médecine... et, pour tout remède à son estomac, il se prescrit un régime dont il se trouve très bien, qu'il suivra très fidèlement, comptant qu'avant un mois ses entrailles rentreront dans l'ordre accoutumé ». (29 *août* 1764.) Peu de temps après néanmoins, il est encore « à la recherche d'un secret, celui de digérer... » car, sans cela pas de bonheur que dans les romans. (*A M*^me *du Deffand, octobre* 1764.) C'est que, malgré ses belles résolutions, il était loin d'avoir « cette sobriété constante et cette vie uniforme qui font mériter la santé... — aussi — ... en est-il bien puni... » (*Ferney, le* 6 *août* 1764.)

Pouvait-il espérer mieux d'ailleurs, obligé qu'il se crut à la même époque « de prendre médecine quatre fois par semaine ? » (*Ferney*, 11 *juillet* 1764.)

Le 6 septembre 1765, Voltaire écrit au comte d'Autrey une lettre que les dyspeptiques devraient méditer, et qui est un modèle de prescriptions hygiéniques ; mais auxquelles, pour sa part, il n'a dû se soumettre que très irrégulièrement. Entre autres recommandations, il ne veut pas qu'on déguise les mets, très sains en eux-mêmes, avec de l'essence de jambon, de champignons, du poivre, de la muscade; il défend qu'on les larde ; n'admet pas non plus le ris de veau nageant dans une sauce salée, ni le hachis, ni le pigeon à la crapaudine, ni les mets relevés, ni le pain qui n'a pas de croûte ; « son estomac ne s'en accommode point ». Un souper sans apprêts, suivant ces principes, « fait espérer un sommeil fort doux et fort plein, qui ne sera troublé par aucun songe désagréable ».

Du reste, « les aliments et les boissons qui servent de remèdes, lui ont seuls prolongé la vie. »

Après avoir gardé la chambre pendant de longs mois, pour diverses infirmités, « qui ne lui laissent aucun repos, ni jour ni nuit, et qui le mènent au tombeau par un chemin fort vilain », le vieux malade, bien languissant, se décide, en juillet 1766, à essayer des eaux ferrugineuses de Rolle, en Suisse (Vaud). « Elles ne lui feront nul bien, ni à Mme Dupuits ». (*A M. le comte d'Argental, 26 juillet*). Après en avoir usé pendant vingt jours, il est dans le même état de langueur.

De retour à Ferney, avec sa très ancienne colique, il se plaint amèrement à M. d'Argental de ce que le couvent qu'il a bâti, pour vivre en solitaire, ne désemplisse pas d'étrangers ; de ce qu'on lui arrache le recueillement et la tranquillité, dont sa santé a tant besoin.

L'hiver arrive ; il se trouve bloqué par les vingt pieds de neige qui couvrent les montagnes voisines, et est obligé de garder le lit pendant plusieurs semaines (30 *janvier* 1767). « Ce rude hiver (qui dure cette année jusqu'en avril) achève de ruiner son faible tempérament ; — il éprouve tous les maux de la décrépitude... — il ne vaut plus rien des pieds à la tête... — sa bile ne veut plus sortir que par le bout de sa plume... Il souffre, et quand il souffre il est inaccessible... » — « Le pauvre confisqué » se met alors à un régime plutôt débilitant, « à l'eau de poulet » (*décembre* 1767).

M. de Chabanon lui envoie des huîtres, mais « il ne peut en manger que si on les grille » (*décembre* 1767).

Il sent que la faculté digérante s'anéantit de plus en plus ; et, pour éviter toute tentation, il prend ses repas tout seul : M. de Chabrillant passe six semaines chez lui, et pas une seule fois il ne se met à table avec lui ; de cette façon « il ne s'expose plus au danger » (1768, 8 *février, à Mme du Deffand*).

Les années s'accumulent sur la tête du « vieux capucin de Ferney » qui n'en peut plus et qui, quoique forcé à être sobre et « ne vivant que de jaunes d'œufs, comme saint Cucufin » (*à M. de Saint-Lambert, 4 avril* 1769) n'arrivera jamais à digérer, toujours préoccupé qu'il est de se « tenir le ventre libre, pour que la tête le soit » par des moyens plus ou moins irritants ; car, — avant tout, — « notre âme immortelle a besoin de la garde-robe pour bien penser » (1769, 7 *août, à Mme du Def-fand*). Il n'y a donc pas lieu de s'étonner que Voltaire « trouve plaisant qu'il ait attrapé sa soixante-seizième année en ayant tous les jours la colique » (9 *août* 1769, *à M. Thiriot*), puisqu'il ne cessait de se la donner.

Et pourtant, au milieu de toutes ses souffrances, l'espérance le soutient encore, car, « quand on souffre... on espère toujours qu'on ne souffrira plus demain ; du moins, c'est ainsi qu'il en use depuis soixante ans. Ce n'est pas pour rien qu'il a fait un opéra où l'espérance arrive au dernier acte » (29 *novembre* 1769, *à M. d'Argental*).

Pendant l'hiver 1769-70, Voltaire se plaint continuellement : il est si malade qu'il a presque oublié sa langue... Les vents du nord le tuent... Il est à la mort tous les hivers... Il est réduit à la plus grande maigreur... Il n'a presque plus de dents et est tourmenté souvent par des borborygmes et des insomnies. Quoique ses fuseaux (c'est ainsi qu'il appelait ses jambes) ne puissent plus le porter, il voudrait bien encore vivre six mois pour achever quelques affaires ; et il demande au médecin Bouvard « s'il pense que le lait de chèvre pourrait procurer quelques soulagements... et le mener jusque-là » (5 *mars* 1770). Mais l'idée de prendre médecine domine tou· jours toutes les autres. Il demande en même temps « si on a l'expérience que le lait de chèvre, avec quelques purgations absolument nécessaires, ait fait quelque bien en cas pareil ? » — « N'ayant point de réponse, écrit-il le 17 mars à **M.** d'Argental, j'ai consulté une chèvre, et si elle me trompe, je la quit- terai. » Et il ne tarde pas à le faire (*avril*). Lekain l'engage encore à essayer des eaux, et il lui répond (25 *avril* 1770) : « Je ne crois pas, entre nous, que les eaux, de quelque nature qu'elles soient, puissent faire du bien ; mais je crois que l'eau pure en fait beaucoup, et le régime encore davantage. Les voyages des eaux ont été inventés par des femmes qui s'ennuyaient chez elles. »

Et puis comment pourrait-il s'y rendre, lui qui est entré « dans la confrérie des taupes... et qui ira bientôt dans leur royaume » (*avril*). Quelques jours plus tard, en mai, il est atteint « d'une fluxion hor- rible de poitrine... qui traite fort mal son corps et son âme pendant six semaines. »

L'hiver arrive avant qu'il ait repris un peu de forces ; aussi écrit-il le 5 décembre à **M.** de Condorcet : « Je suis très malade, et tout de bon... la faculté di- gérante me quitte, et par conséquent la faculté pen- sante. » Il faut qu'il la regrette bien vivement, cette faculté digérante, car beaucoup de lettres adressées à ses amis renferment cette question : « digérez-vous bien ? » ou se terminent par ces vœux : « soupez, conversez, aimez, dissipez-vous, mais surtout, digérez ! »

Malgré tout, ou peut-être à cause de tout, la goutte continue à assaillir les articulations et le col de la vessie (strangurie) « du pauvre sourd, du pauvre aveugle, du pauvre damné, se mourant véritablement au pied de la lettre » (1771) qui en est arrivé à ce degré de la maladie, où il semble que « l'on ait tous les maux ensemble » et où le patient ne sait duquel il doit le plus se plaindre. « Ce serait peut-être à moi de décider lequel est le plus triste d'être sourd ou aveugle, ou de ne point digérer. Je puis juger de ces trois états en connaissance de cause, mais il y a longtemps que je n'ose décider sur les bagatelles, à plus forte raison sur des choses si importantes... » (*A Mylord Chesterfield,* 24 septembre 1771).

Toutes ces infirmités s'accentuent chez le malheureux « hibou des Alpes [» qui est plié en deux, qui souffre vingt-trois heures en vingt-quatre... qui ne dort plus, ne mange plus, ne jouit plus de la société de ses amis... ne peut même plus penser, car la manière dont on digère décide presque toujours de notre manière de penser.,. et qui en est réduit à manger seul dans sa chambre un plat de légumes, pendant que Mme Denis fait chez lui les honneurs d'un grand dîner... C'est elle d'ailleurs qui fait toujours les honneurs de la chaumière, tandis qu'il a ses anéantissements... Il est alors obligé de fermer sa porte à tout le monde (1771-1772-1773).

Ce n'était pas assez — qu'il languît au milieu de ces souffrances continuelles, avec lesquelles la nature le persécute horriblement... ses maux ordinaires se mettent à tourner à l'extraordinaire... (*à M. d'Argental*, 25 *février* 1774) et l'enflure vient, à son tour, compliquer la situation; « ses deux fuseaux de jambes sont à présent gros comme des tonneaux. » Les fonctions du cœur sont troublées, le pouls devient intermittent; Voltaire s'inquiète fort de ces nouveaux symptômes; le roi de Prusse le rassure à cet égard et lui affirme qu'il a encore quelques années de répit.

Malgré son mauvais estomac, qui l'oblige à souper seul, malgré sa colique, qui le fait mourir (4 *novembre* 1774), malgré toutes ses autres infirmités et ses déceptions sans fin, l'illustre octogénaire, toujours convaincu que « les petites purges domestiques répé·tées préviennent les maladies », reste fidèle à ses médecines favorites : « tantôt casse, tantôt rhubarbe... qu'il prend encore environ trois fois par semaine » (*décembre* 1774). Dans une lettre à Mme du Deffand (19 *avril* 1775), il explique lui-même comment il fait préparer la casse, et à quelle dose il la prend. Pour sa part, il en usait deux fois, au moins, par semaine, mais lui faisait quelquefois des infidélités, en faveur de la rhubarbe, à laquelle il estime qu'on doit consacrer un jour dans le mois. En terminant, il semble faire amende honorable et reconnaît « que nous ne devons pas tant nous dépiter d'être un peu constipés ; que c'est ce qui l'a fait vivre quatre-vingt et un ans » en souffrant parfois, il est vrai, puisque c'est la loi.

A cet âge, il n'a qu'à « attendre doucement la

mort », car la vie n'est plus supportable quand « on ne peut plus manger avec personne ni même parler » (*à Mme de Saint-Julien, 5 mai* 1775). Cette même année, Voltaire est atteint d'une « espèce d'apoplexie... laquelle lui dérange le corps et l'âme » et qu'il affirme n'avoir été que le résultat de la faiblesse et non de la gourmandise, comme le prétend M. d'Argental, puisque cet accident lui arriva après avoir été vingt-quatre heures sans manger. Quoi qu'il en soit, « cette petite aventure eut des suites assez désagréables pour lui » (*à M. d'Argental, novembre* 1775), et il la considère, tout en plaisantant, comme un avertissement sérieux. Le « sec apoplectique » n'ose plus quitter sa retraite et gémit de ne pouvoir accompagner Mme Denis, qui entreprend un long voyage, dans le but d'aller consulter M. Tronchin « pour une maladie qu'elle n'a pas. » S'il n'est point avec elle, « c'est qu'il a quatre-vingt-deux ans, quatre-vingts maisons à finir et quatre-vingts sottises à faire ; c'est qu'au fond il est bien plus malade qu'elle et même trop malade pour parler à des médecins » (*à M. d'Argental, 27 août* 1776).

Son état alors l'oblige à garder souvent le lit, « où il souffre comme un damné, ayant devant lui de beaux jardins, une belle campagne, un beau lac ; à sa droite les montagnes du Jura ; à sa gauche les glaces éternelles des grandes Alpes, et dans son corps le diable... » (*A M. d'Argental, le 18 octobre* 1776.)

Si, pendant les années qui vont suivre, les deux dernières de sa vie, Voltaire parle moins souvent de son estomac et de ses entrailles, c'est que tous ses organes sont devenus successivement malades.

Dans ses lettres à Mme de Saint-Julien, à M. Gudin de la Brenellerie et à M. d'Argental, il traduit du reste cet état, en répétant « qu'il est accablé d'autant de maladies que d'années » (1776-1777).

Parmi ces maladies, nous signalerons, plus particulièrement le catarrhe vésical (cystite chronique) et la dégénérescence athéromateuse des artères, *cette rouille de la vie*, selon l'expression pittoresque du professeur Peter ; affection qui a pour effet de déterminer des troubles de circulation sanguine, généraux ou locaux, selon que de gros ou de petits vaisseaux en sont atteints. C'est là une source de complications graves auxquelles Voltaire n'a pas échappé. Les intermittences de pouls, dont nous avons parlé, en étaient l'indice.

Le 8 mars 1777, il perd la mémoire pendant deux jours, « si absolument qu'il ne pouvait trouver aucun mot de sa langue » (*à M. le Maréchal de Richelieu* 28 *mars* 1777). Cet accident, que l'on a pris pour de *l'apoplexie*, ne fut très probablement que de l'aphasie ou de l'amnésie passagère (1), comme cela peut s'observer chez des malades atteints tout simplement de goutte ou d'affections du cœur, occasionnant accidentellement des troubles de circulation dans la troisième circonvolution cérébrale gauche : « jamais la nature n'a joué un tour si sanglant à un académicien. Il est ridicule que je tâte de l'apoplexie étant aussi maigre que je suis, » écrit-il

----

(1) Perte de la mémoire des mots.

à la même époque, et il plaisante sur cette prétendue attaque, dans une lettre du 3o avril à M. le marquis de Villevieille : « On dit que j'ai eu une attaque d'apoplexie ; ce sont mes ennemis qui font courir ces mauvais bruits. J'avoue pourtant que j'ai eu un accident qui lui ressemblait fort. Cela est ridicule à un homme aussi maigre que moi... »

Néanmoins c'est un nouvel avertissement pour « le vieux malade qui va bientôt partir de ce globe... qui achève sa chétive carrière loin du monde.,. qui a perdu *causâ vivendi* la santé, le sommeil, l'appétit... à qui ses jambes, sa tête et son estomac refusent le service... et qui ne demande plus à ses amis qu'un *Requiem* » (*juin-septembre* 1777). Aussi est-ce « en mourant qu'il avait achevé *Irène, Agathocle,* le *Droit du Seigneur* et fait quatre actes d'*Atrée* » (*mars* 1778, *à M. d'Argental.*)

Il y avait plusieurs années que Voltaire sollicitait l'autorisation de revenir à Paris pour faire jouer quelques pièces et revoir ses amis. Louis XVI lui accorda cette grâce, sur les instances de M. de Maurepas, à la condition expresse qu'il ne paraîtrait point à Versailles (1). Voltaire quitte Ferney, pour n'y plus retourner, le 3 février 1778, et arrive à Paris le 10 du même mois « *extrêmement malade* » (*Paris,* 19 *février, à M. de la Dixmérie*). Les fatigues d'un aussi long trajet, entrepris au milieu de l'hiver, par un vieillard de quatre-vingt-quatre ans ; l'impossibilité, pour le malade, de suivre son régime en voyage, ne pouvaient qu'avoir une fâcheuse influence sur sa

(1) Lepau, *Vie de Voltaire.* — Paris, 1838.

triste santé, et six jours après son arrivée, Voltaire
« était attaqué d'un vomissement de sang. »

Quelle fut la cause de cette nouvelle complication ?
N'est-il pas permis de diagnostiquer, chez ce très
ancien dyspeptique, sinon ce degré de maladie que
nous avons appelé forme ulcéreuse de la dyspepsie,
du moins la congestion et la vascularisation exagérée
de la muqueuse stomacale, qu'on observe généralement dans les dyspepsies de vieille date, et qui peuvent également déterminer la gastrorrhagie, par
simple transsudation du sang, par rupture d'un
vaisseau athéromateux, ou encore par une de ces
érosions comme on en rencontre, et qui sont complètement distinctes de l'ulcère rond ?

« Après cet accident, le vieux malade reste à la
mort pendant plus de quinze jours... Quand pourra-
t-il revoir Ferney !... » (*Paris 15 mars, à M. de
Florian*).

Irène était en répétition ; Voltaire avait reçu, pres-
qu'aussitôt après son arrivée, les acteurs du Théâtre
Français qui devaient interpréter cette tragédie. Mais
l'hémorragie qu'il éprouva ne lui permit pas d'assister aux premières représentations; il ne put se rendre qu'à la sixième. Les applaudissements et les honneurs qui lui fureut prodigués, pendant cette soirée
mémorable, où l'acteur Brisard le couronna de lau-
riers à la porte de sa loge; les profondes émotions
qu'il en ressentit; l'ébranlement nerveux qui en fut
la conséquence, les doses exagérées d'opium qu'il
s'administra à la même époque, et qui achevèrent
d'enrayer complètement les fonctions digestives, por-
tèrent le dernier coup à cette frêle existence. Et le

grand génie qui la soutenait s'éteignit, ou plutôt s'immobilisa, le 30 mai 1778.

Le lecteur reconnaîtra facilement, dans tous les détails que nous venons de rappeler, les différents traits physiologiques sous lesquels nous avons dépeint le dyspeptique.

Au point de vue médical, il nous est donc permis de conclure que Voltaire vécut et mourut en dyspeptique endurci, la casse dans une main, et la rhubarbe dans l'autre.

Quant à l'enseignement pratique à retirer des pages qui précèdent, il se résume dans les propositions suivantes :

1° La dyspepsie, lorsqu'elle n'est pas traitée convenablement, finit par devenir une maladie pour ainsi dire générale, et retentit sur tous les autres organes, qui dès lors entrent en souffrance. De là des complications, qui passeront pour autant de nouvelles maladies, et feront parfois oublier la maladie d'estomac.

— Voltaire était dyspeptique à vingt-six ans : il le fut toute sa vie; et dans ses dernières années, il éprouvait tant de malaises différents, en apparence étrangers à sa dyspepsie, qu'il prétendait avoir quatre vingt quatre maladies. —

2° Un dyspeptique peut arriver à un âge avancé tout en souffrant continuellement.

— Voltaire se plaignit toute sa vie de son mauvais estomac et de ses maux d'entrailles, et il ne mourut qu'à quatre-vingt-quatre ans. —

3° Un dyspeptique ne guérit pas, s'il n'observe un régime sévère.

— Voltaire était gourmand; de son propre aveu, s'il avait pu prendre sur lui de renoncer « aux sucreries, aux tourtes », aux tentations de toutes sortes qui l'entouraient, il serait devenu aussi bien portant que ses amis les plus vigoureux. Mais il avait l'esprit trop prompt et la chair trop faible, commettait trop d'imprudences, et manquait de courage pour persévérer dans ses bonnes résolutions. —

4° L'usage habituel des médicaments, et surtout des purgatifs, annihile les bons effets du régime. — Chaque fois que Voltaire s'est soumis à un régime exact et sévère, il a reconnu qu'il s'en était toujours mieux trouvé. Malheureusement les traits satiriques de Molière n'avaient point encore guéri les malades, même les plus intelligents, « *de la maladie des médecines.* » —

Voltaire était encore convaincu de la nécessité de deux ou trois purges domestiques par semaine, pour entretenir la santé, et croyait que la sobriété, sans la rhubarbe, ne suffisait pas.

Il détruisait ainsi, par ses imprudences du lendemain, les bienfaits résultant du régime observé la veille.

De leur côté, les médecins maintenaient les malades dans cette voie, en rapportant toutes les maladies d'estomac aux irrégularités de la fonction intestinale, et en n'ayant pour objectif, dans leur médication, que de débarrasser le ventre par des purgatifs et des lavements plus ou moins irritants.

Cependant, si Voltaire a pu résister aux nombreuses maladies dont il se disait affligé, et à toutes les médecines dont ses médecins l'avaient circonvenu, c'est, comme il le proclama bien haut lui-même, grâce au régime qu'il savait s'imposer au besoin. Car « *c'est le régime seul qui l'a fait vivre, et qui lui a prolongé la vie.* »

CHAPITRE CINQUIÈME

COMMENT ET POURQUOI L'ON DEVIENT DYSPEPTIQUE

I

Considérations générales sur les causes de la dyspepsie.
Comment on devient dyspeptique.

En traitant de la symptomatologie, nous disions que les relations établies par le système nerveux ganglionnaire, entre le tube digestif d'une part, le cerveau, les viscères abdominaux et thoraciques d'autre part, indiquent, *a priori*, quel retentissement aura la dyspepsie sur tous les organes de l'économie.

La réciproque est vraie, et au point de vue étiologique, les différentes maladies qui frapperont chacun de ces organes pourront, à leur tour, influencer l'estomac, en troubler l'innervation et le fontionnement, et y occasionner la dyspepsie.

C'est de cette façon, en effet, que nous voyons, tous les jours, les affections aiguës ou chroniques du cerveau, des poumons, du cœur, du foie, des reins, de la vessie, de l'utérus, etc., retentir sur l'estomac et l'intestin, et se compliquer de phénomènes dyspeptiques. Dans certains cas même, lorsque la maladie primordiale et la dyspepsie sont déjà anciennes, lorsque, par exemple, une affection chronique a, comme cela arrive si souvent, irrité l'intestin, l'estomac et le cerveau, par l'intermédiaire des plexus, chacun des organes atteints secondairement réagit, à son tour, sur les autres, et l'on se trouve dans une sorte de cercle vicieux, au milieu duquel le médecin, mal renseigné, ou trop tardivement consulté, aura bien souvent de la peine à se reconnaître. Il est évident qu'il n'en sera pas toujours ainsi, et que les troubles digestifs qu'occasionneront les maladies aiguës ou chroniques à caractères bien tranchés, telles que la bronchite, la pneumonie, l'endocardite, la néphrite, la cystite, etc., ne dominent pas la scène, ne constituent pas la vraie dyspepsie, telle que nous la comprenons, et ne sont que des symptômes gastriques, qui disparaîtront, le plus généralement, avec la maladie principale qui les tient sous sa dépendance. Toutefois, il faut reconnaître que, bien souvent aussi, les malades guérissent de la maladie étrangère au tube digestif, mais demeurent dyspeptiques, par suite des médications employées ou d'un régime défectueux.

En dehors des conditions que nous venons d'énumérer succinctement, et toute maladie étrangère écartée, nous admettons que toutes les causes qui agissent défavorablement, et d'une manière permanente, sur les voies digestives, soit directement, soit indirectement, peuvent occasionner la dyspepsie. Parmi ces causes, les unes sont relatives à l'alimentation, ou à l'action de substances non alimentaires ingérées, et impressionnent directement l'estomac; les autres, plus éloignées, viennent de troubles dans les fonctions intestinales; de trop d'excitation ou de tension cérébrale; de trop de fatigue musculaire ou de manque d'exercice : d'où il résulte que l'on devient dyspeptique :

Par l'estomac...............	Origine stomacale.
Par l'intestin...............	Origine intestinale.
Par le cerveau..............	Origine cérébrale.
Par causes mécaniques directes	Origine professionnelle.
ou indirectes...............	Défaut ou excès d'exercice.

II

Dyspepsie d'origine stomacale par alimentation défectueuse
ou ingestion de substances nuisibles.

C'est le plus souvent dans les mille détails de l'alimentation qu'il faut rechercher les causes de la dyspepsie gastrique, car l'alimentation comprend, non seulement la nature des aliments, mais encore leur qualité, leur quantité, leur préparation, le nombre et la régularité des repas, etc. Ces divers éléments sont soumis à des règles, dont l'ensemble constitue *l'hygiène alimentaire;* et c'est, en un mot, dans les infractions à ces règles que la dyspepsie directe a ses causes ordinaires.

Nous naissons gourmands, et c'est à nos dépens que nous apprenons à manger. Nouveau-nés, à peine avons-nous pris le sein, que nous nous donnons des indigestions, et ces accidents se répéteraient incessamment, pendant nos jeunes années, si la surveillance et la sévérité de nos parents n'y mettaient bon ordre. Si l'homme n'oublait pas, ou du moins s'il voulait se souvenir, l'expérience acquise lui fournirait le code hygiénique le plus complet, et lui ferait distinguer, au moment nécessaire, les aliments irritants des aliments doux, les aliments lourds des aliments légers, les aliments nuisibles des aliments utiles, car il est bien peu d'estomacs assez privilégiés pour n'avoir jamais eu besoin de faire cette distinction.

Cette différence dans la digestibilité des aliments, ou plutôt dans leur action nuisible ou favorable, a été nettement établie par les expériences de Leven sur les chiens, expériences qui ont montré à notre confrère que le lait et les œufs peu cuits sont les aliments qui congestionnent et fatiguent le moins l'estomac ; que la viande est le type des excitants physiologiques de cet organe, tandis que l'alcool, les graisses et tous les aliments préparés à la graisse, les choux gras en particulier, ingérés en grande quantité irritent l'estomac et le font peiner. Les animaux sacrifiés après les repas composés de ces substances irritantes présentaient, en effet, tous les signes locaux de l'inflammation de la muqueuse stomacale, avec relâchement fréquent des fibres musculaires de l'organe (dilatation). L'animal avait été triste pendant sa digestion, sa physionomie exprimait la souffrance, il semblait redouter le mouvement, il était dyspeptique.

Ces résultats ont été en partie confirmés, pour ce qui a trait à l'alcool, par les recherches expérimentales que MM. Dujardin-Beaumetz et Audigé ont faites sur des porcs soumis au régime alcoolique pendant plusieurs semaines, à la dose moyenne d'un demi-litre d'eau-de-vie par jour. Ces recherches ont été relatées dans le *Bulletin* de la Société française de tempérance (année 1882, n° 1) dont l'honorable M. Frédéric Passy est président.

De ces intéressants travaux, il est permis de conclure que l'abus de l'alcool et des graisses détermine sur la muqueuse stomacale de l'homme, comme sur celle des chiens et des porcs, des phénomènes d'irritation qui engendrent la dyspepsie. Si l'on ne peut répondre directement par la pathologie expérimentale comparée aux objections qui seraient faites à ce sujet (car on ne tue pas un homme comme on tue un chien pour vérifier l'état de son estomac après qu'il aura avalé telle ou telle substance) l'alcoolisme chronique, malheureusement si commun de nos jours et si souvent mortel, a permis aux pathologistes de vérifier, *post mortem*, les assertions émises par les savants médecins que nous avons cités.

Si nous nous arrêtons un instant encore sur les lésions organiques rencontrées dans la dyspepsie alcoolique, c'est qu'il s'agit là aussi d'une dyspepsie créée par le buveur, pour ainsi dire pour les besoins de la science qu'elle éclaire, alors que l'occasion est si rare de constater les lésions de la dyspepsie simple. Et nous le faisons d'autant plus volontiers qu'il n'existe pas d'autre dyspepsie chronique où l'on puisse rattacher aussi nettement les effets à la cause; et que, dans l'espèce, l'anatomie pathologique, presque expérimentale, donne aussi raison à la manière de voir que nous avons exprimée plus haut sur la connexité pathologique que l'on constate dans la dyspepsie complète entre l'estomac et le gros intestin, tandis que l'intestin grêle reste indemne.

Dans les cas où l'alcoolisme est arrivé au degré de conception délirante, désigné sous le nom de *delirium tremens*, la terminaison funeste est fréquente. Tous ces malades meurent avec de la dyspepsie grave, et à l'autopsie on trouve la muqueuse stomacale généralement couverte de mucus épais, de plaques rouges disséminées, plus ou moins foncées et étendues, parsemées elles-mêmes d'ecchymoses brunâtres, ce qui explique les vomissements bruns ou noirâtres, si souvent observés pendant la vie chez les buveurs, et qui tiennent à ce que la muqueuse gastrique laisse suinter du sang en même temps que du suc gastrique, du mucus et de l'eau. C'est ce sang qui, plus ou moins modifié par son séjour dans l'estomac, donne aux matières vomies leur couleur spéciale, chocolat, lilas... Mais, dans ce dernier cas, la maladie offre ordinairement un caractère de gravité tout particulier, dû à la dégénérescence carcinomateuse de quelque ulcère de l'estomac.

A la dyspepsie alcoolique ancienne se rapportent encore la dégénérescence granulo-graisseuse hypertrophique de la muqueuse, des glandes et des autres tissus sous-jacents, ainsi que les ulcérations superficielles ou profondes.

L'intestin grêle est généralement intact. Le gros intestin et le cæcum en particulier présentent des altérations semblables à celles de l'estomac.

Le buveur devient dyspeptique de bonne heure

et la maladie s'annonce chez lui par un appétit très irrégulier, par des souffrances stomacales et des *pituites*, désignées sous le nom de *vomitus matutinus*. La langue est presque toujours pâteuse, sèche, fendillée, et l'haleine a une odeur caractéristique, spéciale à ce genre de maladie (1). Il existe aussi de la sensibilité du ventre, des coliques sourdes, des borborygmes accompagnés de diarrhée (pituite intestinale) ou de constipation. Le foie est souvent congestionné et frappé de cirrhose.

Nous nous arrêterons là, car nous n'avons pas à faire l'histoire de l'alcoolisme ; nous n'avons à en retenir que ce qui a trait à notre sujet.

Dire maintenant comment survient une dyspepsie alcoolique, ce serait faire le tableau de l'entraînement du buveur, depuis les excès passagers, mais répétés encore assez souvent, jusqu'à la passion sans frein, qui constitue chez l'homme la dégradation bestiale la plus humiliante.

Nos hôpitaux regorgent de ces dyspeptiques, par abus des boissons alcooliques. Les cas sont moins fréquents dans la clientèle urbaine, quoique dans certaines classes de la société l'alcoolisme prenne une forme, pour ainsi dire larvée, et soit souvent méconnu.

Nous avons donné des soins à une pauvre dame de soixante-deux ans, tourmentée par des névralgies rebelles que, dans le principe, elle calmait, au moyen de frictions faites avec de l'eau de mélisse

---

(1) L'haleine si désagréable des buveurs est due à l'association des vapeurs d'alcool, d'aldéhyde et d'acétone qui s'exhalent de leurs bronches. (Bouchardat.)

des Carmes. Un peu plus tard, elle prit quelques gouttes de cet alcoolat sur du sucre. Elle arriva, insensiblement, à en avaler plusieurs fois par jour une cuillerée à café dans de l'eau sucrée. Au bout de quelques mois, la passion alcoolique avait atteint chez cette personne, de bonne éducation cependant, un tel développement qu'elle consommait chaque jour, ouvertement ou en cachette, un demi-litre et plus d'alcoolat de mélisse des pharmaciens, celui des Carmes l'entraînant à de trop fortes dépenses. Les névralgies paraissaient avoir cédé, sous l'influence de l'anesthésie alcoolique probablement; mais l'appétit se perdit peu à peu, des vomissements aqueux eurent lieu tous les matins et dans la journée, et nous vîmes se dérouler tous les symptômes de la dyspepsie. Le hasard nous en fit découvrir la véritable cause. Nous arrivâmes, [par supercherie, à diminuer considérablement les doses quotidiennes d'alcoolat de mélisse, et les fonctions digestives commençaient à s'améliorer, quand un retour des douleurs névralgiques ramena également une recrudescence dans la passion qu'avait la malade pour sa liqueur favorite. L'appétit disparut de nouveau, les vomissements recommencèrent, une ataxie choréiforme survint, et la malheureuse femme succomba, le corps couvert d'ecchymoses et de plaies, malgré le soin qu'on avait pris de matelasser tout ce qui l'environnait.

C'est là un cas exceptionnel, et la dyspepsie alcoolique des gens du monde est rarement portée à ce degré. Elle n'en est que plus difficile à diagnostiquer, surtout en présence des réticences calculées qu'opposent ces malades aux questions trop prudentes que le médecin est obligé de leur faire.

Notre savant confrère, le professeur Potain, a très bien décrit, dans une de ses conférences cliniques, la situation délicate que les cas de ce genre créent aux praticiens.

L'usage modéré de l'alcool et de ses composés ne rend point dyspeptique, bien au contraire ; les expériences entreprises, dans le but d'élucider la question, prouvent que *le bon alcool*, pris *à faible dose* après les repas, favorise la digestion *dans un estomac sain, non irrité.*

Mais c'est l'abus, longtemps continué, des boissons spiritueuses, simples ou composées, vin blanc, vin rouge, bière, eau-de-vie, rhum, kirsch, absinthe, chartreuse, anisette, cassis, bitter, vermouth, etc., qui occasionne la dyspepsie. Et cela, non seulement parce que ceux qui en usent en prennent de trop grandes quantités aux repas, mais surtout parce qu'ils en absorbent à toute heure du jour et de la nuit, et principalement le matin. Disons-le ici bien haut : *une boisson alcoolique*, prise habituellement le matin *à jeun*, constitue une pratique fâcheuse, et devient la cause préparante et efficiente de bien des dyspepsies. Oui, l'alcool et ses composés ingérés à haute dose, et surtout les boissons alcooliques de mauvaise qualité, sont les pires ennemis de la muqueuse digestive. Voilà pourquoi nous avons commencé par eux, voilà pourquoi nous nous y sommes arrêté si longtemps.

Loin de nous la pensée de proscrire de la table les bons vins et les bonnes liqueurs ! Ce que nous désirons bien établir encore, en dehors des effets nuisibles et désastreux produits par les excès alcooliques, c'est que tous les estomacs n'ont pas la même tolérance, et que des doses, en apparence très modestes de vin, de vin pur surtout, sont mal acceptées par certains estomacs, qu'elles irritent et rendent dyspeptiques. Selon nous, cette cause de maladie est plus fréquente qu'on ne le croit généralement, et bien des dyspepsies se montrent rebelles, parce que les personnes qui en sont atteintes continuent à boire du vin en mangeant. Aussi nous verra-t-on, dans le traitement de la dyspepsie, défendre, d'une manière presque absolue, l'usage du vin et des composés alcooliques.

Tout dernièrement encore, nous recevions d'une de nos clientes, ancienne dyspeptique, que nous considérons comme guérie, l'aveu que ses derniers malaises ont complètement disparu à partir du jour où elle s'est mise spontanément à l'usage de l'eau pure.

En regard du développement lent des dyspepsies si graves que nous venons d'étudier, nous placerons, à dessein, l'exemple d'une dyspepsie bénigne, qui peut, en quelques jours, évoluer sous les yeux du médecin par l'usage répété de mets irritants.

Nous sommes à l'époque de l'arrivage des oranges. Une jeune fille de seize ans, bien portante jusque-là, se laisse aller au plaisir de manger chaque jour une certaine quantité de ces fruits ; mais, après cinq à six jours de ce régime, elle perd l'appétit, se plaint de pesanteur à l'épigastre, et éprouve la nuit de véritables crises d'estomac qui l'empêchent de dormir.

Le ventre est ballonné, les garde-robes sont devenues rares et difficiles; la langue est sèche, rouge sur les bords et blanche à la surface. Il y a de la céphalalgie, des bâillements fréquents, et du refroidissement au moment de la digestion. La malade ressent une lassitude très prononcée et n'a plus de courage au travail.

Tous ces accidents s'étaient déroulés rapidement, il y avait dyspepsie. Inutile d'ajouter que, sur l'avis de son docteur, Mlle X... a renoncé aux oranges, et qu'un régime convenable suivi pendant une semaine a suffi, avec quelques médicaments des plus simples, à faire disparaître toute trace de dyspepsie.

En choisissant et en décrivant l'action de l'alcool, pris comme type des substances alimentaires irritantes dont l'abus occasionne la dyspepsie la plus grave; en mettant en regard de cette description le développement d'une dyspepsie des plus bénignes, nous avons désiré simplifier les détails, éviter les redites, et établir pour ainsi dire les degrés extrêmes d'une échelle étiologique, entre lesquels viendront se ranger les autres aliments qui peuvent déterminer la maladie d'estomac.

Comme causes puissantes de dyspepsie, après l'alcool, viennent les graisses; et si, en ce qui concerne leur action nocive sur l'estomac, l'anatomie pathologique humaine fait défaut, nous avons, pour confirmer cette action, outre la pathologie expérimentale, l'expérience quotidienne des mauvais effets produits par les mets chargés de graisse et les pâtisseries grasses; et les tristes conséquences qui résultent pour les populations pauvres de certaines contrées de l'Europe, de l'usage habituel de poissons gras, de lard rance, de farines communes ou avariées, converties en pâte et frites dans l'huile... toutes substances qui rendent la dyspepsie très fréquente, et presque endémique, parmi ceux qui s'en nourrissent. Après l'alcool et les graisses, nous placerons les acides comestibles, les vinaigres, les substances dites excitantes, telles que le poivre, la moutarde, le piment, le gingembre, la muscade, la cannelle, les clous de girofle, le thym, l'estragon, le cumin, l'ail, les cornichons, les câpres, etc., en un mot, les pimentades, les salades, les poivrades qui, prises en excès, deviennent des condiments incendiaires.

Et ne serait-ce pas ici l'occasion de rappeler le fait si connu de cette jeune personne, fille d'un très distingué confrère, qui s'était donné une dyspepsie des plus graves, qualifiée de *phtisie dyspeptique*, en avalant tous les jours, dans un but de coquetterie, des doses énormes de vinaigre (1)?

De nos jours, où la vie de restaurant a été mise à la mode, où les grands dîners de famille ou de cérémonie, multipliés à l'infini, ne sont plus que la reproduction des menus rêvés et confectionnés par les chefs de maisons en renom; tout à fait étrangers aux

---

(1) Brillat-Savarin rapporte un fait analogue, dans la XXIIe méditation de sa *Physiologie du goût*, au paragraphe intitulé : *Dangers des acides*, et qui commence par ces lignes : « Il circule parmi les femmes une doctrine funeste, et qui fait périr chaque année bien des jeunes personnes, savoir que les acides, et surtout le vinaigre, sont des préservatifs contre l'obésité. »

règles de l'hygiène, la nourriture saine n'est plus qu'un mythe; l'aliment naturel est remplacé ou défiguré par les combinaisons les plus compliquées et les plus hétérogènes. Là ces pourvoyeurs d'appétit trouvent le moyen de réunir tout à la fois les substances les plus nuisibles à l'estomac : alcools, épices, acides, corps gras, fécules non cuites, etc., pour en faire une cuisine *sensuelle* et *indigeste* (comme l'exprime très bien Fonssagrives) et toutes ces sauces de haut goût connues sous le nom de : sauce financière, genevoise, aux écrevisses, aux crevettes, au homard, soubise, mayonnaise, etc. Les mêmes réflexions s'appliquent aux sauces de provenance anglaise préparées d'avance en flacon et fort répandues aujourd'hui, telles que *Improved essence of anchovies*, etc.

Oui, ces préparations malsaines, ces raffinements culinaires, si recherchés des gourmands et des viveurs, dont l'estomac est blasé, sont aussi les causes les plus fréquentes de dyspepsie.

Lorsque l'estomac est tolérant, les premières infractions peuvent passer inaperçues et ne laisser aucune trace. Mais si elles se renouvellent trop souvent, l'organe se fatigue, s'irrite et il en résulte des dyspepsies passagères aiguës ou embarras gastriques qu'on a la manie de traiter par les purgatifs, tandis qu'un régime hygiénique bien observé pendant quelques jours en aurait raison. Ces embarras gastriques, souvent répétés, rendent l'estomac plus susceptible; les symptômes de la dyspepsie confirmée commencent à se faire sentir; on est obligé de choisir ses aliments et de prendre des précautions. Si ces précautions sont assez exactement suivies, tout peut rentrer dans l'ordre; mais à la première nouvelle infraction un peu sérieuse la dyspepsie reparaît, pour disparaître quelquefois encore.

Puis à la longue, et sous l'influence d'imprudences du même genre renouvelées, la maladie s'établit définitivement avec tous les symptômes décrits.

Disons cependant que tous les estomacs ne se ressemblent pas, et que certains paraissent doués, momentanément du moins, d'une immunité complète qui leur permet de subir tous les écarts possibles sans en ressentir de fâcheux effets immédiats. Ajoutons, enfin, que quelques aliments naturels deviennent malsains, nuisibles à l'estomac, ou parce qu'ils portent accidentellement avec eux une substance irritante (moules, huîtres), ou parce qu'ils ont été préparés dans des vases malpropres (récipients en cuivre mal nettoyés), ou parce que des industriels peu scrupuleux les ont frelatés par l'addition de produits colorants ou autres...

Nous avons été consulté récemment pour deux cas de dyspepsie de cette nature. Dans le premier cas, il s'agissait d'un fonctionnaire qui, obligé à un déplacement momentané, avait pris ses repas à l'hôtel pendant deux mois. Il attribuait lui-même ses souffrances à l'usage du vin fuschiné qu'on lui servait à table d'hôte et qu'il fit analyser, mais trop tard (1).

---

(1) La fuchsine est peu ou point nuisible par elle-même, ce sont les quantités d'arsenic qu'elle contient, presque toujours, qui la rendent dangereuse. La fuchsine se reconnaît en ce qu'elle colore la craie en rose.

Dans le deuxième cas; un jeune homme bien portant était devenu dyspeptique après avoir mangé à un dîner du vol-au-vent mal préparé qui lui occasionna une irritation gastro-intestinale violente et enace.

Les falsifications et les altérations de toutes sortes que des commerçants peu consciencieux font aussi subir aux substances alimentaires les plus usuelles, constituent un ordre important de causes de dyspepsie. Si l'on désirait être édifié sur ces pratiques illicites, on n'aurait qu'à consulter les rapports publiés par le laboratoire municipal de Paris. On y apprendrait qu'en ce qui concerne l'aliment le plus simple, le plus utile et le plus répandu, le lait, en un mot, sur 414 échantillons analysés pendant le mois de juin 1883, 44 seulement ont été reconnus bons, 173 passables et 197 mauvais, soit près de 45 o/o. L'active surveillance exercée par la police semble avoir intimidé les falsificateurs, car un an plus tard, en juin 1884, sur 389 échantillons, il n'y en a eu que 134 mauvais, soit 34 o/o.

Si encore on se contentait d'affaiblir ce liquide, soit en y ajoutant de l'eau propre, soit en lui enle-

Les autres falsifications importantes que l'on constate le plus fréquemment au laboratoire municipal sont :

Le coupage avec des piquettes de raisins frais ou secs.

Le plâtrage en proportion excessive.

L'alunage.

L'addition de tannin, de glycérine, de sel ou d'eau de mer, d'acide tartrique, d'acide citrique ou sulfurique, d'acide phosphorique, de tartre, de biphosphate de chaux (généralement accompagnée de la coloration artificielle par le sureau).

L'emploi de bouquets artificiels ou de parfums divers pour imiter le goût du cru, etc., etc.

vant une partie de sa crème, cela ne serait que demi-mal ; l'alimentation y perdrait, mais l'estomac n'aurait point à en souffrir, car ce sont les additions de sels de soude ou de potasse, de farine d'amidon, de gommes, etc., qui changent habituellement cet aliment bienfaisant en un breuvage irritant et lourd. On ne saurait être trop sévère à l'égard des auteurs de ces fraudes, qui commettent ainsi de véritables attentats contre la santé de leurs clients.

La falsification du lait et des produits des laiteries a pris aussi un tel dévelopoement aux États-Unis que le Sénat s'en est ému et a édicté tout récemment des peines très sévères, comprenant de fortes amendes et de la prison, contre les marchands qui ne se font aucun scrupule de compromettre la santé publique pour la vente de lait souillé, impur, malsain ou altéré.

A ce propos, nous citerons ici quelques passages d'un très intéressant travail que M. Denis Cochin a publié dans la *Revue des Deux-Mondes* du 15 juin 1883. « Parmi les plus remarquables progrès de notre siècle, si fécond en découvertes, écrit ce publiciste distingué, il faut assurément compter les progrès accomplis dans l'art de falsifier les boissons, de frauder les octrois. La falsification est devenue un des chapitres les plus intéressants de la chimie... l'estomac des consommateurs ne gagne rien à ces progrès... le plus fâcheux, c'est quand les falsifications s'attachent avec prédilection aux denrées alimentaires de première nécessité. Soumises à leur action, des autruches même auraient des gastralgies et deviendraient anémiques,... falsifier, pour de l'argent, un objet, de la qualité duquel la vie d'un homme peut dépendre, c'est tuer cet homme pour le voler... »

On devient également dyspeptique en ingérant de trop grandes quantités d'aliments, fussent-ils de bonne qualité. C'est le fait des gros mangeurs, des gourmands. L'estomac a une capacité assez vaste, il est vrai ; mais comme ce muscle doit se contracter sur la masse alimentaire introduite dans sa cavité, il faut, pour que ses mouvements puissent s'exercer physiologiquement, que cette cavité ne soit pas encombrée. Autrement les fibres musculaires, trop distendues, réagiront mal et exécuteront imparfaitement la malaxation, qui doit favoriser l'imbibition du bol alimentaire et la désagrégation des substances qui le composent. Ce bol alimentaire séjournera dès lors plus longtemps dans l'estomac et l'intensité de la congestion de la muqueuse sera en rapport avec la durée de ce séjour.

Cette congestion exagérée et trop soutenue finira, sous l'influence des mêmes causes, par persister jusqu'au repas suivant. Elle deviendra permanente, dégénérera en une irritation qui sera bientôt de la dyspepsie confirmée.

Mais, dans ce cas particulier, la quantité des aliments n'est pas seule en question, car généralement le gros mangeur fait appel aux excitants de toute nature et accumule ainsi les causes de maladie.

Les personnes qui usent habituellement d'une nourriture grossière sont aussi exposées à la dyspepsie. Il est bien évident, en effet, que l'aliment grossier sera plus difficilement désagrégé dans l'estomac et y séjournera plus longtemps. Des repas composés d'œufs durs, de viandes compactes et serrées (porc), de légumes mal cuits, de fruits crus de mauvaise qualité favorisent le développement de l'état dyspeptique.

Au nombre des aliments grossiers, il faut ranger le pain, que bien des personnes cependant considèrent comme le type de l'aliment sain. Et pourtant les grands mangeurs de pain sont plus exposés que les autres à devenir dyspeptiques. Le pain, la mie surtout, en raison de sa consistance élastique, exige du muscle stomacal un travail long et soutenu pour être dissocié et réduit en bouillie, et cela quel que soit le procédé employé pour le fabriquer. Le pain nourrit bien, cela est incontestable ; c'est un alliment complet, mais il ne calme la faim pour de longues heures, eu égard à la quantité ingérée, que parce qu'il pèse longtemps sur le muscle stomacal et séjourne également longtemps dans sa cavité.

Les boissons, même les plus saines, prises en excès aux repas, gênent la digestion plutôt qu'elles ne la favorisent.

Chacun a pu remarquer que les enfants, qui digèrent si bien et si vite, oublient souvent de boire et quittent la table en laissant leur verre plein.

Si, comme on l'a dit bien avant nous, la digestion se prépare sur le fourneau de la cuisine, on peut dire aussi qu'elle commence sérieusement dans la bouche. Une bonne mastication est la première condition d'une bonne digestion. Cela se comprend parfaitement, car mieux les aliments seront broyés, avant la déglutition, moins l'estomac aura de peine à les chymifier.

La mastication se fait mal par plusieurs raisons :

Le système dentaire est en mauvais état ou trop incomplet ;

La muqueuse buccale est le siège d'une affection gênante ou douloureuse ;

Le temps accordé aux repas est trop court et les aliments sont avalés à la hâte, sans être suffisamment triturés.

Pour d'autres causes, le gourmand et le glouton avalent aussi sans mastiquer. Le fait suivant a été observé par tous les médecins. Un enfant se couche avec les apparences d'une bonne santé. Il dort jusqu'à une certaine heure de la nuit, en faisant entendre, de temps en temps, quelques gémissements. Puis il se réveille subitement, se plaint de maux de cœur et vomit. Au milieu des matières rejetées, on reconnaît des morceaux énormes de tendons, de viande, de graisse ou de légumes, dont le volume et la nature ont irrité l'estomac et provoqué le vomissement. Que ce fait se présente et se renouvelle chez l'enfant ou chez l'adulte, et la dyspepsie apparaîtra.

On conçoit aisément aussi comment des repas trop nombreux, trop rapprochés peuvent engendrer la dyspepsie. De même que tous les organes doués d'une activité musculaire propre, l'estomac a besoin de moments de repos. Il est donc nécessaire que les repas soient suffisamment espacés, et cela selon les âges, bien entendu, pour que la muqueuse ait le temps de se décongestionner et pour que le muscle se repose.

C'est vrai qu'il y a à faire là, comme nous venons de le dire, une distinction relativement au degré d'activité des fonctions digestives, en rapport avec l'âge, distinction qui s'étend d'ailleurs à toutes les fonctions de l'économie. Tel enfant mange impunément toutes les deux ou trois heures, toute la journée même, tandis que tel vieillard ne pourra faire plusieurs repas solides sans être sérieusement incommodé. L'adulte déjà a dû modifier son régime pour le restreindre encore plus tard ; et il faut reconnaître que ceux qui ne vieillissent pas, par l'estomac sont l'exception.

Les personnes trop esclaves de leurs occupations ou qui vivent au jour le jour, sans s'inquiéter où et quand elles prendront leur nourriture, toutes celles, en un mot, qui ne mettent pas une certaine régularité dans leurs repas, sont aussi très disposées à devenir dyspeptiques.

Tout en tenant compte ici du trop court espace que ces irrégularités laissent entre les repas et du dommage qui en résulte pour la muqueuse gastrique, il faut aussi se rappeler que l'estomac, lorsqu'on l'oublie, a une manière à lui de témoigner ses besoins, ou plutôt les besoins de l'économie, une espèce de sens qui s'exalte et donne le sentiment de l'appétit, de la faim. Si on laisse languir ce besoin, si on ne le satisfait pas à son heure habituelle, il en résultera, pour l'organe, une certaine souffrance qui, souvent répétée, engendrera une dyspepsie par action nerveuse.

Nous devons distinguer ici le véritable appétit, l'appétit physiologique, horaire dirions-nous volontiers, de ces fausses faims subites et violentes, vulgairement appelées fringales, qui apparaissent entre les repas, avant que la digestion soit opérée, et sont généralement un symptôme d'irritation gastrique.

Nous trouvons également des causes de dyspepsie dans ces goûters trop copieux, composés surtout de sucreries et de pâtisseries, et dans cette mode du lunch qui tend à se répandre, de plus en plus dans les salons bien tenus. Si ce lunch consistait en une simple tasse de thé, cela ne serait d'aucune conséquence, car en France le thé n'est le plus souvent qu'une tisane chaude presque inoffensive; mais il est ordinairement accompagné de petits pâtés, de gâteaux, de confiseries, et la pauvre boisson chinoise a bien de la peine à faire passer toute ces gourmandises qui, après avoir un instant flatté le palais, n'ont d'autre résultat que d'empêcher de dîner. Aussi arrive-t-on, petit à petit, dans le monde à ne prendre le dernier repas qu'à une heure déjà avancée de la soirée.

Les soi-disant apéritifs, pris d'abord par genre ou comme passe-temps, réclamés ensuite par habitude plutôt que par besoin, par certains estomacs déjà fatigués, sont aussi des causes de dyspepsie, parce qu'en général ils sont constitués par des préparations alcooliques, qui tiennent elles-mêmes en dissolution, des principes nuisibles (absinthe, vermouth, bitter). A ce sujet, ajoutons qu'en dehors de toute maladie la perte d'appétit indique déjà un certain état dyspeptique.

Que par un régime convenable on guérisse l'estomac, et l'appétit reparaîtra normal et soutenu, et non point factice et passager, excité qu'il est par toutes ces liqueurs irritantes que l'on boit avant les repas, dans le but de combattre l'inappétence.

L'usage exagéré du thé, du thé vert surtout (Cullen) provoque assez fréquemment la dyspepsie. Il en est de même de certaines sortes de café.

Les grands fumeurs deviennent aussi souvent dyspeptiques; mais chez eux il s'agit ordinairement d'une de ces dyspepsies torpides, indolentes, ou plutôt d'un alanguissement de la fonction digestive, dont le seul symptôme est l'inappétence. Dans ce cas, l'effet du tabac est lent, comme celui des poisons narcotico-âcres, et détermine l'irritation chronique des tissus et organes avec lesquels on le met en contact, sans parler de son influence morbifique sur le cœur et les gros vaisseaux (angine de poitrine). Nous croyons devoir signaler ici la stomatite particulière aux grands fumeurs, dans laquelle l'aspect bizarre de la muqueuse buccale, profondément altérée, est déjà une preuve de l'action directe et nuisible du tabac sur les tissus.

D'ailleurs la dyspepsie est également commune chez les ouvriers qui travaillent les feuilles de tabac et qui sont intoxiqués par l'absorption pulmonaire et cutanée.

On doit cependant reconnaître que, dans l'espèce, l'accoutumance, lorsqu'elle peut s'établir, rend l'économie insensible à l'influence délétère du tabac, et a l'heureux privilège de paraître neutraliser ses funestes effets. Il faut bien qu'il en soit ainsi, quand on voit de toutes parts les hommes fumer, priser ou mâcher du tabac, dans les pays civilisés comme dans les contrées sauvages, dans les palais comme dans les chaumières ; et cela avec un besoin si irrésistible que la privation détermine un malaise et un inévitable tourment, difficiles à supporter par ceux qui y sont habitués (1).

La dyspepsie par le tabac nous conduit tout naturellement aux dyspepsies occasionnées par les substances médicamenteuses. Nous avons parlé plus haut d'une dame, devenue dyspeptique à la suite d'un traitement prolongé par l'iodure de potassium. Certains estomacs ne peuvent recevoir continuellement les doses les plus minimes de ce médicament (0 gr, 10 et 0 gr, 05 même), sans s'irriter.

C'est généralement dans les maladies chroniques que l'usage répété et prolongé de médicaments tels que mercure, arsenic, iode, iodures, phosphore, etc., détermine la dyspepsie. On donne à ces drogues le nom de *médicaments altérants ;* cette dénomination est certes bien appliquée, car les substances en question ont souvent le triste privilège d'altérer profondément les fonctions digestives et la santé. A plus forte raison exaspèrent-elles la maladie d'estomac, lorsqu'elle existe déjà.

Nous avons donné des soins à une dyspeptique, que l'on traitait pour une prétendue azoturie, par des doses massives de valériane, de quinquina et de bromure de potassium. Sous l'influence de ces remèdes, la dyspepsie s'aggrava à ce point que l'on

(1) *Flore médicale* (Impr. Panckoucke, 1829).

dut suspendre, au bout de quelques jours, toute médication active et irritante.

Une de nos clientes, âgée de quarante-six ans,
très ancienne dyspeptique, arrivée à son âge critique, subit de nouveaux malaises et les digestions
redeviennent pénibles. Au lieu de s'adresser à nous,
comme lors de ses autres rechutes, Mme X... écoute
les conseils de vénérables matrones, qui ont doublé
sans dommage le cap de la ménopause et qui, pour
cela même, lui inspirent grande confiance. Elle
essaie de se mettre pendant quinze jours (terme
prescrit), à l'usage quotidien de cette liqueur, que
les pharmaciens et les épiciers vendent sous le nom
de *vulnéraire* ; et qui est le produit de la macération
alcoolique et de la distillation de nombreuses plantes
excitantes et irritantes, telles que absinthe, hysope,
mélisse, menthe, rue, sariette, thym, lavande, etc...
Mais, après huit jours de ce traitement, Mme X...
éprouve les crises gastralgiques les plus violentes,
avec sensibilité exagérée du creux de l'estomac et du
ventre. Elle n'a plus d'appétit, digère très mal le
peu d'aliments qu'elle prend, et dort à peine.

La langue est blanche, sèche et rapeuse, la peau
chaude, le pouls fréquent. La malade ressent une
grande faiblesse générale et des vertiges. Enfin un
matin, se trouvant dans l'impossibilité de se lever,
elle nous fait appeler, et nous constatons chez elle
l'état que nous venons de décrire. Nous dûmes instituer le règlement de la dyspepsie grave (lait, œufs,
potages). Au bout de dix jours la malade put essayer timidement quelques aliments solides et, petit
à petit, la tolérance de l'estomac se rétablit.

Que de convalescents voient leurs digestions languir, pendant de longues semaines, et en accusent la maladie qu'ils viennent de faire, tandis qu'il faut, le plus souvent, en chercher la cause dans les médicaments, plus ou moins irritants, qui ont été absorbés !

Que de malheureux phtisiques, bourrés ainsi de drogues (arsenic, iodures, huiles de poisson, créosote, etc.), perdent complètement l'appétit, alors que tous les efforts du médecin devraient tendre à le soutenir, en ménageant l'estomac ! Cela est d'autant plus important que, pour certains médecins, le développement de la phtisie pulmonaire serait assez souvent préparé et favorisé par un état dyspeptique habituel. Il faut, avant tout, que le phtisique mange et digère, dit avec raison le professeur Peter !

Aussi avons-nous vu tout récemment, dans ces cas, nos plus célèbres médecins mettre de côté toute thérapeutique active, et recourir uniquement à l'alimentation forcée, ou plutôt mécanique et exagérée (le gavage), au moyen de la sonde stomacale ; faire taire ainsi les phénomènes dyspeptiques (vomissements, anorexie) ; faire digérer, quand même, les malades, leur donner de l'embonpoint et des forces ; en un mot, les faire revivre.

Les résultats favorables obtenus par cette méthode tiennent à plusieurs causes : en premier lieu, la trop grande susceptibilité et les contractions anormales du muscle stomacal sont calmées par le seul fait de l'introduction et du contact de la sonde ; en second lieu, les substances essentiellement nutritives et de facile digestion, que l'on injecte dans la cavité gas-

trique, viennent rapidement au secours de l'économie appauvrie, en modifient les aptitudes morbides,
et la mettent en état de résister à l'extension du
mal. N'est-il pas permis de croire encore que l'usage
du tube isole les aliments des germes nuisibles qu'ils
pourraient rencontrer et entraîner avec eux, en tra-
versant la bouche, l'œsophage et le pharynx ?

L'usage et l'abus des eaux minérales ou artificielles réputées digestives ; des eaux gazeuses, bicarbonatées sodiques et ferrugineuses trop minéralisées,
dont toutes les caves de restaurant sont maintenant
pourvues, sont encore des causes fréquentes de dyspepsie. En effet, ces eaux prises en général pour
stimuler l'appétit et activer la digestion, principalement l'été, excitent d'abord la muqueuse digestive à
un plus haut degré que les aliments, et cet excitation répétée finit par dépasser le but qu'on se pro-
posait, et crée une irritation permanente de la muqueuse stomacale.

Nous avons été à même de suivre dans son évolution une dyspepsie *grave*, développée sous l'influence de l'eau de Vals (Précieuse) prise aux repas,
sans mesure, pendant plusieurs mois.

Dans les différents voyages que nous fîmes aux
stations thermales, nous avons vu bien souvent le
traitement, prescrit sans prudence, aggraver l'état
de dyspeptiques envoyés par leurs médecins. Nous
avons donné des conseils, à Royat, à une jeune fille
dyspeptique et chlorotique qui, après quelques jours
de cure à la source Eugénie, perdit complètement
l'appétit et éprouva des douleurs gastralgiques très
violentes.

Un dyspeptique goutteux de nos amis, également envoyé à Royat, ne put continuer à boire, parce que l'eau de la source Saint-Mart, qu'on lui avait conseillée, augmentait sa dyspepsie.

Le savant inspecteur des sources d'Hauterive, à Vichy, le Dr Durand-Fardel, insiste dans son traité des maladies chroniques, t. II, p. 68, sur l'action nuisible des eaux *fortement minéralisées*, et de celles de Vichy en particulier, que l'on prescrit si souvent d'une manière banale dans le traitement de la gastralgie, et il ajoute : « Les dyspepsies actuellement douloureuses s'en trouvent presque toujours très mal, et j'ai vu souvent ces eaux ne pouvoir être prises, sans redoubler aussitôt les douleurs stomacales, même aux doses les plus faibles. »

N'avons-nous pas appris encore, il y a peu de temps, par la relation si intéressante que le professeur Vulpian a donnée de la maladie de M. le comte de Chambord, qu'à une certaine époque les eaux de Marienbad, tant prônées en Allemagne contre les dyspepsies, avaient si mal réussi au Prince, que le Dr Ott, chargé de diriger le traitement hydrominéral, en avait été fortement préoccupé pour un instant. Cette même eau ayant été conseillée de nouveau à l'illustre malade, dans le cours de sa dernière maladie, le professeur Vulpian crut devoir en proscrire sévèrement l'usage, lors de sa dernière visite à Frohsdorf.

Mais parmi les substances médicamenteuses, capables de produire la dyspepsie, nous devons mettre, au premier rang, l'abus des purgatifs, quels qu'ils soient : eaux minérales, naturelles ou artificielles purgatives, sels purgatifs, thés purgatifs, huiles purgatives, pilules-purgatives ou dépuratives, élixirs antiglaireux, poudres et bonbons laxatifs, etc. On pourrait faire de leur action commune un principe de pathologie, ainsi formulé : *toute substance purgative ou laxative n'agit qu'en excitant, outre mesure, et en irritant la muqueuse gastro-intestinale.*

Combien de personnes atteintes de simple paresse intestinale, ennuyées de faire continuellement usage de lavements, se laissent trop facilement tenter par les annonces pharmaceutiques, dont sont couverts nos journaux politiques et scientifiques, se mettent, timidement d'abord, à l'usage de ces remèdes prétendus souverains contre la constipation ; sont soulagés un moment, reviennent ensuite à cette médication empirique, en rapprochent les doses, finissent par en faire un usage habituel, et transforment ainsi une simple gêne dans la fonction de défécation en une véritable dyspepsie gastro-intestinale !

C'est alors qu'apparaissent dans les garde-robes ces glaires abondantes qui, contrairement à ce qu'affirment les réclames intéressées, et à ce que croient le malades, sont plutôt le résultat de l'irritation occasionnée par le remède qu'un simple effet de son prétendu pouvoir expulsif. Il nous serait facile de citer ici de nombreux exemples de dyspepsies sérieuses, occasionnées par l'abus de ces eaux hongroises et allemandes, aujourd'hui si vantées et si répandues.

Nous pourrions également rapporter des observations de dyspepsie gastro-intestinale, avec symptômes graves, déterminée par l'usage de ces pilules, connues sous le nom de pilules de Morisson, pilules de Clérambour, pilules de santé, pilules de vie, pilules dépuratives, pilules écossaises, etc., dont l'étiquette déguise la composition; qui toutes contiennent les purgatifs drastiques les plus irritants, tels que séné, aloès, coloquinte, scammonée, gomme-gutte, turbith, etc., et qui font la fortune de leurs inventeurs, aux dépens de la santé du public (1).

A une époque déjà reculée, Tissot s'élève avec indignation contre un remède de ce genre, préconisé par un nommé Ailhaut, baron de Castelet, se disant après Dieu le sauveur des hommes.

« Cet individu, indigne du nom de médecin, dit « Tissot, avait inondé l'Europe, pendant quelques « années, d'un purgatif âcre dont le souvenir ne « s'éteindra que quand toutes ses victimes auront « fini... Si on recueillait les observations dans tous « les endroits où on l'a employé, on formerait un « volume de sinistres catastrophes qui effraierait... « Cette poudre, en effet, qui fut interdite sévèrement « en Russie, a coûté la vie à une multitude de gens « et *la santé à un bien plus grand nombre.* »

(1) Dans la séance de la Société médicale des hôpitaux, du 26 octobre 1883, le Dr Dujardin-Beaumetz relate le cas d'un malade de son service, atteint de dilatation stomacale qui, sous l'influence du lavage de l'estomac, se trouva beaucoup mieux et put quitter l'hôpital. Mais aussitôt sorti, cet homme se mit à prendre une quantité de *pilules suisses* qui occasionnèrent une diarrhée très abondante et une rechute. Le malade dut rentrer à l'hôpital, où il fut, peu de temps après, atteint d'une tétanie généralisée avec asphyxie, à laquelle il succomba en vingt-quatre heures.

Ce qui précède s'applique à toutes les drogues dont nous avons parlé tout à l'heure et qui, quoique offertes au public sous des formes plus douces et plus agréables que la poudre du baron de Castelet, n'en constituent pas moins des moyens dangereux pour la santé.

Nous avons vu l'usage du purgatif réputé le plus doux, de l'huile de ricin, prise à dose exagérée, 5o à 6o grammes, pour combattre de simples embarras gastriques, provoquer de véritables atteintes d'entérite dysentériforme qui ont nécessité, à leur tour, un traitement énergique.

Il est vrai que, dans ces cas, nous nous sommes demandé si l'huile employée n'avait pas été falsifiée avec de l'huile de croton, comme cela est arrivé trop souvent.

Nous avons également vu des doses moyennes de magnésie calcinée, prises comme purgatif léger, donner lieu à de violentes irritations intestinales, et par la suite à des troubles digestifs permanents.

Trousseau avait observé ce fait, car il dit dans son traité de thérapeutique : « Avec des doses répétées de magnésie (4 grammes) on peut causer, du côté *de la muqueuse gastro-intestinale, une véritable phlegmasie* qu'attestent des évacuations muqueuses, quelquefois ensanglantées, et le ténesme qui ne tarde pas à les accompagner. »

Quoi qu'en disent certains auteurs, la douce magnésie elle-même, anglaise ou française, est donc loin d'être inoffensive.

Lorsque la dyspepsie stomacale s'est déclarée, pour une des causes que nous avons énumérées ou pour toute autre raison, l'intégrité des fonctions intestinales peut être conservée à peu près intacte pendant un certain temps; la défécation continue de se faire assez régulièrement, tout en présentant parfois quelques irrégularités, et la contractilité de l'intestin, à peine affaiblie, résiste encore à l'effort expansif des gaz qui s'y développent. Mais si, par suite de la bénignité apparente de la maladie et de la persistance de l'appétit, le dyspeptique, ne se préoccupant pas de son état de santé, renouvelle les écarts de régime et répète les imprudences, il arrive qu'après avoir résisté les plexus abdominaux s'irritent, et avec eux le gros intestin dont les plans musculaires sont bientôt frappés d'une sorte de parésie intermitente.

On voit alors survenir les symptômes de flatulence et autres, que nous avons décrits, et qui caractérisent la dyspepsie intestinale.

III

Dyspepsie d'origine intestinale.

Comme, d'après notre manière de voir, *la dyspepsie secondaire* n'est autre chose que le résultat de l'extension à l'estomac de l'irritation des autres organes, il nous suffira, dans l'étude de la dyspepsie de cause intestinale, d'indiquer comment le côlon s'irrite primitivement, autrement dit comment apparaît la dyspepsie intestinale, puisque la complication

gastrique n'en est que la conséquence. En procédant
ainsi, nous signalons à la fois les causes de dyspepsie intestinale et de dyspepsie entéro-gastrique. Ici
encore, de même que dans tous les autres cas de
dyspepsie secondaire, nous faisons intervenir, comme
intermédiaire obligée, l'irritation des plexus nerveux
communs et non pas, ainsi que se bornait à le faire
Trousseau, une action purement sympathique qui
n'explique rien. Les causes de dyspepsie intestinale
résident dans le côlon lui-même ou viennent du
dehors.

Causes inhérentes à l'intestin. — Les maladies
infectieuses qui ont leurs principales manifestations
du côté de l'intestin, la fivre typhoïde, la dysenterie, etc., laissent souvent après elles des lésions et
des troubles fonctionnels (cicatrices, rétrécissements,
foyers d'inflammation chronique, affaiblissement de
contractilité, etc...) qui sont autant de causes de dyspepsie intestinale et par conséquent de dyspepsie
entéro-gastrique.

Il en est encore de même de ces colites spéciales
qui intéressent plus particulièrement le cæcum, et
que les auteurs décrivent sous le nom de typhlites et
de pérityphlites. Ces affections entraînent toujours
un certain degré de parésie de cette partie de l'intestin, et parfois une hypertrophie de la valvule iléo-
cæcale avec rétrécissement du conduit, et sont par
conséquent aussi des causes puissantes de dyspepsie
intestinale.

Aux causes déjà citées viennent s'ajouter les déplacements et les torsions de l'intestin qu'il est diffi-

cile, pour ne pas dire impossible, de diagnostiquer
pendant la vie.

Du côté du rectum et de l'anus, nous trouvons
également des causes fréquentes d'irritation intestinale et de dyspepsie entéro-gastrique. Nous ne ferons
que les énumérer :

Ce sont les différentes espèces de rectites, les
ulcères muqueux ou folliculaires, le prolapsus du
rectum, sous forme de bourrelet persistant plus ou
moins longtemps après les garde-robes ; les rétrécissements, les polypes, le cancer du même organe ;
les ulcérations, la fissure et la fistule anales, la contracture et la névralgie du sphincter de l'anus, les
hémorroïdes, etc.

Nous croyons cependant devoir mentionner plus
particulièrement la contracture de l'anneau musculaire de la dernière portion de l'S iliaque ou sphincter supérieur de O'Beirne qui, selon nous, joue un
rôle important dans un grand nombre de dyspepsies
intestinales.

Nous ne prétendons pas, avec l'auteur du fameux
mémoire (*New Wiews of the Process of Defecation.*
O'Beirne, Dublin, 1833) que dans l'état de santé
les matières fécales ne dépassent pas l'S iliaque et ne
traversent le rectum qu'au moment de la défécation,
ce qui est une grave erreur ; mais nous sommes convaincu que dans de nombreux cas d'irritation de la
portion terminale du côlon, les fibres de renforce-
ment, situées au-dessus de l'ampoule rectale (sphincter
supérieur), sont contracturées et retiennent dans les
anfractuosités de l'S iliaque les fèces qui y prennent,
par leur séjour prolongé, une consistance de plus en

plus dure et qui s'y accumulent sous forme de masses souvent très irrégulières, et peu propres à faire office de coin pour dilater ce passage.

C'est alors que le doigt introduit dans le rectum n'y rencontre aucune matière ; mais, en revanche, le palper abdominal indique la présence dans l'S iliaque de matières ovoïdes isolées ou cylindroïdes plus ou moins longues.

Dans ces cas, le besoin de défécation se traduit le plus souvent par un sentiment de gêne sur la région sacro-coccygienne ; et nous avons entendu des sujets y accuser une véritable souffrance, lorsque le bol fécal finissait par vaincre la contracture et s'engageait dans l'ampoule rectale.

Il arrive aussi que quand ces malades prennent des lavements, alors que les matières ne sont pas encore descendues, l'introduction de la canule dans l'anus, l'entrée de l'eau, surtout de l'eau froide, accroissent la contracture en question.

L'eau du clystère, conservée avec peine pendant quelques instants, est alors violemment expulsée, n'entraînant le plus souvent avec elle que quelques fragments insignifiants de fèces. Aussi ces personnes affirment-elles que les lavements ne leur produisent aucun effet et leur font plus de mal que de bien.

En résumé, toutes les causes qui retardent ou qui gênent la progression des matières excrémentielles dans l'intestin et leur expulsion par l'anus sont des causes de dyspepsie intestinale.

Causes étrangères à l'intestin. — Parmi les causes venant de l'extérieur qui peuvent engendrer la dyspepsie intestinale, les unes agissent à la fois sur l'estomac et sur l'intestin ; ce sont les médicaments, les purgatifs surtout, et les aliments malsains ou mal élaborés. Nous les avons signalés à propos des causes de dyspepsie stomacale directe (par ingesta).

Sans parler des corps étrangers de l'intestin et des vers intestinaux, qui sont aussi des facteurs de la dyspepsie, nous signalerons d'autres causes externes qui agissent directement sur l'intestin et qui comprennent, d'une manière générale, toutes les violences exercées sur l'anus et toute introduction par le rectum de corps étrangers, liquides ou solides, dans un but quelconque. Parmi ces dernières causes, la plus commune assurément consiste dans l'abus des lavements simples ou dans leur emploi intempestif, et dans l'usage de lavements rendus irritants par l'addition de substances médicamenteuses ou alimentaires telles que sel de cuisine, sels purgatifs, séné, glycérine, fiel de bœuf, alcool, chloral, bouillon, peptones, etc.

Arrêtons-nous un instant sur les inconvénients que peuvent avoir les lavements les plus simples.

L'emploi trop souvent répété des clystères, leur température trop élevée ou trop basse, la trop grande quantité de liquide injectée en une fois, non seulement irritent l'intestin, mais encore provoquent ou réveillent la contracture dans certains points, et altèrent le ressort et la contractilité dans certains autres.

D'un autre côté, les lavements simples, pris d'une manière inopportune dans le cours d'une digestion stomacale, à un moment trop rapproché du repas,

occasionnent souvent de violentes coliques, des maux
de cœur, de la pituite, de la diarrhée, après une
garde-robe très dure... c'est-à-dire tous les signes de
l'irritation ou de l'indigestion gastro-intestinale.

Qu'une imprudente insouciance provoque le retour
fréquent de cet accident, et les phénomènes dyspeptiques ne tarderont pas à paraître.

Lorsque la dyspepsie intestinale existe, il n'est pas
rare de voir un anéantissement complet succéder à
des selles provoquées par des lavements simples,
pris à dose modérée. Il semble alors que l'on exige
de l'intestin plus qu'il ne peut donner ; sous l'influence de cette espèce de travail anormal et forcé,
l'irritation augmente ; tout le système nerveux entre
en souffrance et l'organisme entier y prend part.
Dans ces cas, l'intestin irrité devient une sorte de
noli me tangere sur lequel il faut agir en toutes choses
avec la plus grande circonspection. Cette grande
susceptibilité de l'organe malade contre-indiquera
même parfois toute intervention, et le rôle du médecin
devra se borner à éloigner les causes d'irritation, à
insister plus que jamais sur un régime sévère, et surtout à encourager le malade et à le dissuader de
faire usage de ces nombreux moyens, tant prônés et
si préjudiciables, avec lesquels on prétend guérir
obstructions, constipation, dyspepsie, glaires, etc.

Quant aux lavements laxatifs ou purgatifs, s'ils
excitent davantage la contractilité et la sécrétion de
l'intestin, c'est en irritant à un plus haut degré les
plexus nerveux et la muqueuse. Ce sont donc des
causes encore plus actives de dyspepsie.

Nous n'entrerons ici dans aucun détail sur l'action

de chacune des autres causes extérieures de dyspepsie intestinale que nous avons énumérées plus
haut, car l'étude de cette action, facile à expliquer,
et qui a toujours pour résultat l'irritation du côlon,
nous obligerait à de continuelles répétitions.

Nous signalerons encore, en terminant ce paragraphe, le retentissement, presque constant, qu'ont
les affections de l'utérus sur le système digestif entier
(estomac, foie, intestin) et plus particulièrement sur
le gros intestin. Chacun sait, en effet, combien il est
fréquent de rencontrer la dyspepsie, les engorgements
du foie, avec ou sans ictère, et surtout la colite
pseudo-membraneuse chez les femmes atteintes de
maladies de matrice ou simplement en état de grossesse.

Cette action de l'utérus malade ou gravide sur les
organes digestifs se fait par l'intermédiaire du plexus
hypogastrique qui communique l'irritation, ou du
moins une irritabilité exagérée, aux autres plexus
abdominaux, avec lesquels il est en rapport par les
filets qu'il reçoit du plexus mésentérique inférieur.

C'est lorsqu'on jette les yeux sur les belles préparations anatomiques des musées de notre Faculté de
médecine, ou sur les magnifiques planches du splendide ouvrage de Ludovic Hirschfeld et de Léveillé,
que l'on comprend bien qu'il serait impossible,
qu'avec un système nerveux abdominal commun si
développé et si riche, la souffrance d'un des organes
abdominaux ne retentit pas sur les autres, et notamment sur le canal alimentaire et ses annexes.

I V

Dyspepsie d'origine cérébrale.

Il est une loi de physiologie qui régit tous nos
appareils sécréteurs, et qui s'applique aussi bien au
cerveau qu'à l'estomac. Cette loi est la suivante : lorsque l'activité fonctionnelle d'un de ces organes est
mise en jeu, cet organe se congestionne physiologiquement, le sang y afflue. Pour ce qui a trait au
cerveau, nos moyens d'investigation ne nous ont pas
permis, jusqu'à présent, de constater l'excès de vascularisation qui s'y produit, pendant un travail intellectuel soutenu ; mais on a pu reconnaître, dans
certains cas de lésions de la boîte crânienne, que
lorsqu'il y a tension cérébrale, le volume du cerveau
augmente.

D'un autre côté, le professeur Broca a constaté,
par la thermométrie, que l'exercice cérébral élève la
température du centre nerveux d'un demi degré
environ. Or l'hyperthermie des tissus indique toujours une circulation plus active ou hyperémie.

S'il arrive qu'un travail intellectuel ardu et suivi
exagère cette congestion physiologique, jusqu'à en
faire une stase sanguine, après l'avoir fréquemment
provoquée et renouvelée ; l'excitation cérébrale finira
par dépasser elle-même les limites physiologiques,
et le cerveau s'irritera.

Cette irritation se communiquera aux autres centres nerveux, et notamment au plexus solaire, et les phénomènes dyspeptiques ne tarderont pas à paraître. C'est ainsi qu'agiront toutes les causes qui occasionnent le surmenage du cerveau. Aussi certains auteurs ont-ils donné à la dyspepsie qui se développe dans ces conditions, la dénomination *de maladie des gens de lettres;* il faut, en effet, convenir avec Tissot, dit Réveillé Parise, que l'homme qui pense le plus est celui qui digère le plus mal, toutes choses égales d'ailleurs, et que celui qui pense le moins est celui qui digère le mieux.

Lord Byron entre tous est un exemple frappant : dans un article récent de la *Revue politique et littéraire,* Arvède Barine rappelle que ce grand poète « *était fourbu de travail, de maux de nerfs et de maux d'estomac.* »

Il faut ajouter que lady Byron avait fait un enfer de leur salle à manger et que, pour en sortir le plus vite possible, lord Byron abrégeait ses repas, au détriment de son estomac.

L'irritation cérébrale qui, selon nous, se propage à l'estomac, donne des effets à distance que l'on observe dans ces cas, une explication plus satisfaisante que celle du retentissement par voie reflexe sur le système sympathique, admis par bon nombre de pathologistes, et qui aurait pour résultat de suspendre les sécrétions gastriques, en faisant contracter les vaisseaux glandulaires, et en empêchant, par conséquent, la congestion physiologique de la muqueuse gastrique, au moment de la digestion.

Nous ne croyons pas non plus devoir tenir compte de la théorie qui admet, dans l'état de suractivité cérébrale, une rupture d'équilibre d'activité nerveuse au détriment de l'estomac, avec concentration exagérée du fluide nerveux dans le cerveau.

Disons pourtant que nous sommes loin de nier que l'activité nerveuse, comme la circulation sanguine, soit soumise à des lois de répartition et exposée à des causes de déperdition ; pour notre part, nous aurons toujours présent à l'esprit certain fait de paralysie complète du mouvement chez une jeune névropathe, paralysie intermittente, périodique, quotidienne, régulière, bien constatée et bien étudiée par nous, et que nous avons toujours attribuée à un déficit momentané d'activité nerveuse, pour ne pas dire à une diminution de fluide nerveux. Quand la malade en question se fatiguait plus que de coutume, la paralysie commençait avant l'heure ordinaire, et durait plus que les autres jours. Cette personne avait pris l'habitude de se mettre au lit vers 3 heures 1/2 pour attendre sa paralysie, qui survenait à 4 heures. Plusieurs fois on tenta de lui faire oublier son heure. soit par des distractions, soit par des excursions, chaque fois la paralysie la surprit au milieu de ses amusements et de ses promenades en voiture.

Les préoccupations vives de l'esprit, les fortes émotions renouvelées, les chagrins profonds et ineffaçables, les violentes passions, les excitations génitales exagérées ou prématurées, les veilles prolongées, le jeu, etc., sont autant de causes qui rendent dyspeptique, en irritant d'abord le cerveau, à la manière des travaux intellectuels excessifs, soit en le soumettant à des impressions trop violentes, soit en lui faisant dépasser le degré normal d'activité physiologique.

Et toutes ces causes agiront avec une énergie d'autant plus grande, la dyspepsie qui en résultera sera d'autant plus tenace, que le sujet qui les subira sera plus nerveux.

A propos de l'action des impressions morales, des chagrins et de la fatigue cérébrale sur l'estomac, nous rapporterons trois observations de dyspepsie se rattachant à chacune de ces causes.

Obs. I. — Un prêtre vénéré de tous ses paroissiens, homme aussi rigide pour lui-même qu'indulgent pour les autres, apprend qu'un de ses proches parents est accusé par la rumeur publique d'avoir commis un crime.

La justice intervient, et le prétendu coupable est incarcéré, et plus tard renvoyé en cour d'assises. Le malheureux prêtre en éprouve un si profond chagrin qu'il en perd complètement l'appétit et le sommeil. Il ne peut prendre la plus petite quantité de nourriture, sans ressentir de la pesanteur d'estomac, du gonflement, et sans éprouver des renvois continuels. La langue est blanche et sèche, le creux épigastrique très sensible à la pression. De plus, la digestion de midi s'accompagne d'un accès fébrile assez intense, avec douleurs musculaires, profond acablement, et inaptitude complète au travail. Le malade maigrit à vue d'œil. Le médecin consulté crut à une fièvre intermittente irrégulière et prescrivit du sulfate de quinine.

Sous l'influence de ce mode de traitement, les

symptômes gastriques s'aggravèrent, et l'on dut renoncer à toute médication active. Un régime convenable, et surtout la quiétude d'asprit ramenée par l'acquittement du parent de ce prêtre, firent disparaître la dyspepsie.

Obs. II. — Mlle L... a souvent rencontré dans le monde un jeune homme qui ne lui est point indifférent.

Les deux jeunes gens se plaisent et s'aiment, mais ne se le sont jamais dit.

Les circonstances obligent **M. X...** à quitter Paris, sans espoir de retour.

Mlle L... qui est en âge de se marier, fidèle au premier sentiment d'amour qui a touché son cœur, refuse divers partis très avantageux. Harcelée de questions, fatiguée des observations que ses parents croient devoir lui faire, vivement contrariée dans ses goûts et dans son inclination, cette jeune personne tombe dans une profonde tristesse.

L'appétit se perd, les digestions deviennent laborieuses, les forces diminuent, l'embonpoint disparaît ; la langue se couvre d'un enduit jaunâtre épais, la bouche est habituellement mauvaise et l'haleine repoussante. Des irrégularités se produisent dans les époques menstruelles ; il existe d'abondantes flueurs blanches ; un traitement par les ferrugineux, le quinquina et l'hydrothérapie reste impuissant contre ces accidents.

La dyspepsie s'accusant de plus en plus, on finit par ne s'occuper que de l'estomac, et sous l'influence d'un régime sévère, assez mal observé cependant, les digestions s'améliorent, mais la maladie d'estomac persiste.

Quelques confidences faites par Mlle L... à une personne amie de la famille, laquelle s'empresse de commettre une indiscrétion, dévoilent bientôt la vraie cause du mal et expliquent sa ténacité.

En présence d'une santé compromise depuis plus d'une année, les parents avertis n'hésitèrent pas à entamer des pourparlers, qui aboutirent rapidement à une heureuse union.

A la nouvelle de l'entente qui s'est faite entre les deux familles, Mlle X... semble revenir à la vie ; l'appétit reparaît, les digestions se rétablissent, la physionomie reprend sa gaîté d'autrefois, et le jour du mariage il n'existait plus aucune trace de la maladie. Bientôt mère, la jeune femme fit une excellente nourrice, et ne se souvint nullement de sa dyspepsie passée.

Obs. III. — M. R..., un de nos confrères et ami, avait une clientèle très étendue. Dans les derniers mois de l'année 1876, il éprouve de grandes fatigues et de profonds soucis.

En décembre, il commence à sentir ses digestions et à se plaindre de l'estomac. Dans un voyage rapide, fait au commencement de janvier 1877, il couche dans une pièce glaciale, ressent, pendant la nuit, de violentes coliques, se lève plusieurs fois et ne parvient pas à se réchauffer. A partir de ce moment la dyspepsie s'accentue.

Rentré chez lui, le Dr R..., toujours préoccupé des mêmes circonstances qui avaient nécessité son voyage, entreprend de relever ses comptes de fin d'année, qu'il n'avait pas eu le temps de régulariser depuis plusieurs mois. Chaque soir, quoique très fatigué, disons même harassé, par un surcroît de besogne, et par des digestions toujours pénibles, il se met au travail immédiatement après son dîner, pour ne se coucher qu'à une heure avancée de la nuit. Les phénomènes dyspeptiques s'exaspèrent alors au plus haut point, et souvent notre confrère est obligé d'interrompre ses écritures, de s'appuyer le dos, et même de s'étendre complètement, pour essayer de calmer les souffrances intolérables qu'il éprouve, du côté de l'estomac, dans la position courbée que nécessite son travail.

Toutes ces causes, jointes à la fatigue à laquelle notre confrère se soumit encore pendant cinq à six mois, luttant contre le mal, l'aggravèrent tellement qu'il en résulta pour le Dr R... une dyspepsie des plus graves et des plus rebelles, qui le tint éloigné de sa clientèle pendant plusieurs années.

Non seulement les impressions psychiques vives et profondes déterminent souvent la dyspepsie, mais elles contribuent encore puissamment à l'entretenir, lorsqu'elles persistent ou se répètent. Que de fois nous avons entendu ces malades nous dire que la moindre émotion, « *leur donnait un coup à l'esto-mac,* » et réveillait leurs souffrances.

Une jeune dame, atteinte de dilatation et de toute la série d'accidents névropathiques que l'on peut observer dans ce cas, éprouvait, à chaque émotion, la sensation d'une perle d'éther qui éclate dans l'estomac, sensation bientôt suivie d'un sentiment de chaleur et de brûlure irradiant dans toute la région.

Chez une autre personne, en traitement depuis plusieurs mois, jeune mère inconsolable de la perte d'une charmante petite fille, l'amélioration ne fait que de très lents progrès, parce qu'elle voit sans cesse se renouveler dans son esprit, devant ses yeux même, — nous dit-elle — les scènes les plus attendrissantes et les plus déchirantes dont elle fut l'objet de la part de son enfant mourante.

Une troisième a ressenti un profond chagrin de l'entrée de sa sœur en religion. Chaque fois qu'elle va lui rendre visite à son couvent, elle éprouve un serrement d'estomac, de la diarrhée, et revient plus souffrante.

V

Dyspepsie par causes mécaniques directes ou indirectes.

Sous ce titre, nous comprenons l'action directe de certaines causes mécaniques, inhérentes aux professions, et l'action indirecte d'autres causes mécanique générales, qui constituent des infractions aux lois de l'hygiène dans ses rapports avec le mouvement.

(a). *Causes mécaniques directes professionnelles.* — Les professions qui nécessitent comme attitude ordinaire la flexion du tronc en avant, ou la position assise, prédisposent à la dyspepsie, par la gêne qu'elles apportent aux fonctions de l'estomac, qui se trouve comprimé entre le diaphragme et le foie d'une part, et la masse intestinale d'autre part; aussi cette maladie est-elle fréquente chez les tailleurs, les horlogers, les bijoutiers, les dessinateurs, les ouvrières en couture, etc.

Elle est commune chez les cordonniers, qui non seulement travaillent pour ainsi dire courbés en deux, mais encore appuient solidement contre le creux épigastrique le talon des formes en bois ou en fer dont ils se servent journellement. Chez ces ouvriers, on observe souvent aussi le cancer de l'estomac. Pour notre part, nous nous rappelons en avoir soigné cinq cas, dont trois chez des cordonniers de la campagne. Tous ces malades portaient dans la région stomacale des tumeurs assez volumineuses, et quatre d'entre eux eurent des hématémèses abondantes.

Chez les hommes de lettres, les bureaucrates, la gêne habituelle à laquelle est soumis l'estomac, dans la position assise, s'associe à la fatigue cérébrale, pour occasionner la dyspepsie.

(b). *Causes mécaniques indirectes.* — Elles comprennent l'*exercice insuffisant* et l'*exercice immodéré.*

Exercice insuffisant. — Le défaut d'un exercice régulier est l'une des causes les plus fréquentes de dyspepsie, dit Chomel; un exercice modéré est un auxiliaire indispensable pour les bonnes digestions, et l'on pourrait dire proverbialement qu'on digère avec ses jambes autant qu'avec son estomac. Ajoutons cependant que cela est relatif; en effet, bien des personnes qui mènent habituellement une vie sédentaire auront, si elles mangent peu, des digestions normales; tandis que si un homme actif est tout d'un coup condamné à l'inaction, et s'il continue à manger autant, il éprouvera bientôt des digestions laborieuses et deviendra dyspeptique. Mais, d'une manière générale, l'appétit est moins développé et plus capricieux, les digestions sont plus lentes et l'expulsion des fèces est plus irrégulière, autrement dit la dyspepsie est continuellement à l'état de menace, chez les individus qui, pour une raison quelconque, négligent de prendre un exercice suffisant.

Un exercice modéré favorise, au plus haut point, le fonctionnement des organes sécréteurs ou excréteurs, qui sont chargés d'éliminer les produits nuisibles ou inutiles; il active les combinaisons et les échanges moléculaires qui s'opèrent, à notre insu, au sein même des cellules organiques; il fait comme un appel à de nouveaux matériaux de nutrition et détermine, par cela même, dans les fonctions digestives, une salutaire activité, au lieu de cet alanguissement maladif qui est pour l'homme oisif le résultat de l'inaction et le prélude de la dyspepsie.

Point n'est besoin de rappeler ici le contraste frappant qui existe, sous le rapport de l'intégrité et de l'activité des fonctions digestives, entre le travailleur des champs et les habitués de nos bibliothèques; entre la solide campagnarde et la frêle parisienne.

Du reste chacun de nous n'a-t-il pas ressenti la bienfaisante stimulation que la vie de campagne et les excursions dans les montagnes impriment à l'appétit et aux digestions? N'avons-nous point éprouvé tous cette inappétence et cette lourdeur qu'occasionnent les chaleurs tropicales de l'été ou les temps pluvieux de l'hiver, en nous condamnant à l'immobilité et à l'ennui? N'avons-nous pas tous été incommodés par les malaises digestifs qui succèdent habituellement à des repas copieux, faits dans ces dernières conditions, malaises qui, en se renouvelant, finissent par persister, sous forme de dyspepsie?

Exercice immodéré. — Autant un exercice modéré est utile ou favorable au développement de l'appétit et au fonctionnement régulier des organes digestifs, autant un exercice exagéré peut diminuer cet appétit et troubler les digestions. Nous voyons, en effet, tous les jours, sous l'influence d'exercices corporels trop violents, de fatigues excessives de tous genres, l'appétit se perdre et les fonctions digestives languir.

Les jeunes gens de la ville, peu rompus à la marche, qui se livrent tout d'un coup, sans modération, au plaisir de la chasse, deviennent souvent dyspeptiques. Il est vrai que, dans ce cas, diverses circonstances concourent à ce résultat. Aux marches forcées en plein soleil et sur un sol inégal, le corps chargé du poids des agrès de chasse, s'ajoute l'intempérance inévitable, conséquence d'une soif vive et inextinguible. Le même fait s'observe chaque année chez un grand nombre de jeunes militaires, à la suite des grandes manœuvres; et cet état dyspeptique, survenu en même temps qu'un certain degré d'épuisement de l'activité nerveuse, dispose singulièrement ces jeunes gens à contracter des fièvres graves.

Il n'est pas de médecin de campagne qui n'ait eu à soigner, chaque automne, de nombreux cas de dyspepsie provoqués autant par la fatigue de la moisson que par des infractions aux lois de l'hygiène alimentaire.

Les efforts musculaires violents et soutenus, les exercices gymnastiques exécutés avec excès ou intempestivement, les secousses occasionnées par les sauts répétés sont autant de raisons qui peuvent engendrer la dyspepsie.

Nous avons eu fort souvent l'occasion de donner des soins à de grandes personnes, ou à des enfants, atteints de troubles digestifs qui ne reconnaissaient pas d'autres causes.

Généralement, dans ces cas, on observe d'abord, avec la perte de l'appétit, de la céphalalgie, de la fièvre et de la courbature. C'est ce qu'on appelle habituellement de l'embarras gastrique, que caractérisent des phénomènes dyspeptiques ordinairement éphémères, mais qui, par leur répétition, deviennent permanents. Maintes fois cependant nous avons vu, après la disparition de la fièvre et du mal de tête, l'appétit continuer à faire défaut, les digestions rester languissantes, la fatigue générale persister, la physionomie des malades demeurer souffreteuse, et cela pendant des semaines, malgré l'usage répété des purgatifs et des amers qu'on s'obstinait à leur conseiller.

Comment l'exercice immodéré occasionne-t-il la dyspepsie? Nous savons qu'une de ses principales conséquences est la fatigue, la courbature; nous savons aussi que les transpirations exagérées, qui accompagnent souvent cet exercice, ont pour effet de diminuer singulièrement les sécrétions glandulaires. Or, dans la fatigue musculaire, deux choses sont à considérer : 1º des modifications de nutrition des muscles et l'acidification de leurs fibres; 2º la souffrance des filets nerveux interfibrillaires que les contractions répétées et exagérées, ainsi que l'acescence du milieu où ils s'épanouissent, ont irrités. C'est surtout cette irritation qui nous intéresse, car c'est elle qui, en se propageant aux centres nerveux, et de là au plexus solaire, détermine, en grande partie, la dyspepsie. Elle est favorisée, dans ses effets nuisibles, par une sécrétion insuffisante des sucs digestifs, sécrétion qui, comme celle de l'urine, est entravée par les pertes considérables qu'a faites l'organisme surmené.

Pour nous résumer, disons avec Leven :

« Toute fatigue corporelle agit sur l'estomac « comme un mauvais aliment, entretient et aggrave « le mal, quand il existe déjà. »

VI

Pourquoi l'on devient dyspeptique?

La dyspepsie ne frappe pas invariablement tous ceux qui s'y exposent.

Si on l'observe ordinairement chez des personnes

peu soucieuses des règles de la sobriété, on a cependant lieu de s'étonner de rencontrer quantité de viveurs qui mènent l'existence la plus agitée, qui commettent journellement des excès de table, qui se livrent sans mesure aux plaisirs et aux fatigues, et qu paraissent jouir à cet égard d'une immunité telle qu'ils peuvent se croire invulnérables de ce côté. Par contre, on voit assez souvent des personnes devenir dyspeptiques, quoiqu'elles aient suivi toute leur vie un régime relativement sobre et qu'elles n'aient pas subi l'influence des causes signalées plus haut.

Nous comptons dans notre clientèle une famille très aisée, composée de trois personnes, qui ont toujours vécu à la même table, sans commettre de grave infraction à l'hygiène alimentaire. Le père, homme vigoureux et jovial, n'a jamais été malade. Il est doué d'un fort appétit et ne comprend pas qu'on fasse un repas sans l'arroser d'une bouteille de bon vin, et sans le terminer par une tasse de café largement mouillé de vieux cognac. Ce bon vivant n'a jamais souffert de l'estomac.

La mère, âgée aujourd'hui de soixante-cinq ans, a depuis l'âge de vingt-cinq ans de mauvaises digestions, des brûlements au creux de l'estomac, des renvois, des douleurs dans le dos et de la constipation. Elle est obligée de choisir ses aliments, de peu manger et de ne boire que de l'eau à peine rougie. Le moindre écart de régime occasionne une aggravation des phénomènes dyspeptiques. Sa mère a succombé à un cancer de l'estomac ; mais chez notre cliente il n'existe aucune trace de tumeur de cette nature.

La fille de cette dame a bientôt quarante ans. Elle prétend n'avoir jamais bien digéré. Chaque repas, si léger qu'il soit, est suivi de pesanteur dans la région de l'estomac, de gonflement, d'éructations, de tendance au sommeil. La langue est habituellement rouge et fendillée, la gorge sèche; et cette demoiselle est presque toujours altérée. Le creux épigastrique est sensible à la pression; la palpation n'y fait découvrir aucune tuméfaction. Les garde-robes se font difficilement. Cette personne, qui n'a jamais commis d'excès d'aucune nature, est encore atteinte d'un eczéma des oreilles et du cuir chevelu, dont les poussées périodiques coïncident avec une certaine amélioration de la dyspepsie. Plusieurs fois aussi nous lui avons donné des soins pour des angines herpétiques, avec retentissement très pénible et très tenace sur les trompes d'Eustache. Les divers traitements conseillés par les spécialistes, consultés pour la maladie de peau, ont dû être interrompus, à cause de l'extrême susceptibilité de l'estomac qui ne peut supporter aucun médicament. Les digestions ne sont actuellement à peu près bonnes que grâce à un régime sévère, scrupuleusement observé.

Quel est l'enseignement à tirer de l'observation de ces faits? C'est qu'en dehors des causes habituelles qui rendent dyspeptique, il existe antérieurement, chez bon nombre de sujets, des dispositions marquées à la maladie d'estomac, dispositions qui se lient intimement soit à l'hérédité, soit à une irritation spéciale du système nerveux central ou ganglionnaire, soit à une susceptibilité exagérée de la mu-

queuse gastro-intestinale. Sous l'influence de ces prédispositions particulières, les causes les plus légères
peuvent agir, comme les causes les plus graves, et
provoquer la dyspepsie.

Ce sont aussi ces prédispositions qui expliquent,
en partie, pourquoi, sur un groupe déterminé d'individus soumis aux mêmes conditions et commettant
les mêmes excès, il n'y en aura qu'un certain
nombre qui deviendront dyspeptiques.

L'influence de l'hérédité sur le développement de
la dyspepsie ne peut être mise en doute, car il est
d'observation journalière que les dyspeptiques engendrent souvent des dyspeptiques. Nous croyons
donc, avec Leven, contrairement à l'opinion de
Chomel, « que l'hérédité joue un rôle très important
« dans la genèse de la dyspepsie, principalement
« chez les personnes, assez nombreuses d'ailleurs,
« pour qui la maladie débute à l'âge de quinze à dix-
« huit ans » (1).

Nous voyons aussi assez fréquemment des sujets,
issus de parents morts de carcinome stomacal, devenir dyspeptiques de bonne heure, demeurer dans
cet état de santé pendant de longues années, avec
des alternatives d'amélioration et d'aggravation ; et
même, lorsqu'ils savent se garder de tout excès et
suivre un régime convenable toute leur vie, réussir
à échapper à la dégénérescence cancéreuse.

Nous avons donné des soins à une vieille demoiselle, dyspeptique de longue date, dont le père a succombé à un cancer de l'estomac, la mère à un

_____

(1) Leven, *Maladies de l'estomac*, 1879, p. 301-302.

épithelioma de la jambe, et le frère à un carcinome de l'intestin. Cette malade, qui a aujourd'hui soixante-dix ans, a su, jusqu'à présent, conjurer toute complication funeste, en apportant dans son régime les plus minutieuses précautions.

Ainsi la dyspepsie pourra se révéler à la faveur de causes presque insignifiantes chez les personnes qui auront hérité d'une prédisposition à cette maladie.

On devient encore facilement dyspeptique, lorsqu'on possède ces dispositions spéciales de l'activité cérébrale, cette impressionnabilité, cette mobilité nerveuse exagérée, qui impriment aux individus un cachet moral et physique particulier, auquel on a donné le nom de *tempérament nerveux*. Ce tempérament indique une certaine faiblesse de constitution, une grande irritabilité des centres nerveux, par conséquent une disposition à la dyspepsie de cause cérébrale. Chez ces sujets, une impression morale un peu vive, une contrariété dont ils exagèrent la portée, de simples préoccupations, créeront facilement un état nerveux morbide et pourront déterminer la maladie d'estomac.

Sans être l'apanage exclusif du sexe féminin, le tempérament nerveux se rencontre bien plus souvent chez la femme que chez l'homme. Aussi est-il permis de dire que si la femme devient plus fréquemment dyspeptique que l'homme (c'est notre avis du moins), cela tient en grande partie à son tempérament. Il est vrai qu'on doit y joindre l'influence marquée qu'exercent sur le système nerveux central, sur les plexus viscéraux, et par conséquent sur les organes digestifs, les fonctions et les maladies de l'utérus, dont la femme a le privilège.

L'apparition de la dyspepsie est encore favorisée, avons-nous dit, par une susceptibilité exagérée de la muqueuse gastro-intestinale. C'est ce que Chomel appelait faiblesse primitive ou acquise des organes digestifs, faiblesse contre laquelle il recommande *les sévérités du régime le plus austère.* A quoi tient cette disposition particulière, cette idiosyncrasie qui rend la muqueuse de l'estomac plus impressionnable et plus irritable ?

Pour répondre à cette question, d'une manière satisfaisante, il convient de rappeler ici que la muqueuse gastro-intestinale, qui représente à elle seule la plus grande partie de ce que l'on a appelé le tégument interne, subit, comme la peau ou tégument externe, dont elle est la continuation, l'influence morbide de certaines maladies générales ou diathèses, telles que l'herpétisme, l'arthritisme, etc.

Qui ne sait, en effet, que chez les personnes atteintes de la première de ces maladies constitutionnelles, les causes les plus légères, le frottement, le grattage, le contact de certaines substances usuelles déterminent l'apparition d'irritations locales ou d'éruptions, qui peuvent même se généraliser et durer plus ou moins longtemps.

Dans ces cas particuliers, la muqueuse gastro-intestinale se laisse également irriter par le contact de substances alimentaires, en apparence inoffensives, et à l'action desquelles elle reste habituellement indifférente.

Ces faits s'observent d'une façon si générale qu'il

n'est pas un seul traité spécial des dartres et de la goutte qui ne fasse mention de la fréquence des phénomènes dyspeptiques, chez les sujets qui sont atteints de ces deux dernières maladies.

Aussi voyons-nous, dans un des meilleurs et des plus récents ouvrages parus sur l'herpétisme (1), notre savant confrère, le docteur Lancereaux, tracer, en parlant des symptômes gastro-intestinaux qui se rattachent à cette maladie, la description, presque complète, de la dyspepsie stomacale et intestinale. Nous trouvons, en effet, décrits dans ce remarquable travail : l'œsophagisme, le spasme stomacal, la contracture anale, l'embarras gastrique, la dyspepsie, la diarrhée, la constipation, l'entérite membraneuse, la dilatation stomacale, les érosions et les ulcères de la muqueuse gastrique. Enfin, sans partager l'opinion de Bazin, qui fait du cancer de l'estomac une des manifestations de l'herpétisme, Lancereaux reconnaît que cette complication n'est pas rare chez les herpétiques. Ajoutons encore que cet auteur, d'accord en cela avec Leven, pense que l'herpétisme et la goutte héréditaire favorisent le développement de la dyspepsie chez les jeunes gens, et même chez les enfants.

Leven va plus loin, car il admet que la tendance à la dyspepsie peut être la seule prédisposition morbifique transmise par des goutteux à leurs descendants. Nous le pensons aussi.

En posant ces deux questions :

Comment et *pourquoi* l'on devient dyspeptique, il

____

(1) Lancereaux, *Traité de l'herpétisme*, 1883.

semble que nous ayons commis une sorte de pléo-
nasme, car les raisons qui répondent au *comment*
expliquent parfois le *pourquoi*.

Mais les détails qui précèdent ont dû faire comprendre au lecteur qu'au *comment* nous rattachons
les causes occasionnelles, et au *pourquoi* les causes
prédisposantes.

CHAPITRE SIXIÈME

INFLUENCE PATHOGÉNIQUE DE LA DYSPEPSIE

Nous avons signalé, en parlant des symptômes de la dyspepsie, les troubles variés que cette affection détermine dans les fonctions des autres organes. Voyons maintenant si les troubles fonctionnels en question ne peuvent pas, en se renouvelant fréquemment, de passagers devenir permanents, et donner lieu à de véritables maladies locales ou générales?

Presque tous les auteurs qui ont écrit sur les maladies de l'estomac ont constaté cette influence nuisible et réédité, en le modifiant ou en le développant, le fameux aphorisme de Baglivi : « dum viget stomachus vigent omnia. »

Pour ce savant médecin, comme pour Sydenham, l'affaiblissement des fonctions digestives entraînait celui des autres organes, et bien des maladies avaient leur source dans un défaut de coction des humeurs par la faiblesse des solides... dans une indigestion par défaut de chaleur ou des esprits.

Un peu plus tard Boerhaave enseignait que les troubles survenus dans la fonction digestive et consécutivement dans la sécrétion de la bile pouvaient, en altérant les qualités du chyle, engendrer de nombreuses maladies chroniques.

A une époque plus rapprochée, qui est encore la nôtre, A. Mercier admet l'identité d'origine de la gravelle, de la goutte, du diabète et de l'albuminurie, et leur assigne comme cause première des digestions pénibles.

Selon lui, ces mauvaises digestions fournissent un chyme mal élaboré, et par suite un chyle anormal, incapable de se convertir en un sang pur. De là des embarras de circulation, surtout dans le cœur et le cerveau, oxygénation imparfaite, nutrition viciée de tous les organes, puisque tous vivent du sang; de là, en un mot, des perversions fonctionnelles de toutes sortes.

Mercier avait remarqué que tous les graveleux qui venaient le consulter éprouvaient, ou avaient éprouvé antérieurement et pendant un temps assez long, des troubles des voies digestives.

Presque simultanément avec Mercier, Beau, rajeunissant et complétant les idées de Frédéric Hoffmann, nous montre la dyspepsie comme une cause puissante d'altération du sang, *d'anémie globulaire*, et partant une source de troubles nerveux (sanguis moderator nervorum), d'altération des fonctions, et de lésions des tissus.

Le lecteur sait déjà que nous ne partageons pas la manière de voir de ces auteurs.

Pour nous, en effet, l'irritation gastro-intestinale n'agit sur les autres organes que par l'intermédiaire du centre nerveux abdominal, qui, subissant une excitation anormale, une irritation qui irradie vers les

autres centres nerveux, jette ainsi un trouble plus ou
moins profond dans l'exercice et l'harmonie des fonctions organiques et, ajouterons-nous, dans la nutrition des tissus.

En parlant de la série névropathique des symptômes de la dyspepsie, nous avons cité, comme se
rattachant directement à la maladie d'estomac, la
migraine, certaines névralgies (intercostale, trifaciale).
Nous avons dit que la névrose, décrite tous le nom
de névropathie protéiforme, n'est qu'un ensemble
dans lequel on ne considère cette dernière maladie
que comme un symptôme. Nous ne reviendrons pas
sur ces diverses affections.

Nous avons aussi énuméré, dans le même chapitre, quantité de phénomènes qui indiquent certains
troubles dans l'organe de la pensée. Nous nous y
arrêterons un instant. Ces troubles existent à différents degrés ; et si, chez la majeure partie des dyspeptiques, on observe un affaiblissement, et plus rarement une excitation des facultés de l'esprit, il en
est dont les mêmes facultés, sous l'influence d'une
aptitude nerveuse spéciale, sont perverties au point
de faire croire à la *folie*. D'ailleurs beaucoup de médecins aliénistes, parmi lesquels Pinel, Prost, Esquirol, Georget, pensent que communément le siège
primitif de la folie est dans la région de l'estomac et
des instestins, dans la muqueuse gastro-intestinale,
dans les plexus nerveux du bas-ventre... autrement
dit dans l'abdomen. Cette origine en fait même, aux
yeux de ces auteurs, une maladie curable.

Que de gens regardés comme hypocondriaques
ne sont que des dyspeptiques dont l'entendement est

troublé par l'agacement sans cesse répété des cellules nerveuses! C'est à cette catégorie de malades qu'appartiennent les nombreux suicidés, dont parle Niemeyer, et chez qui la dyspepsie était entretenue et portée à son plus haut degré par une cause mécanique, une torsion de l'intestin.

Nous avons rapporté l'histoire d'aliénés, à l'autopsie desquels on trouva des lésions étendues et profondes de la muqueuse du côlon, indiquant une dyspepsie intestinale ancienne, lésions correspondant bien aux points douloureux dont se plaignaient continuellement ces infortunés, et que l'on attribuait à des sensations imaginaires, à une monomanie.

Leven parle d'une dame, d'une trentaine d'années, affectée de dyspepsie, compliquée de dilatation de l'estomac, avec état nerveux très prononcé, qui lut un jour dans un journal qu'un homme avait été mordu par un chien enragé, et dont l'esprit fut dès lors hanté par cette histoire. Toutes les fois que la digestion était embarrassée, elle pensait à ce chien, croyait le voir partout, dans son appartement, dans la rue, et cette hallucination, qu'elle ne pouvait écarter, constituait pour son esprit une véritable torture. Elle ne se débarrassa de cette idée que lorsque sa dyspepsie fut guérie. Dans l'ordre des névroses, on observe des dyspeptiques qui sont atteints subitement de perte de connaissance de courte durée, ressemblant à la petite épilepsie ; on en rencontre qui ont des crises plus ou moins violentes, simulant à s'y méprendre les attaques d'*hystérie* ou d'*épilepsie* C'est également aux troubles digestifs qui accompagnent d'ordinaire la grossesse que nous croyons devoir attribuer certaines perversions passagères de l'entendement, qui ont eu parfois les conséquences les plus regrettables.

L'influence de la dyspepsie sur les organes respiratoires se traduit aussi par des symptômes qui, par leur intensité, leur répétition et leur ténacité, revêtiront les caractères d'affections toutes locales, et attireront exclusivement l'attention du médecin.

La dyspnée, si fréquente dans la dyspepsie, prendra chez certains malades les allures de vrais accès d'*asthme*.

Dans un consciencieux travail sur la nature de l'asthme, le Dr Salter s'est attaché à démontrer que lorsque l'accès se produit, il y a le plus souvent souffrance du pneumogastrique, soit dans ses portions laryngo-bronchiques, soit dans ses portions gastriques. L'asthme reconnaîtrait alors, pour cause ordinaire, une irritabilité exagérée de la muqueuse des voies respiratoires ou de la muqueuse gastrique. D'après l'auteur précité, la dyspepsie précéderait ou accompagnerait généralement l'asthme.

De son côté, le professeur Bouchard enseigne que l'asthme est fréquemment en relation avec divers troubles nerveux gastriques. Il est commun de voir des écarts de régime, de fins dîners, certains aliments même déterminer des accès d'asthme, au même titre que certaines odeurs et certaines poussières. Il y a donc un asthme gastrique, comme il y a une toux gastrique.

L'*angine granuleuse*, cette affection si pénible et si rebelle, qui fait souvent le désespoir des malades et des médecins, n'est le plus ordinairement aussi que

l'expression d'un état dyspeptique. La dyspepsie,
dit Beau, est liée, comme affection protopathique, à
l'angine granuleuse; et le professeur Peter pense que
ce qui fait la gravité et la persistance de cette maladie, c'est en général un état névropathique et l'hypocondrie. Or, rien de plus fréquent que ces deux états
chez les dyspeptiques.

Les *bronches* et le *tissu pulmonaire* subissent aussi
l'action de l'irritation morbide de l'estomac et du
plexus solaire. Cette irritation leur est communiquée
par les branches du pneumogastrique et du grand
sympathique qui se ramifient dans leurs tissus. Aussi
chez les dyspeptiques, les fluxions bronchiques ou
pulmonaires, avec expectoration sanguinolente,
sont-elles plus communes qu'on ne le pense. Ces accidents ont été déjà signalés par le professeur Potain ;
et, dans une de ses si instructives leçons, faites à
Necker en 1883, le savant clinicien s'exprimait à peu
près en ces termes : Il survient souvent, sous l'influence de la dyspepsie et par suite de l'insuffisance
de la nutrition générale, *peut-être aussi par des
actions réflexes exagérées*, une irrégularité dans la
circulation pulmonaire, une sorte d'ischémie, pouvant aller jusqu'à l'arrêt de la circulation dans
l'artère pulmonaire ; d'où la dyspnée, et parfois
aussi des *crachements de sang*.

Rappelons succinctement, à ce propos, les expériences que Cornil et Ranvier ont faites sur les gre-
nouilles. Ces observateurs ont vu des globules
rouges du sang s'échapper des capillaires de la
membrane natatoire, qu'ils avaient préalablement
irritée chez des batraciens, et passer dans le tissu en-

vironnant, sans qu'on parvînt à découvrir, à l'examen microscopique, les orifices de sortie, et bien que les vaisseaux ne présentassent pas de solution de continuité. On peut expliquer, de la même façon, l'exsudation sanguine qui se fait par les bronches chez quelques dyspeptiques.

Nous connaissons un dyspeptique, non tuberculeux qui a de la congestion broncho-pulmonaire, et crache du sang chaque fois qu'il se livre à des écarts de régime. Ce même malade a eu aussi de l'hématurie et des crises de colique néphrétique, suivies du rejet de volumineux calculs.

Sous l'influence de causes, jusqu'à présent mal définies, les bronches sécrètent parfois, en grande abondance, d'une façon intermittente ou périodique, un liquide plus ou moins visqueux et spumeux, ressemblant à du blanc d'œuf battu dans de l'eau, et que les malades expectorent sans trop de difficulté, en se plaignant cependant d'être obligés d'avoir sans cesse le crachoir à la main. Cette altération de sécrétion, que certains auteurs (Laënnec, Alard, Roche, Copland, Grisolle, etc.), ont décrite comme une maladie spéciale, sous le nom de *Bronchorrhée*, et que presque tous les modernes rattachent à la bronchite chronique, est assez souvent provoquée par une excitation anormale du pneumogastrique chez des dyspeptiques.

Cette excitation se manifeste ou s'exaspère, surtout après l'ingestion d'aliments nuisibles, de médicaments irritants.

Une dame de soixante ans, très ancienne dyspeptique, contractait de temps à autre de petites bron-

chites qui occasionnaient l'expectoration de ces cra-
chats épais et verdâtres que chacun connaît. De très
petites doses de kermès rendaient l'épigastre d'une
sensibilité extrême et la toux incessante ; la malade
expectorait alors, pendant plusieurs heures, un liquide filant et écumeux. La même personne ayant
pris une fièvre intermittente, sans bronchite cette
fois, nous vîmes l'usage de doses minimes de sulfate
de quinine ramener les douleurs d'estomac et la
bronchorrhée.

En lisant attentivement les observations publiées
par Andral, dans le chapitre de sa clinique médicale consacré aux maladies des bronches, on reconnaîtra que, dans plusieurs cas de *flux bronchique*,
très abondant, la nécropsie ne révéla que des lésions
insignifiantes de la muqueuse des bronches, tandis
qu'elle dévoila des altérations sérieuses de l'estomac,
de l'intestin ou du foie (phlogose, cancer).

Dans deux des observations (1ʳᵉ et xviᵉ), il est
dit que les bronches furent suivies jusque dans
leurs plus petites divisions, et qu'elles présentèrent
partout une grande pâleur. Chez le premier sujet, on
trouve, pour toute lésion, une colite très prononcée,
caractérisée par des plaques d'une vive rougeur, disséminées dans le gros intestin. Quant au second sujet, nous désirons en rappeler l'histoire, non seulement parce qu'elle vient à l'appui de notre thèse,
mais encore parce qu'elle démontre les fâcheux
effets d'une médication active sur un estomac irrité.

Il s'agit d'un homme de quarante-cinq ans, assez
bien portant jusque-là, qui fut d'abord atteint d'une
toux que l'on prît pour un rhume.

Cette toux, qu'Andral qualifie de secondaire, avait ceci de particulier qu'elle revenait par accès, plusieurs fois par jour, était accompagnée de dyspnée, de malaise général et quelquefois de fortes angoisses. A peine une toux légère avait-elle eu lieu que le malade commençait à expectorer, en très grande quantité, un liquide écumeux, semblable, sous le rapport de la couleur et de la consistance, à de l'eau gommée faiblement chargée. Peu à peu, l'appétit et les forces disparaissaient et le malade maigrissait. A l'auscultation, on ne reconnut autre chose que du râle muqueux dans différents points du thorax ; battements du cœur normaux ; pas de fièvre. Cet homme finit par éprouver un grand dégoût pour les aliments ; il urinait peu et était habituellement constipé ; son aspect anémique aurait pu faire supposer qu'il avait subi d'abondantes hémorragies.

Le traitement consista en décoction de polygala avec kermès, pilules de Morton, vésicatoires et frictions stimulantes.

Soumis à cette médication, le malade s'affaiblit encore, l'expectoration persista, et pendant les dix derniers jours de sa vie il eut la langue rouge, de vives douleurs épigastriques et des nausées. Il mourut au milieu d'un effort de vomissement.

Ouverture du cadavre : poumons sains. Pâleur remarquable de la membrane muqueuse trachéo-bronchique dans toute son étendue. Etat sain du cœur, du péricarde et des gros vaisseaux. *Comme unique lésion : vive rougeur de la membrane muqueuse de l'estomac, vers le grand cul-de-sac.*

Réflexions d'Andral : « Cette observation nous

semble fort curieuse, sous le rapport de l'état des bronches, de la nature du liquide expectoré, et des symptômes tant locaux que généraux. S'il est un cas où l'on doive admettre l'existence d'un flux sans inflammation antécédente, n'est-ce pas celui-là? Il semble naturel d'attribuer à l'évacuation abondante dont les bronches étaient le siège, le dépérissement du malade... La faim qui, d'après la théorie, aurait dû augmenter était au contraire abolie; l'estomac semblait participer à l'état de langueur du reste de l'économie... *et c'est à une gastrite aiguë que le malade succomba.* »

La pensée que ce flux bronchique intermittent pourrait être attribué par certains lecteurs à l'irritation de l'estomac vint évidemment à l'esprit d'Andral, car il ajoute en note : « on n'expliquera pas sans doute cette sécrétion anormale par l'état dans lequel fut trouvé l'estomac. »

Selon nous le malade était dyspeptique dès le début; la toux et la bronchorrée étaient assurément d'origine gastrique. La preuve péremptoire est que les phénomènes dyspeptiques allèrent toujours en s'aggravant, grâce surtout à la médication irritante à laquelle fut soumis cet individu : l'autopsie démontra d'ailleurs que l'estomac seul était malade.

Du reste les digestions pénibles et les émotions morales ont déjà été citées par Grisolle au nombre des causes ordinaires de la bronchorrhée.

Nous le répétons, pour nous, la vraie bronchorrhée se produit sous l'influence de l'irritation des rameaux bronchiques du pneumogastrique, absolument comme l'hypersécrétion des larmes apparaît

sous l'influence des accès de névralgie du triju-
meau.

Notons en passant que l'épiphora, et par conséquent la névralgie trifaciale, sont souvent aussi
symptomatiques d'un mauvais état des voies digestives.

Nous arrivons maintenant à une question bien
plus sérieuse : *la dyspepsie peut-elle déterminer la
tuberculose ?*

Quelle que soit leur opinion sur la nature de la
tuberculose et sur celle de la dyspepsie, les auteurs
les plus recommandables reconnaissent à cette dernière affection une action évidente sur le développement de la maladie de poitrine. Pour ne citer que
es plus modernes :

C'est Bouchardat enseignant, en 1846, que la
phtisie a pour cause essentielle ou un défaut dans
les fonctions digestives, ou une aberration dans l'assimilation.

C'est Bennet d'Edimbourg, parlant d'après son
expérience personnelle, convaincu qu'en observant
attentivement les circonstances étiologiques au sein
desquels la phtisie prend le plus souvent naissance,
on reconnaîtra que c'est à un trouble des fonctions
digestives, à une assimilation incomplète des aliments
qu'il faut presque toujours attribuer le développement
de cette maladie.

C'est Brinton, à qui revient la paternité de la
phtisie gastrique, reconnaissant cependant que, dans
certains cas, on a le droit de dire que la dyspepsie a
produit la phtisie, parce qu'elle l'a précédée et déterminée.

C'est Beau, attribuant un rôle tout à fait prépondérant à la dyspepsie dans la production des tubercules.

C'est Hérard et Cornil, déclarant qu'ils inclinent à penser que la phtisie est un effet de la dyspepsie, quand elle ne se montre qu'un long temps après les premiers symptômes gastriques.

C'est Niemeyer, disant avec Dittrich qu'un fait très intéressant, dont on doit tenir grand compte, c'est que les maladies chroniques de l'estomac finissent souvent par être compliquées de tuberculose.

Plus récemment, c'est le professeur Peter, affirmant dans ses leçons de clinique médicale que le rôle de la dyspepsie dans le développement de la phtisie pulmonaire est souvent trop réel (quoiqu'on en ait pu dire) pour qu'on vienne le nier.

C'est enfin le professeur Potain, enseignant dans les leçons orales faites en 1883 à Necker, sans être toutefois aussi affirmatif que son collègue, qu'il n'est pas très rare de voir la tuberculose pulmonaire débuter par des accidents gastro-intestinaux, de durée variable; accidents qui pendant un certain temps semblent exister seuls et constituer à eux seuls toute la maladie.

Pour notre part, nous pensons que les troubles circulatoires occasionnés du côté des poumons par l'excitation ou l'irritation du pneumogastrique dans la dyspepsie ; que les fluxions et les congestions qui en résultent peuvent, en se répétant, déterminer le développement de tubercules, ou tout au moins le favoriser, chez des individus déjà prédisposés à la phtisie pulmonaire.

Nous admettons donc une phtisie dyspeptique.

Outre les troubles passagers que cause la dyspepsie dans les fonctions du cœur, et qui inquiètent tant les malades (palpitations, irrégularités, intermittences, lipothymies); outre les prétendues « *douleurs au cœur* » dont ils s'effraient beaucoup et qui ne sont le plus souvent produites que par une névralgie ou par une myodinie intercostale ou diaphragmatique (C. Paul), il est une affection douloureuse du cœur, souvent liée à une maladie organique de ce viscère, mais que détermine aussi parfois l'irritation gastrique, nous voulons parler de *l'angine de poitrine*.

Cette action de l'estomac malade sur le cœur s'plique encore par la participation du pneumogastrique à la souffrance stomacale.

Or, on sait que ce nerf concourt à la formation des plexus cardiaques, et qu'en l'excitant expérimentalement outre mesure, chez les animaux, on donne lieu à de la sternalgie et à une syncope mortelle. Dans ces cas, le point de départ de l'angine n'est pas dans les plexus nerveux du cœur, et ce n'es pas la seule circonstance où, comme l'exprime le regretté Dr Parrot, il faille chercher l'origine du mal dans un organe nerveux plus ou moins éloigné. Dans l'espèce, c'est le plexus solaire qui doit être incriminé.

Le fait suivant en fournit un exemple :

Mme X... soixante-deux ans, venait de temps en temps nous consulter pour des digestions pénibles. Nous lui avions également donné des soins pour des bronchites légères, contractées pendant la mauvaise saison sur le marché découvert où elle exerçait sa profession de fruitière.

L'auscultation ne nous avait jamais rien révélé d'anormal du côté du cœur, et la malade n'accusait d'ailleurs aucun symptôme qui pût faire soupçonner une affection sérieuse de cet organe. Cette personne avait, surtout à l'approche de l'hiver, des poussées d'eczéma aux oreilles et sur le cuir chevelu. Elle avait la manie de prendre médecine. Un matin qu'elle venait d'absorber une dose assez forte d'eau de sedlitz, elle fut atteinte d'un malaise subit, avec nausées, constriction épigastrique très pénible, douleur vive, pongitive, entre les deux épaules, sensation de déchirement dans les seins, sentiment d'angoisse, refroidissement général, pouls misérable, mais régulier et peu accéléré. Un confrère, appelé en toute hâte en notre absence, crut à un accès de colique hépatique et prescrivit une potion de chloral opiacée.

Lorsque nous vîmes la malade, le soir, les accès se succédaient, pour ainsi dire, sans interruption ; elle était dans une agitation et dans un état de souffrance indescriptibles, demandant à grands cris à être débarrassée des douleurs aiguës qu'elle éprouvait dans la région de l'estomac et dans les seins.

Il y avait eu quelques régurgitations dans la journée et une garde-robe liquide. Le pouls était resté régulier, petit, à peine accéléré, et les battements du cœur, quoique très faibles, paraissaient normaux. Rien du côté des organes respiratoires.

Une injection sous-cutanée de douze milligrammes de chlorhydrate de morphine produisit un calme relatif, qui permit à la patiente de reposer quelques heures. Mais vers le matin les crises reparurent plus violentes que la veille, s'accompagnant cette fois de sternalgie, de douleurs vives dans l'épaule gauche, de constriction pénible du coude gauche, et d'engourdissement des derniers doigts de la main correspondante.

Rappelé immédiatement, nous constatâmes une aggravation de tous les symptômes de la veille; le pouls était devenu irrégulier et misérable. Nous fîmes une nouvelle injection de morphine et prescrivîmes de nouveaux révulsifs. Il y avait à peine un quart d'heure que nous étions sortis, quand survint une syncope mortelle.

Nous pensons que Mme X... a succombé à une atteinte d'angine de poitrine, provoquée par l'arrivée et le séjour d'un médicament irritant, dans un estomac déjà irrité.

Rappelons, en terminant ce qui a trait à l'angine de poitrine, qu'au dire de Beau les individus qu'il avait vus affectés de cette maladie étaient tous, depuis longtemps, dyspeptiques.

L'*hypertrophie congestive du foie*, qui accompagne fréquemment la dyspepsie ancienne, est souvent prise pour la maladie principale et traitée par les purgatifs, les mercuriaux, les pilules bleues et l'eau de Vichy à haute dose, tous médicaments qui contribuent à entretenir cette complication, en irritant davantage l'estomac et son plexus.

Nous remplissions par intérim, il y a quelques semaines, les fonctions de médecin d'un grand pensionnat de jeunes filles. On nous présenta une enfant de neuf ans qui, nous dit-on, avait souvent

le foie malade, de l'ictère, et était sujette à de fréquentes migraines. On l'avait fait entrer cette fois à
l'infirmerie, parce qu'elle se plaignait de douleurs
d'estomac, avait vomi et paraissait atteinte de jaunisse. Nous constations en effet nous-même une
teinte sub-ictérique des conjonctives et des téguments;
le foie était volumineux ; toute la région épigastrique
se montrait sensible à la pression, et il existait une
dilatation déjà très prononcée de l'estomac. Cette
ectasie, ou plutôt la dyspepsie qui l'avait produite,
constituait la maladie principale dont dépendaient
la congestion du foie, l'ictère et les migraines.

Nous rappellerons encore, à ce sujet, l'opinion de
Niemeyer qui, dans le traitement de la congestion
du foie avec stase biliaire et jaunisse, recommande
d'avoir surtout en vue, non pas l'ictère, mais l'indication causale la plus ordinaire, c'est-à-dire le
catarrhe gastro-intestinal.

Le foie n'a pas pour rôle unique de secréter la bile ;
presque tous les physiologistes admettent, avec
Claude Bernard, qu'il est le principal foyer de la
glycogénie, en d'autres termes qu'il élabore la majeure partie du sucre normalement contenu dans le
sang et nécessaire à l'économie. Une de ses fonctions
importantes consiste donc à emmagasiner un principe amylacé (amidon animal) le glycogène, qu'il
emprunte aux substances azotées et féculentes modi-
fiées ; à le transformer en glycose et à le restituer au
sang, qui en contient, en moyenne, 3 gr. par kilogr.

C'est au moment où la digestion stomacale est en
pleine activité que le foie déverse le plus de sucre
dans les veines sus-hépatiques. Si, par suite d'une

excitation trop grande, la quantité de sucre fourni dépasse certaines limites, si le sang arrive à en renfermer plus de 4 grammes par kilogramme, l'urine ne tarde pas à en contenir; il y a *glycosurie* ou *diabète*. Or, parmi toutes les excitations auxquelles la glande hépatique peut être soumise, celles qui partent du plexus solaire et du pneumo gastrique ont la plus haute importance, quelque soit d'ailleurs le trajet que suive l'excitation première, pour se rendre de son point d'origine au quatrième ventricule, l'impressionner, et de là surexciter le foie en y activant la formation du sucre (1).

La dyspepsie, telle que nous la comprenons, et l'état nerveux qui l'accompagne, sont donc des causes puissantes d'hyperglycémie, et par conséquent de glycosurie, de diabète.

Depuis dix-sept ans nous donnons des soins à M. X..., âgé aujourd'hui de quarante-quatre ans, qui a toujours mené joyeuse vie, sous tous les rapports, et dont la mère a succombé à un rhumatisme noueux.

Les premières fois que nous fûmes appelé auprès de M. X..., c'était pour des embarras gastriques, des congestions du foie avec ou sans ictère. En

(1) Le professeur Bouchard pense que la piqûre et l'excitation du quatrième ventricule agissent en abaissant l'activité nutritive des tissus plutôt qu'en exagérant la fonction hépatique. (*Maladies par ralentissement de la nutrition*, 1882.) Si l'on adopte cette opinion, on peut très bien admettre également que l'irritation gastrique, après avoir retenti sur le pneumogastrique et le quatrième ventricule, fait aussi sentir son action sur le fonctionnement intime des éléments anatomiques, d'où résulte le défaut de consommation ou d'utilisation du sucre par les tissus.

dehors de nos visites médicales, nous avions de fréquentes relations avec sa famille, et toujours, lorsque nous dînions ensemble, nous entendions ce jeune homme se plaindre d'inappétence et d'un resserrement du gosier (spasme œsophagien) qui se reproduisait principalement lorsqu'il voulait avaler de la viande. Les digestions étaient souvent laborieuses, la langue habituellement fendillée et recouverte d'un enduit jaunâtre. En 1882, notre client prit un embonpoint assez rapide ; des douleurs rhumatismales se firent sentir ; quelques articulations des doigts se tuméfièrent.

Vers le milieu de 1884, la dyspepsie s'accentua davantage, le régime suivi était déplorable ; M. X... commença à maigrir, à tousser et à perdre ses forces. Il y avait deux mois que nous ne l'avions vu, quand nous le rencontrâmes par hasard. Nous demeurâmes stupéfait de son état de maigreur et de son air vieillot. Il avait bien le désir de nous consulter, mais la crainte d'un régime trop sévère le faisait hésiter. Rendez-vous fut cependant pris pour le lendemain.

Un long et attentif examen nous apprit que, par la répétition fréquente des causes déjà signalées, la dyspepsie s'était aggravée et se compliquait d'angine granuleuse, de dilatation énorme de l'estomac, de congestion du foie et de diabète. L'urine contenait 40 grammes de sucre par litre.

La même cause excitante qui, après avoir impressionné le système nerveux, produit une exagération dans l'activité glycogénique du foie, peut exercer une action semblable sur les transformations interstitielles qui se passent dans les tissus, sur les fonctions de la cellule, en un mot sur l'assimilation et la désassimilation.

C'est ainsi que sous l'influence de l'irritation gastrique et de son retentissement sur les centres nerveux, on constatera chez certains malades, par l'examen des urines, une élimination exagérée d'urée, de phosphates, de chlorures, de matières colorantes et extractives, etc.

La dyspepsie pourra donc donner lieu à un *diabète azoturique* et à un *diabète phosphaturique*, etc.

Nous en avons déjà parlé au paragraphe relatif à l'amaigrissement.

Aux perturbations générales de la nutrition, occasionnées par la dyspepsie, se rattachent aussi la *chlorose*, caractérisée par un trouble de l'hématose, un abaissement du chiffre des globules rouges du sang, ou une altération dans la composition de ces globules ; la *goutte* (1) et la *gravelle rouge*, caractérisées, l'une par un excédent morbide des acides organiques, et la précipitation d'urates acides ; l'autre par une augmentation d'acide urique et une grande tendance à la précipitation de cet acide ; la *polysarcie* caractérisée par une accumulation souvent exagérée de la graisse dans les tissus, répondant très

---

(1) Sur cent cas relevés par Bouchard, trente et un malades avaient été dyspeptiques, bien avant de ressentir les atteintes de la goutte. Ce savant professeur rappelle à ce propos que Todd a prétendu que la goutte était une maladie dyspeptique. C'est l'occasion de mentionner ici les *nodosités péridigitales*, de nature probablement goutteuse, dont Bouchard fait presque un signe pathognomonique, éloigné, il est vrai, de la dilatation de l'estomac.

probablement à une diminution de la faculté oxy-
dante des liquides et des solides.

Nous aurions pu citer encore, comme se manifes-
tant dans le cours de la dyspepsie et y étant souvent
intimement liées : l'*albuminurie*, la *dysurie*, la *sper-
matorrhée*, l'*impuissance*, la *leucorrhée*, la *dysmé-
norrhée*, etc.

Pour être complet, il nous faudrait, en outre,
passer en revue toutes les affections comprises sous
la dénomination générale de dystrophies. Nous
serions amenés ainsi à énumérer bon nombre de
maladies de la peau, pour ne pas dire la généralité
de ces maladies.

On sait, en effet, que l'opinion qui rapporte la
pathogénie des affections cutanées à des troubles du
système nerveux gagne tous les jours de nouveaux
partisans parmi les dermatologistes. L'un d'eux, le
Dr Juler (cité par le Dr Deligny, médecin aux eaux
de Saint-Gervais, dans sa remarquable étude sur
l'eczéma) (1) avait déjà, en 1864, cherché à expliquer
comment les maladies cutanées peuvent se montrer
à la suite d'une irritation du tube digestif, transmise
au centre nerveux par les nerfs splanchniques.

Nous avons entendu un savant médecin de l'hôpital Saint-Louis, le Dr E. Besnier, professer que si
l'on ne peut relier toutes les maladies de la peau à
des troubles gastro-intestinaux, certaines d'entre
elles du moins, l'acné, l'eczéma, l'urticaire, les éruptions furonculeuses, par exemple, sont en relation
directe avec un mauvais état des voies digestives et en

______

(1) Asselin et Houzeau, éditeurs. Paris, 1885.

procèdent bien souvent ; que d'ailleurs toutes les dermatoses (les maladies parasitaires exceptées) sont
plus tenaces et plus longues à guérir chez les sujets
dyspeptiques que chez les autres.

Nous avons pour client un monsieur de soixante-
quinze ans, eczémateux depuis l'âge de vingt-trois
ans, chez qui la dyspepsie s'est accentuée avec les
années et avec les écarts de régime qu'il n'a cessé de
commettre, tout en consultant les spécialistes les plus
en vogue et en suivant les traitements réputés les
plus efficaces.

Depuis six mois surtout, les digestions sont devenues plus pénibles, et les nombreux verres de curaçao absorbés par le malade, dans le but de les rendre
plus faciles, n'ont eu pour résultat que d'aggraver les
phénomènes gastro-intestinaux et de provoquer des
poussées successives d'eczéma aux mains, à la face et
en différentes parties du corps.

Or, il se passe chez M. X... un fait très intéressant
et qui prouve bien les relations qui existent, chez
certains malades du moins, entre le mauvais état des
voies digestives et l'eczéma.

Chez notre client, les poussées d'eczéma ont lieu
surtout la nuit. Elles sont maintenant toujours
annoncées par une sensation désagréable, sorte de
titillation intérieure, localisée profondément dans
l'abdomen, au niveau de la région ombilicale. Cette
sensation se manifeste aussi quelquefois pendant le
jour, une heure environ après les repas. Elle s'accompagne, dans les deux cas, d'un développement
de gaz considérable et devient le point de départ d'un
sentiment de chaleur qui se répand dans le dos, sur

la face et aux mains, où il provoque une légère trans-
piration.

Simultanément, apparaissent des démangeaisons,
des cuissons et des plaques d'eczéma d'un rouge vif.
Un malaise général avec nausées s'empare souvent
alors du malade qui, s'il est couché, ne peut demeurer
au lit et se livre parfois à un grattage immodéré.

Cette relation, qui existe entre les maladies de la
peau et les affections du tube digestif, avait été déjà
constatée par maints observateurs consciencieux et
par Lorry en particulier qui, en 1777, s'exprimait
ainsi, dans l'introduction à son traité des maladies
de la peau : « primarium forsan cum cute consensum
obtinet ventriculus... »

Cet illustre praticien avait été probablement conduit à émettre cette opinion par son étude approfondie de l'irritabilité, et surtout par les nombreuses
observations qu'il lui fut donné de recueillir dans la
plus aristocratique des clientèles, dans cette société
raffinée du dix-huitième siècle qui, comme la nôtre,
eut aussi sa névrose. L'état maladif dominant de
cette brillante époque est parfaitement dépeint dans
le remarquable ouvrage que publia Lorry sur la
Mélancolie et les affections mélancoliques.

Nous ne saurions mieux faire, pour résumer ce
qui précède, que d'affirmer ici l'opinion qu'avançait,
avec certaines restrictions, en 1870, le professeur
Lasègue, lorsqu'il composait sa savante introduction
au traité des maladies de l'estomac de Brinton, savoir que : le propre de la dyspepsie est de préparer
des affections multiples ; que son rôle pathogénique
est des plus élevés, et que mieux on étudiera les ma-

ladies générales, plus on reconnaîtra qu'une place importante doit être accordée à l'irritation gastrique dans leur étiologie.

Nous ajouterons, comme conclusion : si, comme le professe le Dr Bouchard, l'élaboration vicieuse des substances alimentaires par les tissus de l'organisme reconnaît pour cause les mille circonstances qui impressionnent le système nerveux, au premier rang de ces causes se place certainement l'irritation de l'estomac et du plexus solaire, autrement dit la dyspepsie.

CHAPITRE SEPTIÈME

DU TRAITEMENT ALIMENTAIRE DANS LES MALADIES DE L'ESTOMAC

I

*Importance et nécessité d'un régime rationnel et spécial
dans le traitement de la dyspepsie.*

Nous avons dit, en commençant ce travail, que le lecteur y trouverait plutôt des préceptes hygiéniques que de la médecine active ; et si nous nous sommes exprimé ainsi, c'est que nous avons la conviction que, neuf fois sur dix au moins, la dyspepsie vraie n'exige pour guérir qu'un régime convenable.

Nous n'éprouvons aucune hésitation à déclarer ici que c'est à ce traitement hygiénique, et rien qu'à lui, que les homœopathes doivent leurs plus beaux succès dans la curation des maladies des organes digestifs.

Seulement, pour le mieux faire accepter des malades, ils lui adjoignent ces dilutions, ces globules inoffensifs, que tout le monde connaît, en leur déclarant que si le régime alimentaire n'est pas ponctuellement observé, les médicaments resteront sans effet. C'est une manière habile de faire croire à la puissance du pseudo-médicament.

Si nous regardons du côté des allopathes, ne les voyons-nous pas souvent aussi découragés, par l'insuccès des médications variées auxquelles ils ont soumis leurs dyspeptiques, faire abandonner à ces malades tout médicament et leur conseiller, comme dernière ressource, le régime exclusif du lait, sans trop se rendre compte, il est vrai, des besoins et des aptitudes de l'estomac, mais dans le but très louable de soumettre cet organe à un repos relatif, puisqu'il est impossible de le traiter par la diète absolue. Or, les moyens d'atteindre ce but, de procurer ce repos relatif, constituent précisément le problème à résoudre. La thérapeutique de la dyspepsie se trouve ainsi plutôt rationnalisée que simplifiée, au grand avantage des malades, mais, faut-il le dire? au grand mécontentement de certain professeur, qui prétend qu'on supprime ainsi... le rôle du médecin. Nous avons cependant toujours cru, pour notre part, que l'hygiène est une branche importante de la médecine ; qu'elles ont l'une et l'autre leurs règles et leurs moyens, et que c'est au médecin qu'il incombe de les indiquer et de les appliquer, lorsqu'il s'agit d'entretenir ou de rétablir l'action normale des organes.

Il nous serait facile de citer à ce sujet nombre de dyspeptiques qui, après avoir subi sans succès divers modes de traitement, conseillés par des médecins très expérimentés, et être arrivés à ce degré de découragement où l'on perd toute direction, ont recouvré peu à peu la santé, en faisant appel aux lumières de certains praticiens, qualifiés avec mépris de spécialistes, voire même de charlatans.

Nous le demandons aux hommes de bonne foi :

est-ce être charlatan que d'étudier, tout particulièrement, une des maladies qui tourmente le plus l'humanité ; de s'ingénier, par de patientes recherches, à en mieux comprendre la nature ; d'avoir le courage de rompre en visière aux anciens errements de la médication à outrance ; enfin, de trouver une méthode curative basée sur l'hygiène, et de l'appliquer au grand jour, en conviant ses confrères à l'expérimenter ?

Le charlatan, c'est celui qui, choisissant tantôt un terrain, tantôt un autre, exploite successivement des médications dont il ne divulgue pas tous les secrets et qu'il prétend être seul à bien appliquer.

Ce n'est certainement pas le cas des hommes honorables auxquels nous avons fait allusion, et à qui nous devons savoir gré de nous avoir appris, une fois de plus, qu'il y a des circonstances où la science du médecin consiste à ne pas faire de médecine et à confiner son malade dans les limites d'une bonne hygiène. Aussi, partout où l'on traite avec quelque succès des dyspeptiques, les prescriptions hygiéniques occupent-elles le premier rang.

Tout le monde connaît la réputation qu'ont acquise les eaux minérales de Carlsbad dans le traitement des dyspepsies. Or, si nous parcourons tout ce qui a été écrit sur ces eaux, tant en Allemagne qu'en France, nous voyons que les auteurs sont unanimes à déclarer que si les eaux de Carlsbad sont aussi efficaces et opèrent parfois de véritables résurrections, *ce n'est qu'autant qu'on observe, avec un soin minutieux, le régime diététique.*

D'ailleurs les médecins allemands, qui y dirigent

le traitement, ont rédigé une espèce de code alimentaire que tout hôtelier doit accepter, et veillent eux-mêmes à l'observance des prescriptions qui le composent. Aucun mets proscrit par eux n'est servi sur les tables d'hôte.

« De plus, dit lui-même le professeur Niemeyer,
« à Carlsbad et à Marienbad, il circule des anecdotes
« si effrayantes sur les tristes conséquences des écarts
« de régime, que l'on peut être sûr que *le régime*
« *exigé par le catarrhe chronique de l'estomac (dys-*
« *pepsie) y sera ponctuellement observé.* Même après
« leur retour chez eux, les malades consentent à se
« soumettre avec résignation, pendant des mois
« entiers, aux prescriptions les plus sévères; ils
« semblent craindre que la source d'eau minérale
« ne tire une vengeance tardive de la moindre in-
« fraction aux règles diététiques. »

Malheureusement nous ne pourrions en dire autant de nos stations hydro-minérales équivalentes (et il n'en manque pas en France); car les dyspeptiques n'y trouvent habituellement qu'une légère amélioration, parce que l'effet salutaire des eaux est en partie annihilé par la vie d'hôtel, quand la maladie elle-même ne s'en trouve pas aggravée; et parce que les médecins consultants ne se montrent point assez sévères sur le régime à suivre, et n'ont pas assez d'autorité sur les hôteliers pour leur imposer, dans l'intérêt des malades, une sorte de programme alimentaire.

Si le vieil adage, attribué au père de la médecine : « *Naturam morborum curationes ostendunt* » est toujours vrai, appliqué à la maladie dont nous nous occupons, il se trouvera pleinement justifié.

En effet, les innombrables guérisons obtenues chez les dyspeptiques, exclusivement à l'aide du régime, prouvent surabondamment que, dans la dyspepsie, c'est un repos relatif qu'il faut à l'estomac fatigué, surmené, malade, et que ce repos relatif ne peut être obtenu qu'en écartant toute médication irritante, en choisissant des aliments sains, naturels, d'une très facile digestibilité, et en traçant une sage ordonnance des repas; autrement dit, en plaçant le patient dans des conditions hygiéniques tout opposées à celles qui ont déterminé la maladie.

Ces conditions, souvent très dures, qui donc aura assez d'autorité pour les indiquer et les imposer aux malades, si ce n'est le médecin ?

Dans l'espèce, le médicament, la substance qui doit guérir, c'est l'aliment; et c'est au médecin seul qu'il appartient d'en fixer le choix et la préparation, d'insister avec sévérité pour que le malade en use modérément et ne commette nulle infraction au régime prescrit. Nous ne saurions trop combattre l'opinion de plusieurs de nos maîtres et de quelques médecins qui prétendent, encore aujourd'hui, que le choix des aliments doit être laissé à la discrétion, ou plutôt aux désirs instinctifs des estomacs malades; car nous ne pouvons admettre, avec Trousseau, qu'en fait de régime, le seul réellement convenable soit celui que le malade supporte le mieux, d'après sa propre expérience.

En ce monde, chacun se croit médecin et prodigue généreusement ses conseils à son voisin. Tous les jours on répète aux dyspeptiques : « Mangez donc ce qui vous plaît; ce qui vous est agréable ne vous fera aucun mal. » Hélas! les malades sont bientôt en mesure d'apprécier les fâcheuses conséquences de ces conseils, si légèrement donnés, et de constater sur eux-mêmes que, contrairement à l'assertion également émise par Brillat-Savarin, les sensations agréables ne disposent pas toujours à la santé.

Un dyspeptique qui n'a pas assez de force de caractère pour résister aux tentations de toutes sortes qui viennent l'assaillir, au moment des repas pris en commun; en un mot, qui ne sait pas se priver, ne guérira jamais et traînera toujours une pénible existence.

Nous ne prétendons pas que le médecin ne doive tenir aucun compte des aptitudes particulières ou des répugnances, souvent invincibles, propres à certains estomacs; mais ce que nous ne voulons pas, c'est qu'il soit jamais le serviteur de leurs caprices.

La conclusion pratique à tirer de ce qui précède, c'est que pour mener à bonne fin la cure d'une dyspepsie, il faut que le médecin connaisse l'hygiène alimentaire, encore mieux que la thérapeutique proprement dite, car sans hygiène pas de guérison.

II

Problème à résoudre en présence d'une dyspepsie.

Ce que nous avons dit plus haut sur les causes de la dyspepsie indique la voie à suivre pour arriver à

la solution du problème que le médecin doit se poser, en présence de cette maladie, problème que l'on
peut résumer ainsi, pour tous les cas :

Trouver, pour le dyspeptique, *un mode d'alimentation qui le nourrisse suffisamment, tout en
n'imposant à l'estomac qu'un minimum de travail
et de fatigue.* Inutile d'ajouter que ce mode d'alimentation devra pouvoir être varié selon les degrés de gravité du mal.

Deux choses sont indispensables à connaître pour
résoudre cette question :

1º La quantité d'aliments nécessaire à un dyspeptique pour ne pas dépérir;

2º La façon dont les divers aliments usuels impressionnent la muqueuse de l'estomac.

. I I I

De la ration alimentaire minima que l'on peut donner
à un dyspeptique.

Relativement à la quantité d'aliments à prescrire
aux malades, nous avons été étonné de trouver, dans
certains ouvrages sur la dyspepsie, de longues dis-
sertations sur la ration alimentaire à donner à
l'homme bien portant. Dans les tableaux publiés à
ce sujet, et où chaque aliment est représenté en
poids, avec sa valeur nutritive propre, on a plutôt
considéré le travailleur en bonne santé, qui dépense
beaucoup, et a, par conséquent, besoin de beaucoup
réparer.

Loin de nous, bien entendu, la pensée de nier l'utilité de ces tableaux, dressés avec tant de soin, par des savants de grand mérite, au point de vue de la question générale de l'alimentation de l'homme sain. Nous prétendons simplement que les conditions sont bien différentes, lorsqu'il s'agit d'un dyspeptique, à qui ses forces ne permettent qu'un travail physique très restreint, et qui d'ailleurs doit éviter toute fatigue, s'il veut guérir. Dans ce cas, en effet, la ration alimentaire peut être réduite à un minimum qui n'a point été établi, que nous sachions, et que l'expérience nous a fait connaître.

Ce que l'on observe chez l'homme valide nous montre déjà que, généralement, nous mangeons beaucoup trop, et que, par conséquent, nous donnons à notre estomac un surcroît de travail inutile.

De nombreux exemples, fournis par les hommes les plus illustres, prouvent que l'on peut vivre de peu et se bien porter : « *minimi cibi erat* », dit Suétone, en parlant d'Auguste.

Galien raccommoda son tempérament par l'exercice et par une grande frugalité. (Tissot.)

C'est l'occasion de rappeler, avec plus de détails, l'observation si frappante, si instructive et si souvent citée du noble vénitien, Louis Cornaro, dont nous avons déjà parlé. A vingt-cinq ans, dit encore Tissot, il fut atteint *de maux d'estomac,* d'un commencement de goutte, etc. Malgré *une multitude de remèdes* sa santé continuait à quarante ans à être très mauvaise. Il les abandonna tous alors, et s'imposa le genre de vie le plus sobre ; s'étant réduit à 12 onces de nourriture solide et à 14 onces de bois-

son, ce qui représentait le quart de la nourriture d'un de ses compatriotes, l'effet de ce régime, qu'il a décrit lui-même dans un ouvrage intitulé « *Des avantages de la vie sobre* », fut tel que les infirmités, disparaissant peu à peu, firent place à une santé ferme et robuste, accompagnée d'un sentiment de bien-être et de contentement qu'il n'avait jamais connu auparavant. A l'âge de quatre-vingt-quinze ans, il écrivit un ouvrage sur la naissance et la mort de l'homme, dans lequel il fait le portrait le plus intéressant de sa vie : « Je me trouve sain et gail-
« lard comme on l'est à vingt-cinq ans ; j'écris sept
« ou huit heures par jour ; le reste du temps je me
« promène, je cause, ou je tiens ma partie dans un
« concert ; je suis gai, j'ai du goût pour tout ce que
« je mange ; j'ai l'imagination vive, la mémoire heu-
« reuse, le jugement bon, et, ce qui est surprenant à
« mon âge, la voix forte et harmonieuse. »

Il vécut au delà de cent ans.

Le savant jésuite flamand, Léonard Lessius, grand partisan de la méthode de Cornaro, traduisit son traité de la vie sobre en latin, en adopta la pratique pour lui-même avec un très grand succès, et composa sur ces principes un ouvrage diététique, dans lequel il démontra tous les avantages de la frugalité (1).

Newton était d'une sobriété même exagérée.

Le fameux chevalier Law, qui a fait les plus grands

----

(1) La maison J.-B. Baillière et fils a eu l'heureuse idée de réunir en un seul volume, trois ouvrages curieux publiés à ce sujet par le Dr Cocchi (*Régime de Pythagore*), L. Cornaro et L. Lessius (Paris, 1880).

efforts pour conserver sa tête parfaitement libre et toute la vivacité de son esprit, ne vécut, pendant plusieurs années, qu'avec la moitié d'un poulet par jour, et environ une livre de pain. *Il ne buvait que de l'eau, et le choix de cette boisson doit être encore regardé comme un des moyens les plus propres à conserver la santé* (1).

Puisque la sobriété conserve si avantageusement la santé de l'homme valide, elle contribuera puissamment aussi à rétablir celle de l'homme malade.

En ce qui concerne les dyspeptiques, nous avons constaté maintes fois, pour notre part, qu'un malade qui ne se livre qu'à un travail très modéré, en rapport avec ses forces, est largement nourri, et peut même engraisser, avec la ration quotidienne suivante :

Lait.	un litre 1/2.
Œufs	quatre,
Viande	5o grammes.
Pain	100 grammes.
Sucre	3o grammes.
Café (infusion)	20 grammes.
Eau simple	1/2 litre.

qui représentent comme valeur nutritive :

Aliments.	Azote.	Carbone.	Graisse.
1 litre 1/2 de lait..	9 gr. 9 ...	120 gr. ...	55 gr.
Quatre œufs	3 gr. 8o...	24 gr. 8o ...	14 gr.
5o gr. de viande...	1 gr. 5 ...	5 gr. 5o ...	1 gr. (minimum).
100 gr. de pain....	1 gr. o8...	29 gr. 5o ...	1 gr. 20
3o gr. de sucre....	» ...	12 gr. ...	»
20 gr. de café......	o gr. 21...	4 gr. ...	»
	16 gr. 49...	194 gr. 8o ...	71 gr. 20

Au total : Azote............................ 16 gr. 49
Carbone et graisse réunis...... 266 gr.

(1) Fragments extraits de Tissot, *Œuvres complètes*, 1816, t. III.

plus une quantité indéterminée de l'hydrogène de l'eau assimilée (1).

Or, comme la ration D'ENTRETIEN pour un homme bien portant doit être approximativement, d'après M. de Gasparin :

<pre>
Azote...................   12 gr. 51
Carbone................   264 gr.
</pre>

il y a encore pour le malade, soumis au régime que nous avons indiqué, un excédent de 3 gr. 98 environ.

D'un autre côté, le carbone et la graisse réunis fournissent aussi un excédent de 2 gr. ; de plus la quantité d'hydrogène contenue dans l'eau ordinaire, et qui est assimilée et brûlée, représente encore un certain nombre de calories qui ne sont point à négliger, car le pouvoir calorifique de ce gaz est bien supérieur à celui du carbone (quatre fois plus fort environ). De sorte que notre ration, qui permet d'obtenir les résultats les plus satisfaisants dans le traitement de la dyspepsie ordinaire, peut encore être diminuée, dans les cas graves, sans inconvénient et sans crainte de voir le malade dépérir.

On la modifiera de la façon suivante, en supprimant tout à fait le pain et en augmentant le sucre :

<pre>
Lait...............   un litre 1/2.
Œufs..............   quatre.
Viande...........   50 grammes.
Café..............   20 grammes.
Sucre.............   60 grammes.
Eau...............   quantité indéfinie.
</pre>

(1) On sait que les aliments se divisent en aliments azotés ou plastiques, nécessaires à la réparation des tissus, et en aliments hydrocarbonés ou respiratoires, nécessaires à la production et au maintien de la chaleur animale.

Nous négligeons dans nos évaluations les petites quantités de fécule, introduites en même temps dans l'alimentation, sous forme de tapioca, de semoule, etc., ainsi que les desserts, fruits cuits ou confitures.

On pourra encore supprimer momentanément la viande, et la remplacer, non point par un autre aliment, mais par un condiment excellent pour l'estomac malade, lorsqu'il n'existe pas toutefois d'éréthisme trop prononcé : le *jus de viande grillée*, extrait à la presse. On diminuera ainsi de beaucoup la quantité de la ration, qui restera néanmoins suffisante.

Nous avons donné des soins à un dyspeptique, très sérieusement atteint, que nous avons dû maintenir à ce régime jusqu'au neuvième mois de son traitement. Le malade, qui dépérissait à vue d'œil, avant d'être soumis à la ration en question, n'engraissa pas, il est vrai, mais l'amaigrissement s'arrêta, et le poids du corps demeura stationnaire pendant ces huit mois.

Nous ne saurions trop insister sur l'utilité des données expérimentales précédentes qui font, selon nous, de ce paragraphe, quoique très court, un des plus importants du livre. C'est en effet dans les quelques notions fort simples qui y sont contenues que réside, en grande partie, le secret de la méthode curative, vraiment rationnelle et efficace de la dyspepsie, et de ses complications les plus sérieuses.

IV

De l'action des principaux aliments usuels sur la muqueuse de l'estomac.

La solution du problème de l'alimentation du dyspeptique nécessite encore, avons-nous dit, la connaissance du mode d'action des différents aliments usuels sur la muqueuse stomacale. Les expériences sur les animaux, que le Dr Leven relate dans son traité des maladies de l'estomac, nous fourniront d'importants éléments, qui nous aideront à résoudre cette question.

Nous en avons déjà parlé, à propos des causes de la dyspepsie; nous allons y revenir en faisant de nombreux emprunts à notre savant confrère, dont les idées neuves et justes ont été puisées dans la méthode expérimentale la plus sévère, la plus longue, et par conséquent la plus difficile. Les observations de Leven portent sur les trois aliments azotés les plus intéressants, parmi ceux qui entrent dans notre alimentation quotidienne : l'*œuf*, le *lait*, la *viande;* et sur les aliments hydrocarbonés, représentés par les *graisses,* l'*alcool* et le *sucre.*

Nous résumerons ici les résultats ainsi obtenus par la physiologie expérimentale, et les conclusions qu'on doit en tirer; puis nous examinerons successivement les aliments les plus usités.

L'*œuf liquide* est à peine modifié dans l'estomac; il ne fait que le traverser, sans y provoquer de congestion marquée. Le passage dans l'intestin est parfois si rapide que quand l'œuf n'a pas été parfaitement divisé par le battage, il détermine souvent des coliques presque immédiates. Dans ce cas, il arrive dans le gros intestin sans avoir été peptonisé, et il peut y avoir légère indigestion.

Le blanc de l'œuf coagulé séjourne au contraire dans l'estomac ; il est de longue digestion. Ainsi un chien qui a avalé 25 grammes de blanc d'œuf durci, étant sacrifié deux heures après ce repas, on trouve dans l'estomac plus de moitié du blanc d'œuf intact ; la muqueuse est congestionnée. Il n'en est pas de même du *jaune d'œuf durci* qui, après un temps égal, a totalement disparu de l'estomac, et cela grâce à la facilité avec laquelle il se désagrège et s'émiette, sous l'influence du suc gastrique et des contractions stomacales.

Le lait peut aussi traverser rapidement l'estomac, sans y laisser de trace, surtout s'il est avalé au moment même de la traite. Mais généralement la caséine se coagule dans ce milieu acide en petites masses, qui sont assez facilement désagrégées par le suc gastrique. Dans ce cas, la congestion stomacale a très peu d'intensité et de durée. Toutefois il n'en sera plus de même lorsque, pour des raisons particulières ou accidentelles, la caséine se prendra en gros blocs, que l'estomac aura beaucoup plus de peine à fragmenter et à chymifier. Les tous jeunes enfants vomissent parfois de ces blocs indigestes, dont le volume et la forme étonnent et effrayent les parents.

La viande est retenue dans l'estomac un temps

plus ou moins long, selon la quantité ingérée et selon sa nature. Elle ne peut en sortir et franchir l'orifice étroit du pylore, qu'après avoir été pénétrée intimement par le suc gastrique, et réduite par cet
agent en filaments excessivement ténus. Elle détermine sur la muqueuse stomacale l'apparition d'une
teinte rosée ou rouge ; tenant à une hyperémie, qui
peut être considérée comme le type de la congestion
physiologique de cet organe.

L'estomac d'un chien, qui a avalé 100 grammes
de bœuf bouilli, ne contient plus, au bout de cinq
heures, aucune trace de viande ; la muqueuse a repris sa couleur pâle naturelle.

Si la dose de viande a été double (200 gr.), on re-
trouve, après le même temps, 130 grammes environ
dans l'estomac. Au bout de dix heures, il en reste
encore 90 grammes ; après treize heures, tout a disparu.

Avec ce repas de 200 grammes de viande, la congestion stomacale a été bien plus marquée que précédemment, la muqueuse a fortement rougi.

Il est bien évident, eu égard à la nature de la
viande, que plus ses fibres seront dures et serrées,
plus l'estomac mettra de temps à les désagréger, et
plus la congestion sera prononcée.

Graisses et alcool. — Nous ne répéterons pas
ce que nous avons déjà dit des effets nuisibles produits dans l'estomac par l'usage excessif des graisses
et de l'alcool. Nous nous y sommes arrêté assez
longtemps. Nous rappellerons seulement que, sous
l'influence d'un repas composé exclusivement de

graisse (200 gr. saindoux), la muqueuse de l'estomac ne subit pas la congestion physiologique constatée avec la viande, mais qu'elle prend un aspect grisâtre et que ses vaisseaux sont dilatés. Le muscle stomacal a perdu son ressort, il est devenu flasque et s'est laissé distendre.

Peut-être s'agit-il là d'un commencement de dégénérescence aiguë, comme on en observe dans certains empoisonnements.

Le saindoux ingéré est liquéfié par la température du corps, et passe en nature, et très lentement, dans l'intestin, mélangé à du liquide acide et salé qu'il a fait excréter, mais qui n'est pas du suc gastrique. En effet, comme l'a reconnu Leven, ce liquide ne provient pas des glandes de la muqueuse et n'a aucun pouvoir digestif. Ce n'est que de l'eau excrétée par les capillaires dilatés, et cette excrétion est le résultat d'une action exosmotique que favorise peut-être encore une desquamation endothéliale des vaisseaux. Notons encore, pendant le séjour des graisses dans l'estomac, la formation d'acides gras, toujours si nuisibles au travail digestif.

Nous avons aussi longuement parlé de l'action de l'alcool, à dose élevée et répétée, sur la muqueuse de l'estomac, et nous avons vu qu'il est le type des irritants de cette membrane.

Avec l'alcool, en effet, la muqueuse subit une forte congestion ; on y observe des ruptures de vaisseaux, des hémorragies, des lésions plus ou moins profondes et étendues. Même après un seul repas composé de ce liquide, la congestion stomacale persiste. Le retour à l'état normal est très lent et n'a même plus lieu, si des repas analogues se succèdent.

De ce qui précède, nous tirerons les conclusions suivantes :

Le bon lait, les œufs frais, crus ou peu cuits, sont des aliments qui congestionnent à peine l'estomac, n'exigent que peu de travail de sa part, et lui imposent le minimum de fatigue. La viande de bœuf ou de mouton, cuite au naturel, doit être considérée comme l'excitant physiologique normal de la muqueuse stomacale. Son séjour dans l'estomac congestionne cette muqueuse; mais cette congestion, de bon aloi, qui ne dépasse pas certaines limites, disparaît après l'expulsion du bol alimentaire dans l'intestin, si toutefois la viande a été prise à *dose modérée*, et l'organe entre en repos.

L'ingestion d'une trop grande quantité de viande modifie ces conditions, retarde la digestion et occasionne une congestion plus prononcée. On observe aussi, condition dont il faut tenir compte dans les dyspepsies sérieuses, que le bœuf est plus excitant que le mouton. Mais ce que nous disons des viandes de bœuf et de mouton, n'est pas appliquable à toutes les viandes.

C'est, toutes conditions de préparation restant les mêmes, de l'état de cohésion des viandes, ou du plus ou moins de résistance qu'opposeront leurs fibres à la dissociation, que devra surtout tenir compte le médecin, dans la prescription du régime à faire suivre aux dyspeptiques. On proscrira donc l'usage du canard, de l'oie, du pigeon, du porc, etc., qui ont une chair généralement très dense.

Ajoutons que l'expérience, d'accord avec l'expéri-

mentation, nous apprend aussi que le lait, les œufs
et les viandes de bœuf et de mouton, préparés au
naturel, sont les aliments qui conviennent le mieux
aux dyspeptiques. Ce seront donc ces substances
qui formeront la base des divers traitements hygiéniques à conseiller à ces malades. Quant aux graisses
et à l'alcool, quoique les doses administrées, dans
un but expérimental, aient été exagérées, on doit
cependant reconnaître que leur action sur la muqueuse gastrique est généralement nuisible, puisqu'elle a pour résultat, tantôt une atonie de l'organe,
tantôt une irritation, plus ou moins marquée, avec
sécrétion de liquides anormaux, non digestifs. Les
dyspeptiques devront, par conséquent, s'en abstenir.

Viande crue. — Nous n'avons parlé, dans ce
qui précède, que de viandes cuites au naturel. Mais
il y a des cas graves, dans lesquels les côtelettes les
plus tendres et le meilleur filet ne sont pas supportés
par l'estomac. C'est alors que le médecin trouve dans
la *viande crue* hachée, pilée, grattée ou pulpée un
auxiliaire très puissant, qu'un de nos plus distingués
thérapeutistes, le professeur Bouchardat, appelle
*une des plus belles conquêtes thérapeutiques de
notre époque.*
Nous nous rappellons aussi que le docteur Gallard, dans un article publié dans le *Bulletin* de thérapeutique, sur le traitement de l'ulcère de l'estomac,
s'exprimait à peu près en ces termes : « La viande
crue hachée est, pour l'estomac malade, d'une digestion presque aussi facile que le lait. » Si la viande
crue pulpée offre ces avantages, c'est qu'étant déjà

désagrégée, elle séjourne fort peu de temps dans l'estomac et n'y provoque qu'une congestion éphémère.

Blache, Roger et Trousseau ont été en France les promoteurs de cette méthode ; mais ils employaient la viande crue, presque exclusivement chez les jeunes enfants, contre la dyspepsie gastro-intestinale, avec *diarrhée persistante*.

On a reconnu que l'usage de la viande crue de bœuf expose à la production du tænia. Pour éviter ce grave inconvénient, Roger conseille de se servir de la viande de cheval ou de mouton. Pour notre part, et dans le même but, nous avons fréquemment utilisé les cœurs de veau qui, coupés en tranches minces, présentent l'aspect des viandes rouges, et se laissent parfaitement pulper.

Du bouillon. — Le bouillon trouve naturellement sa place à côté des viandes. Mais, à notre avis, ce liquide n'a aucune valeur nutritive, si bien préparé qu'il soit, et de quelque nom qu'on le décore d'ailleurs : bouillon de ménage, thé de bœuf des anglais, bouillon concentré, dit américain, bouillon Liebig, etc. Le meilleur bouillon ne contient, en effet, que la millième partie assimilable de la viande employée à le faire.

Nous croyons que le bouillon n'est qu'un apéritif, un condiment agréable à l'estomac sain, qu'un peptogène, c'est-à-dire qu'un stimulant de la sécrétion du suc gastrique, et par conséquent de la muqueuse stomacale (1). Nous avons constaté, maintes

(1) Je maintiens, dit Virchow, que le bouillon pur n'est ni

fois, que son action égale, et même dépasse, celle de l'excitant physiologique qui sert à le préparer, autrement dit de la viande. S'il est pris pur, il augmente généralement l'irritation dans les estomacs malades. Certains auteurs prétendent même que l'abus du bouillon, froid ou chaud, peut devenir une cause de dilatation de l'estomac ; mais, pour produire un semblable résultat, il faudrait, pensons nous, que ce bouillon fut bien chargé de graisse.

Il est donc sage et rationnel de conseiller aux dyspeptiques d'en user très modérément, en tant qu'aliment ; il y a même des cas où le médecin devra le leur interdire complètement.

En thérapeutique, on en réservera la prescription pour les cas d'atonie stomacale, qui se produisent à la faveur des maladies de longue durée, ou de toute autre cause ; dans toutes les circonstances du reste, où il èst nécessaire de stimuler activement la sécrétion du suc gastrique.

Dans le traitement de la dyspepsie, nous ne l'utilisons, le plus souvent, que pour la préparation de certains mets, les purées en particulier, et alors il remplace le beurre.

Préparations à base de viande. — Nous ne dirons rien de ces extraits de viande, de ces sirops, de ces élixirs alimentaires, à base de viande ou de jus de bifteck ; ni de ces préparations de peptones, plus ou moins acides, sur la composition desquelles nous avons été si tristement édifiés, tout récemment, par

nutritif, ni fortifiant, mais que c'est un tonique et un article de luxe.

des démêlés survenus entre pharmaciens rivaux, et dont la presse médicale s'est faite l'écho.

Tous ces produits trouvent peut-être leur application dans certains cas pathologiques déterminés, mais leur usage est loin d'être salutaire dans le traitement de la dyspepsie. Nous exceptons cependant *l'extrait ou gelée de viande Hepp*, préparée par M. Musculus, selon la formule de l'hôpital civil de Strasbourg, et dont se loue beaucoup le Dr Goldschmidt, médecin du même hôpital.

Jus de viande. — Le jus de viande naturel, qui s'écoule d'un gigot ou d'un morceau de bœuf rôtis que l'on découpe ; le même jus, extrait à la presse, de viandes légèrement grillées, et dont on fait une si grande consommation depuis un certain nombre d'années, n'a pas non plus une bien grande valeur nutritive.

On a pourtant calculé que 125 gr. de jus, quantité fournie par 5oo gr. de viande (culotte) représentent la valeur de trois blancs d'œufs (Tanret) ; mais cette appréciation nous paraît très exagérée.

Si nous conseillons le jus de viande dans la dyspepsie, ce n'est point assurément en considération de sa valeur nutritive ; notre but, en le recommandant, est d'utiliser l'arome qu'il exhale (osmazome) et les sels qu'il contient.

C'est donc uniquement comme excitant physiologique que nous le préconisons, et parce qu'il formera, mélangé à d'autres aliments, les œufs crus en particulier, une espèce de *viande liquide artificielle*, qui stimulera l'estomac, au même titre que la viande rôtie, sans toutefois lui imposer la fatigue que lui occasionnerait la digestion de cette viande, prise en nature.

Nous avons, en un mot, recours à un artifice, qui permet d'exciter suffisamment les glandes gastriques, par un aliment qui n'exigera de la part de l'estomac que de faibles contractions.

Nous devons cependant ajouter que, dans des dyspepsies arrivées à un certain degré, le jus de viande est lui-même trop excitant, et qu'on ne doit alors en user qu'avec une extrême réserve.

Poudres de viande. — L'introduction récente par le Dr Debove des viandes desséchées et pulvérisées dans la thérapeutique de la phtisie pulmonaire, les beaux résultats obtenus dans cette voie par ce médecin distingué et par notre éminent confrère le Dr Dujardin-Beaumetz, tant au point de vue de la lésion pulmonaire qu'à celui de l'état général et des fonctions digestives des malades, nous ont fait entrevoir la possibilité d'utiliser ces mêmes poudres dans le traitement de la dyspepsie.

Auteur nous-même d'un procédé de dessication et de conservation des viandes, par une autre substance alimentaire, *la dextrine chlorhydrique*, et plus simplement par la farine torréfiée ou *pyrodextrine*, la découverte du Dr Debove ne pouvait nous laisser indifférent. Aussi nous sommes-nous empressé de rappeler, et de publier avec plus de détails dans *le Bulletin de thérapeutique de juin* 1882, la communication faite par nous sur ce sujet à l'Académie des Sciences, séance du 6 décembre 1880.

Nous croyons, en effet, qu'en présence des étonnants succès, dus à la méthode curative imaginée par le Dr Debove, dans cette maladie terrible qui fournit un si large contingent à chaque bulletin hebdomadaire de la mortalité à Paris, nous croyons, disons-nous, qu'il est du devoir de chacun de faire connaître tous les moyens qui peuvent favoriser la vulgarisation de cette méthode. Abaisser le prix du nutriment qui en est la base ; indiquer un mode de préparation facile pour tous, ce serait résoudre ce problème, qui est une véritable question humanitaire.

Dans le premier article qui a été publiée par le Dr Dujardin-Beaumetz sur la préparation des poudres de viande (*Bulletin de thérapeutique du 3 mai 1882*), ce savant confrère ne manque pas de faire remarquer que ce qu'on observe du côté des fonctions digestives, par l'usage de doses exagérées de ces poudres, prouve, comme le Dr Leven l'a d'ailleurs rappelé bien souvent, que *la digestibilité des aliments est surbordonnée à leur état de cohésion.* C'est là un principe que le médecin ne doit jamais perdre de vue, dans le traitement des maladies d'estomac.

Nous pensons que la poudre de viande, celle de Debove en particulier, à cause du gout de rôti qu'elle conserve, est appelée également à rendre des services dans la dyspepsie, maladie où l'estomac a besoin, avant tout, d'un repos relatif, comme nous l'avons déjà si souvent répété.

La théorie récemment émise sur la dyspepsie, due à l'encombrement de la cavité stomacale par les peptones.(G. Sée), s'évanouit d'elle même devant ce

fait bien établi, que la muqueuse gastrique reprend
une activité nouvelle et sécrète de plus en plus de suc
gastrique, à mesure qu'il se trouve des substances
facilement peptonisables ou chymifiables en contact
avec elle ; et cela chez des sujets amaigris, anémiés
ou cachectiques au plus haut degré.

Il ne faut pas oublier non plus qu'à moins d'affection organique grave les glandes pepsiques sécrètent toujours, et quand même, assez de suc gastrique pour effectuer la chymification des aliments avec
le concours du muscle stomacal.

Poudre de sang cuit et desséché. — Des expériences faites dans ces dernières années par M. Regnard et communiquées à la Société de Biologie (*juin-
novembre* 1882) montrent les grands avantages qu'il a
obtenus chez de jeunes agneaux, des canards et des
poulets, soumis à un régime mixte, composé de végétaux et de poudre de sang cuit et desséché, compa-
rativement aux résultats constatés chez d'autres
agneaux et d'autres volatiles, soumis au régime ordinaire, purement végétal.

Cette méthode sera évidemment essayée chez
l'homme, concurremment avec la précédente, et il est
à présumer qu'on obtiendra d'aussi bons effets que
chez les animaux. M. Regnard cite d'ailleurs l'exemple d'un enfant de dix-huit mois, rachitique, chez
lequel ce mode d'alimentation a parfaitement réussi;
et M. Laborde rapporte plusieurs observations de
jeunes filles chloro-anémiques, à qui la même méthode a rendu de très grands services.

Dans un autre communication à la Société de

Biologie (21 *juillet* 1883), notre confrère fait connaître les succès réels que ce moyen lui a procurés chez d'autres anémiques chez une jeune femme dyspeptique, etc.

S'il est bien prouvé que cette poudre de sang est un aliment, on peut affirmer que l'estomac malade la supportera parfaitement, eu égard au peu de travail que son état pulvérulent exigera de la part de cet organe.

Fécule et sucre. — Les expériences du Dr Leven ont été faites avec de la fécule *crue* délayée dans de l'eau. Il a constaté que ce mélange quitte rapidement l'estomac, et que son passage ne laisse aucune trace sur la muqueuse. Il en conclut que les fécules n'ont aucune propriété irritante sur la muqueuse du tube digestif, et qu'ainsi on peut les prescrire sans crainte à un dyspeptique.

Il est regrettable que cet observateur n'ait pas renouvelé ses expériences avec des fécules cuites, torréfiées, car c'est généralement sous cette forme que nous les utilisons dans l'alimentation.

On sait que les différents modes de cuisson ont pour résultat de commencer la digestion des fécules en les hydratant, en les gonflant et en leur faisant subir la transformation en dextrine à différents degrés, transformation qui se continue dans tout le tube digestif, pour une partie seulement de la fécule ingérée. Or, la dextrine agit sur la muqueuse stomacale tout autrement que la fécule. Elle l'excite par son principe odorant ou par le simple contact ; et notre expérience personnelle nous a appris que, dans les cas de dyspepsie, *elle augmente l'irritation stomacale.*

A l'état de santé, la dextrine doit être considérée comme un excellent condiment, comme un *eupeptique;* et chacun sait que ce qui rend le pain si appétissant, au sortir du four, c'est principalement cette odeur aromatique qui se dégage de la couche légère de pyrodextrine qui recouvre la croûte ou de la croûte elle-même, et qui est due à la transformation de la farine en dextrine par la haute température du four. Aussi Dujardin-Beaumetz met-il la dextrine au premier rang des substances auxquelles Schiff a donné le nom de peptogènes (1). Cependant chez les dyspeptiques on verra souvent, très souvent même, les fécules produire des effets nuisibles, au même titre que certains condiments trop actifs. Le médecin devra donc en surveiller attentivement l'emploi, à moins que, interprétant à la lettre les expériences de Leven, il ne conseille à ses malades l'usage de fécule non cuite. Mais comme, dans ce cas, la plus grande partie de la fécule est rejetée avec les selles, il est au moins inutile d'en surcharger l'estomac et l'intestin. Il faut, en effet, savoir ménager l'activité de ces organes et éviter d'y introduire des substances qui, quoique inoffensives,

(1) C'est surtout contre le manque d'appétit, par atonie et faiblesse de l'estomac, qu'on a préconisé la dextrine, soit sous forme de poudre alcalinisée (Dr Becker), soit sous forme de mixture peptogène, acidifiée et alcoolisée (Dujardin-Beaumetz).

Pour nous, toutes ces substances, prétendues eupeptiques, la pepsine en tête, n'agissent que comme condiments ou excitants de la muqueuse gastrique. Elles doivent, par conséquent, être bannies du traitement de la dyspepsie vraie.

gêneraient rien que par leur présence la chymification des aliments utiles et indispensables.

Nous avons connu un dyspeptique chez qui l'ingestion du peu de farine cuite qui recouvre le pain, ou d'une parcelle de petits biscuits secs (Albert), provoquait immédiatement des symptômes gastriques très pénibles.

Ce fait nous amène à conclure que, malgré toute leur utilité et leur importance, malgré les déductions rationnelles qui peuvent en être tirées, les expériences faites sur l'estomac sain des animaux, avec certaines substances alimentaires, tout en nous fournissant des indications précieuses, ne nous renseignent que bien imparfaitement, quant à l'action de ces mêmes aliments sur l'estomac malade de l'homme.

C'est en se donnant la peine de relever avec soin, dans leurs plus petits détails, les observations cliniques, que le médecin arrivera à combler cette lacune, et achèvera d'acquérir par lui-même, et pour lui-même, l'expérience si nécessaire qui, dans l'espèce, sera le fruit de l'étude approfondie de la physiologie et de la pathologie expérimentales, appuyée sur la saine appréciation des cas nosologiques, et sur les modifications que le régime leur imprime.

Le sucre ordinaire n'a pas d'action appréciable sur la muqueuse d'un estomac sain. Leven en conclut que les médecins ont tort d'interdire le sucre aux dyspeptiques parce que, d'après lui, il serait d'une parfaite innocuité sur le tube digestif.

Pour nous le sucre constitue également un condiment des plus doux et des plus agréables, et un aliment de grand secours dans la dyspepsie. Fonssagrives l'appelle *le sel des malades*. Chez eux il peut remplacer les graisses et les féculents. Il permet, dans bien des cas, de rendre des mets agréables au palais et à l'estomac, et par conséquent d'en faciliter la digestion, sans avoir recours aux condiments incendiaires et irritants dont nous avons parlé plus haut.

Nous ne conseillons jamais, quant à nous, le lait, le café, le thé et l'eau rougie aux dyspeptiques, sans leur recommander d'y ajouter du sucre en quantité modérée.

Après sa transformation par la digestion en glycose ou sucre incristallisable, le sucre est absorbé en totalité par l'intestin ; il est alors utilisé comme combustible (aliment respiratoire de chaleur) et ne laisse aucun résidu. Il remplit le même but que les graisses et les fécules.

Il ne faut cependant point abuser de ce condiment, car s'il est inoffensif, pris en petite quantité, il devient irritant lorsqu'on dépasse la mesure. C'est ce qui arrive chez les enfants qui l'ont à leur discrétion et qui, n'ayant pas assez de raison pour se modérer, sont fréquemment atteints de ces embarras gastriques, de ces catarrhes de l'estomac qui ne sont, en somme, que des irritations aiguës passagères de la muqueuse stomacale. Nous avons souvent observé que consommé en nature, c'est-à-dire croqué et avalé en petites parcelles, non dissoutes dans la salive, le sucre fatigue l'estomac et en augmente l'irritation, si elle existe. Le mieux est de toujours le prendre à l'état de dissolution, dans une certaine quantité de liquide, et non à l'état sirupeux.

En parlant du sucre, nous ne pouvons passer sous silence *la glycose* (sucre de raisin, d'amidon, de fécule), produit économique largement employé de nos jours dans la confection des sirops, confitures, etc. Non seulement la bonne glycose n'a pas d'action nuisible sur l'estomac, mais encore elle n'exige aucun travail, aucun apport de la part du tube digestif pour être digérée et absorbée, puisqu'elle représente du sucre transformé, directement assimilable. Rabuteau prétend même qu'on devrait la prescrire, à la place du sucre de canne, aux phtisiques, aux chlorotiques, aux convalescents de maladies graves, alors que les matières azotées et les féculents ne sont plus tolérés, car elle deviendrait dans ce cas un aliment précieux et un médicament utile. Nous l'avons, pour notre part, conseillée à des dyspeptiques pour sucrer leurs aliments, et nous ne lui avons trouvé ni inconvénients, ni avantages. Nous sommes alors revenu au sucre ordinaire, dont la préparation nous inspire plus de confiance que celle des glycoses du commerce, et qui présente une saveur bien plus agréable, condition essentielle dont il faut tenir compte ici.

Pain. — Le pain, base de notre alimentation, est l'aliment complet (respirateur et réparateur) le plus précieux pour l'homme valide. Il contient, en effet, des matières azotées, féculentes, sucrées, grasses et minérales. Il n'a, par ses composants, aucune action nuisible sur l'estomac ; mais on sait que c'est un des aliments qui y séjournent le plus longtemps, à cause de sa consistance élastique due au gluten, consistance qui oppose à la dissociation par le suc gastrique la même résista nce que les substances à cohésion plus prononcée.

La chymification du pain exige donc de l'estomac un travail assez long, partant il ne convient point aux dyspeptiques, qui doivent parfois s'en priver complètement, s'ils ne veulent voir leur maladie s'éterniser. C'est à ce sujet que s'engagent ordinairement les discussions les plus vives entre les malades et les médecins. L'habitude du pain est devenue un besoin tel que bien des dyspeptiques ne peuvent se résigner à y renoncer, même momentanément, et l'on est obligé d'user d'artifice pour leur en faire diminuer progressivement les doses. Il faut, dans ce but, que le médecin paraisse attacher une très grande importance à ce que le dyspeptique ne fasse usage que d'un pain spécialement désigné : pain long très mince, dit pain Noël, par exemple. Ce pain est composé presque exclusivement de croûte et exige une mastication plus longue et plus parfaite que le pain à mie abondante et molle, dont on mange généralement trop, et qui constitue pour l'estomac l'aliment le plus lourd et le plus indigeste. A défaut de pain long, on conseillera les croûtes légèrement grillées ou certains biscuits très peu sucrés, tels que les Grissinis, les Gondolos, les gâteaux secs anglais ou américains, et notamment les Norwich biscuits (1), les Cracknells, les Milks

(1) Ces biscuits celluleux, fabriqués en grand par la maison Francis Lemanic de Londres, ont la forme de petits pains hémisphériques (*tops*).

simples (1), sans bicarbonate de soude, etc., qui s'écrasent et fondent facilement dans la bouche. Mais toujours on fixera la quantité, ou mieux le poids, qui devra être consommé à chaque repas : c'est là un point très essentiel à observer dans le traitement de la dyspepsie.

Le pain est encore nuisible aux estomacs malades, à cause des qualités acides que le travail de la digestion lui communique. Mais il peut devenir, sous forme de panade bien cuite et bien accommodée, un aliment facile à digérer. Nous avons rencontré quelques dyspeptiques qui, soumis à un régime mixte, (lait, viande, œufs) voyaient leur état demeurer stationnaire jusqu'au jour où, d'après notre avis, ils remplaçaient, aux deux repas principaux, le lait ou le potage au lait par des panades au jus de viande. Ces soupes plaisent à l'estomac, à la condition toutefois d'y ajouter ce jus de viande comme condiment.

Presque toutes les pâtes alimentaires : vermicelle, macaroni, pâtes d'Italie, etc., qui remplacent le pain dans les potages, sont des composés de farines très riches en gluten (grano duro) et d'eau, sans addition de levain. Si elles sont de bonne qualité et bien cuites, ces pâtes traversent l'estomac sans trop le fatiguer.

Pâtisseries. — Nous ne parlerons des pâtisseries que pour recommander sévèrement aux dyspeptiques de s'en abstenir. En effet, ces composés de graisse, d'œufs, de farine, de sel, de sucre, etc., pétris

______

(1) On trouve à Paris, dans les principales pâtisseries et boulangeries, un choix complet de ces divers biscuits.

ensemble, et plus ou moins imparfaitement cuits, irritent tous, sans exception, l'estomac, autant par leur nature que par le long travail digestif qu'ils lui imposent.

Afin de donner plus d'autorité à notre recommandation, nous citerons les propres paroles d'un hygiéniste distingué à qui nous avons déjà fait plusieurs emprunts : « On nous accusera peut-être, dit le savant professeur Fonssagrives, d'être un peu radical à propos de la proscription dans laquelle nous sommes disposé à envelopper la plupart des pâtisseries, mais nous répondrons à ce reproche, en alléguant que nous n'écrivons nullement dans l'intérêt de la sensualité gastronomique, et que l'hygiène n'est nulle part autant qu'en cette matière fondée à se montrer intolérante. S'il est, en effet, une industrie entre toutes qui se signale plus particulièrement à la réprobation du médecin, c'est celle des pâtissiers, dans l'officine desquels la gastralgie va se recruter tout à son aise... Les aliments qui y sont préparés arrivent trop sûrement à trahir l'estomac par la séduction des yeux et du palais, et le péril est d'autant plus à craindre qu'un attrait plus vif le dissimule. Qu'attendre, en effet, de ces mets constitués le plus souvent par des pâtes lourdes et non fermentées, où les aromates, le sucre, les corps gras, les confitures (et les fruits) s'associent dans des combinaisons heurtées et se mélangent habituellement d'un coloriage suspect? Des pesanteurs d'estomac, des éructations acides ou nidoreuses, l'amoindrissement de cet appétit légitime qui recherche instinctivement les aliments réparateurs sont la conséquence ordinaire de l'abus des gâteaux. » (1).

Poisson. — La chair de poisson a, en général, des propriétés nutritives presque égales à celles de la viande ; mais il y a une distinction capitale à faire, quant à son action sur la muqueuse stomacale, entre la chair des poissons gras et celle des poissons maigres, entre la chair ténue et friable des uns et la chair compacte et filamenteuse des autres.

Parmi les poissons chargés de graisse et d'huile, nous signalerons : l'anguille, le maquereau et le saumon, dont la chair en renferme à peu près 33-16-10 pour cent. Parmi les poissons maigres, nous citerons : la sole, le merlan, la barbue, la limande, le brochet, la perche, dont la chair contient tout au plus 0,15 à 1,50 pour cent de graisse. Ces derniers ont également la chair tendre et menue. Le homard, la crevette, les poissons salés ont, au contraire, la chair dure et serrée.

D'après ce que l'on sait de l'action des substances graisseuses sur l'estomac et de l'influence du degré de cohésion des aliments sur la digestion, on conseillera surtout aux dyspeptiques les poissons maigres : sole, barbue, merlan, etc., cuits selon certaines règles que nous ferons connaître plus tard. Mais, quel que soit le mode de cuisson adopté, et malgré l'analogie de composition, la chair de poisson n'agira jamais sur l'estomac aussi heureusement que la viande de bœuf, parce qu'elle n'apporte pas avec

(1) Fonssagrives, *Hygiène alimentaire* (1847).

elle le condiment si favorable à la sécrétion normale du suc gastrique, le jus deviande et l'osmazome.

Aussi a-t-on reconnu depuis longtemps, pour les gens bien portants, l'utilité de relever les poissons ou les sauces qui les accompagnent à l'aide de condiments, dont les moins nuisibles sont encore le vinaigre et le jus de citron, à doses modérées.

Quant aux dyspeptiques, les sauces à la fécule, au beurre et aux acides doivent leur être rigoureusement interdites et remplacées par des sauces à la crème, au jaune d'œuf et au bouillon.

Les huîtres fraîches et saines constituent, pour les personnes valides, un bon aliment, qui porte avec lui son condiment, l'eau de mer ; mais elles ne conviennent pas aux dyspeptiques. On les conseillera seulement dans les mêmes circonstances et dans le même but que les amers et les excitants légers, c'est-à-dire pour relever les forces des estomacs languissants, par suite d'atonie et de faiblesse générale.

Végétaux. — Sous ce titre, nous réunissons les céréales, les légumes, les fruits.

Céréales. — Elles comprennent le blé, le seigle, le riz, le maïs, le sarrasin, l'orge, etc. Ces graines donnent, par la mouture, des farines qui peuvent servir presque toutes à faire du pain et des bouillies, dont les qualités digestives et nutritives varient avec la nature des farines mêmes qui, en dehors des principes féculents dont nous nous sommes occupé, contiennent parfois des substances grasses, aromatiques ou autres.

En parlant du pain, nous avons dit du blé et du

seigle tout ce qu'il y avait à en dire ; mais lorsque leur farine est mise en bouillie avec le lait, l'estomac la supporte généralement mieux.

Le riz bien cuit, bien préparé est un très bon aliment. Son usage est d'ailleurs fort répandu ; il est la base de l'alimentation de certains peuples et sert à quelques autres de nourriture presque exclusive. Le riz n'irrite pas l'estomac et n'y séjourne que peu de temps, à cause du petit volume de ses grains et de leur fragmentation rendue si facile par une coction suffisante. Nous préférons le conseiller à l'état granuleux plutôt qu'à l'état de purée, parce que nous avons remarqué que la purée pèse davantage sur l'estomac.

La farine de maïs contient dix pour cent environ de matières grasses, qui doivent la faire rejeter de l'alimentation des dyspeptiques. De plus, cette graisse subit facilement des modifications qui donnent à la farine un goût âcre particulier, nuisible aux estomacs débiles.

Quoique plusieurs de nos départements fassent un grand usage de farine de sarrasin (blé noir), sous forme de pain, de bouillies, de galettes, etc., on doit la considérer comme un aliment peu digeste.

Nous ne répéterons pas ce que nous avons dit des fécules, à propos de celles que fournissent diverses plantes indigènes ou exotiques, telles que la pomme de terre, la châtaigne, l'arrow-root, le tapioca, le sagou, le salep, qu'on a voulu, dans des buts différents, distinguer par des propriétés nutritives et analeptiques spéciales.

De tous ces produits féculents, celui qui réussit le

mieux à l'estomac est à coup sûr le tapioca, mais le tapioca naturel, aujourd'hui si rare et qui, une fois bien cuit, reste à l'état granuleux et ne se prend pas en colle épaisse.

Légumes. — Les légumes se divisent en légumes secs, verts, herbacés. Presque tous, pris en nature, fatiguent les estomacs malades et exaspèrent l'irritation de la muqueuse. Lorsqu'on les conseillera, on devra, s'il s'agit de légumes secs, recommander de les utiliser en purées faites avec les farines débarrassées de l'enveloppe des graines : purées de pois, de haricots, de lentilles qui, convenablement assaisonnées, traversent l'estomac sans trop l'irriter. S'il s'agit de légumes verts herbacés ou charnus, tels que pois, haricots, laitue, chicorée, épinards, cresson, carottes, artichauts, etc., c'est encore écrasés ou finement hachés et réduits en purée, après cuisson suffisante, au moyen de la passoire, qu'on devra les employer.

En résumé, le point essentiel c'est de diminuer la cohésion de l'aliment, et de ne pas introduire dans l'estomac ces fibres ligneuses et cette cellulose, à tissu plus ou moins serré, qui nécessiteraient des efforts nuisibles de la part de l'organe, sans aucun profit pour la nutrition.

Nous n'ajouterons qu'un mot pour repousser l'usage des choux dans la dyspepsie, tout en admettant que la préparation connue sous le nom de choucroute est moins indigeste, parce qu'elle porte avec elle son condiment acide, résultant de la fermentation lactique qu'elle a subie. Nous avons entendu quelques malades affirmer qu'elle leur réussissait à merveille, et qu'elle faisait cesser leur constipation.

Fruits. — Au point de vue qui nous occupe, on peut diviser les fruits en *fruits acides* et en *fruits doux sucrés.*

Les fruits acides crus (cerises, fraises, framboises, groseilles, oranges...), quel que soit leur degré de maturité, ont tous une action nuisible sur l'estomac des dyspeptiques. Nous ne serons pas aussi exclusifs pour quelques-uns d'entre eux, convertis en compotes, en confitures, en gelées.

Il est à remarquer que dans de telles conditoins, la cuisson et l'addition d'une certaine quantité de sucre diminuent beaucoup l'acidité du fruit, et en font un condiment acceptable, même pour des estomacs légèrement irrités. Nous avons observé que les compotes de cerises bien cuites réussissent, en général, mieux que les confitures, qui ont l'inconvénient d'entraîner avec elles, sous forme de sirop, une dissolution de sucre trop concentrée.

Nous ne saurions, en parlant des groseilles, passer sous silence le cassis, fruit du groseillier noir, qui renferme beaucoup moins d'acide que les groseilles rouges ; qui, de plus, contient une substauce aromatique, comparable à celle des cônes de houblon, et dont l'action eupeptique est connue depuis longtemps, sous la qualification de propriété stomachique.

Plusieurs dyspeptiques de nos clients se sont bien trouvés de l'usage de gelée de cassis de ménage, comme dessert, et nous la conseillons volontiers.

Il faut aussi tenir compte, dans l'étude des effets de ces préparations, de l'action du mucilage plus ou moins abondant, fourni par le fruit, et qui est loin de convenir à tous les estomacs. Nous avons traité des dyspeptiques chez qui les substances mucilagineuses, les plus inoffensives en apparence, produisaient des résultats presque analogues à ceux des graisses. Nous avons vu aussi les gelées les moins acides, celles de pommes et de coings, par exemple, exaspérer les symptômes de dyspepsie. C'est par la présence de ce mucilage, en quantité variable, que bien des fruits doux, non acides, que certaines prunes et certains raisins, quoique bien sucrés, sont mal tolérés par les dyspeptiques. Cependant nous ne refuserons pas à nos malades le véritable chasselas, les bonnes poires en compote, les vraies prunes de reine-Claude (1) et les bananes crues ou cuites au four, tous ces fruits pris, bien entendu, avec modération. Inutile de dire qu'ils doivent être de premier choix et posséder un degré de maturité parfaite.

(1) A propos de prunes de reine-Claude, nous croyons devoir signaler ici le fait d'un vieux dyspeptique qui, affligé d'une constipation opiniâtre, se mit, de son chef, en désespoir de cause, à l'usage exagéré de ces fruits. Il fit pendant deux mois environ, ce que l'on pourrait appeler une cure de reine-Claude, et en consomma de un à deux kilogrammes par jour. Sous l'influence de ce régime, non exclusif bien entendu, notre malade finit par obtenir des selles naturelles et engraissa de douze livres pendant ce laps de temps. Mais la dyspepsie stomacale persista, à un degré moindre, il est vrai; et, tourmenté par un gonflement abdominal très pénible, notre malade aurait renoncé de lui-même à poursuivre sa cure, si la rareté des fruits ne l'y eût contraint. N'y aurait-il pas là l'indice d'une nouvelle méthode curative à utiliser dans certaines maladies consomptives?

Les figues fraîches ou sèches, crues ou cuites, conseillées quelquefois par nous, ne nous ont pas donné
généralement de résultats bien satisfaisants.

La digestibilité, toujours douteuse, des melons,
des abricots et des pêches ne permet pas qu'on les
tolère aux dyspeptiques.

Nous croyons devoir ajouter que les fruits, contrairement à ce que l'on pense généralement de leurs
prétendues propriétés rafraîchissantes, sont tous, ou
presque tous, nuisibles dans la *dyspepsie intestinale*, tant par la flatulence et le ballonnement du
ventre qu'ils occasionnent ou augmentent, que par
l'irritation qu'ils exaspèrent et qui reste accrue après
leur passage.

Boissons. — Les principales boissons dont on
fait usage dans notre pays, sont l'eau, le vin, la
bière, le cidre, l'alcool et ses composés, les infusions aromatiques, etc.

Eau. — L'homme a besoin, pour réparer les
pertes incessantes de l'économie, et aussi pour apai-
ser sa soif, d'absorber une certaine quantité de boisson, un litre à peu près en vingt-quatre heures.
L'eau est le liquide le plus propre à remplir ce but.
Elle doit alors posséder les qualités suivantes, que
le docteur Guérard résume ainsi dans sa thèse :
« L'eau potable doit être limpide, d'une température moyenne constante, inodore, d'une saveur
agréable ; elle doit dissoudre le savon sans grumeaux,
être propre à la cuisson des légumes. Elle doit tenir
en dissolution une proportion convenable d'air,
d'acide carbonique et de substances minérales dont

la proportion ne doit pas dépasser un demi-millième,
Elle doit enfin être exempte de matières organiques. »

On s'est beaucoup occupé, dans ces derniers
temps, de la contamination des eaux potables par
des substances organiques nuisibles, ou par des
germes morbifiques (microbes), au point de vue
particulier de la transmission de certaines maladies infectieuses (fièvre typhoïde, dysenterie, cho-
léra, etc.).

Mais ce qui nous intéresse plus spécialement ici,
ce sont les proportions de sels de chaux et de magnésie que renferment les eaux potables ou réputées
telles. Ces proportions constituent le degré hydrotimétrique de ces eaux et en font, si elles sont trop
élevées, des eaux dites *calcaires, séléniteuses, crues*
ou *dures,* que l'on doit rejeter, autant que possible,
de l'alimentation (1).

Or ces eaux exercent, notamment sur l'estomac,
leur action nuisible, entretiennent la dyspepsie et la
rendent même très commune parmi les populations
qui en font usage. Nous connaissons des dyspeptiques qui ne peuvent boire de l'eau des puits des localités qu'ils habitent, sans en être fortement incommodés, et dont l'estomac accepte volontiers l'eau de
rivière qui baigne ces mêmes localités.

Il y a donc là une question très importante à étudier pour le médecin qui traite des dyspeptiques.

Dans le parcours de Paris, la *Seine* marque,
d'après les analyses de M. Poggiale :

(1) Chaque degré hydrotimétrique indique un centigramme
de sels terreux par litre.

Au point d'Ivry.............. 15 degrés hydrotimétriques.
    Id.   (2ᵐᵉ essai) .... 17 .... id. ....
A Chaillot................... 23 .... id. ....

dont la moyenne, 18°, est très satisfaisante.

Or, n'était la question de contamination, *l'eau de Seine serait un type d'eau potable.* La conclusion que chacun tirera de ces considérations, c'est qu'il est absolument urgent, à tous les points de vue, qu'on assainisse ce fleuve.

L'eau potable, prise avec modération, à la température des appartements (12 à 15° centigrades), n'a aucune action mauvaise sur l'estomac sain ou malade. Elle y séjourne peu de temps et est rapidement absorbée.

« C'est la boisson que la nature a donnée à toutes
« les nations, elle l'a faite agréable pour tous les
« palais. Les Grecs et les Romains la regardaient,
« avec raison, comme une panacée universelle...
« L'eau de bonne qualité facilite extrêmement la di-
« gestion ; fortifie, entretient toutes les évacuations ;
« prévient tous les engorgements, rend le som-
« meil plus tranquille, la tête et le génie plus nets, la
« mémoire plus ferme, les sens plus exquis, la gaieté
« plus constante, les mœurs plus douces... En com-
« parant ses effets à ceux du vin, la comparaison est
« en faveur de l'eau. Démosthènes, Locke, Haller,
« et bien d'autres grands génies, n'ont jamais bu que
« de l'eau. » (Tissot).

Brillat-Savarin déclare qu'elle nous est aussi nécessaire que l'air, mais il ajoute, un peu plus loin, que le vin est la plus aimable des boissons. Il est vrai que ce fin gastronome ne s'adresse point à des dyspeptiques.

Non seulement l'eau est la boisson par excellence pour l'homme bien portant, mais elle est encore le breuvage le plus inoffensif et le plus salutaire pour le dyspeptique. Aussi, est-ce l'eau, surtout l'eau pure, que nous recommandons à nos malades, en leur accordant, s'ils ont quelque répugnance à la boire seule, de la prendre sous forme d'infusion légère de camomille ou de feuilles d'oranger, refroidie et un peu sucrée. Nous y faisons aussi parfois macérer à froid, une très petite quantité de thé ou de tilleul; on obtient ainsi une boisson très légèrement aromatique, dont le parfum constitue un condiment agréable au palais et à l'estomac des dyspeptiques. Nous leur permettons même, dans certains cas, de boire aux repas de l'eau sucrée additionnée de *quelques gouttes* de bon cognac.

Il arrive fréquemment, et surtout pendant l'été, que les eaux d'une localité laissent à désirer, soit à cause des matières en décomposition qu'elles renferment, soit en raison de leur provenance et de la nature des terrains qu'elles traversent. Dans ces cas les filtres au charbon, bien qu'excellents, ne suffisent pas pour débarrasser l'eau de ses propriétés nuisibles. Nous conseillons donc aux malades — qui le peuvent bien entendu — de faire usage des eaux si pures, si douces et si agréables d'Evian qui, quoique transportées, conservent leurs qualités bienfaisantes.

Ces eaux, classées parmi les eaux minérales, représentent néanmoins, pour nous, le type le plus parfait des eaux potables. J'en appelle au souvenir de toutes les personnes qui ont séjourné à Evian : n'ont-elles pas éprouvé, ainsi que nous, chaque fois qu'elles ont quitté ce charmant pays, combien l'excellente eau de ses sources leur manquait ! L'estomac paraît si bien s'en accommoder, les malades la prennent avec tant de plaisir et ressentent un tel bien-être de son usage, que les médecins les moins convaincus ne s'arrêtent plus devant une minéralisation presque insignifiante ; mais, se rendant à l'évidence, n'hésitent point à diriger vers cette station privilégiée bon nombre de dyspeptiques. Nous en reparlerons, lorsque nous ferons connaître les moyens propres à combattre l'état nerveux et à favoriser le retour de la congestion physiologique.

Vins. — Les vins sont composés principalement d'eau, d'alcools, d'acide, de bitartrate de potasse, de sels divers, de tannin, de matières colorantes, d'huiles essentielles et d'éthers, qui en fournissent le bouquet.

Quoique la proportion d'alcool varie beaucoup suivant les vins, les effets les plus importants de ces liquides sur l'estomac sont les mêmes, à un degré moindre, il est vrai, que ceux produits par l'alcool. Nous les connaissons: l'alcool excite et irrite l'estomac.

Les autres composants agissent dans le même sens. Après l'alcool vient le bitartrate de potasse, dont les petits vins peu alcooliques des environs de Paris renferment, ainsi que les vins doux non fermentés, une forte proportion.

Ce sel donne à ces vins leur acidité, leurs propriétés laxatives, par conséquent des qualités nuisibles pour le tube digestif.

Le tannin n'a pas une action moins défavorable sur la muqueuse stomacale ; de plus, il altère les sucs digestifs et dispose à la constipation.

Quant aux substances odorantes (l'éther œnanthique, etc.) elles agissent à la façon de l'alcool.

La conclusion à tirer de ce qui précède, c'est que *les dyspeptiques doivent renoncer à l'usage du vin.*

On aura beaucoup de peine, nous le savons, à leur faire comprendre cette impérieuse nécessité ; ils opposeront, comme argument principal à cette interdiction, la faiblesse, la fatigue, ressenties presque continuellement et qui augmenteront, selon eux, s'ils ne boivent un peu de vin pour soutenir leurs forces. Erreur profonde ! Le dyspeptique qui continuera à faire usage du vin *ne guérira pas ;* et comme le vin entretient et exaspère l'irritation gastrique, chaque repas sera suivi des mêmes malaises, de la même lassitude et du même découragement.

Bière. — La bière, boisson fermentée nourrissante, mérite que nous nous y arrêtions un instant, à cause de son usage extrêmement répandu, et parce que beaucoup de médecins la conseillent indistinctement à tous les dyspeptiques, croyant suivre en cela la pratique mieux raisonnée d'un de nos anciens maîtres, le Dr Gendrin.

La bière, dite de Strasbourg, qui a la composition la plus hygiénique, et qui est la plus usitée chez nous, contient bien moins d'alcool que le vin. A ce point de vue, elle sera mieux acceptée par les estomacs légèrement malades ; mais comme elle renferme, en outre de l'acide carbonique, de la dextrine et une substance aromatique amère qui en fait une boisson excitante pour la muqueuse stomacale, elle est, sous ce rapport, contre indiquée dans le traitement de la dyspepsie confirmée.

Elle rentre dans la classe des peptogènes et convient surtout dans les atonies stomacales ou fausses dyspepsies.

D'un autre côté, personne n'ignore que l'abus de cette boisson engendre fréquemment la dyspepsie.

Cidre. — Le jus de pommes fermenté contient moins d'alcool que la bière, mais beaucoup plus d'acide, et en raison de cela, doit être rayé du régime des dyspeptiques.

Nous avons cependant vu certains malades, dans le but de combattre une constipation opiniâtre, boire du cidre doux, pris à la pièce, et n'en point paraître incommodés tout d'abord. Mais les premiers tirages effectués, le cidre s'acidifiait, était paré, comme l'on dit, l'estomac se révoltait et force était d'y renoncer.

Boissons aromatiques. — Parmi les boissons encore ordinairement usitées, mais non au même titre que les précédentes, on compte le café, le thé, le chocolat et d'autres infusions aromatiques, telles que la camomille, les feuilles d'oranger, le tilleul, l'aya-pana, le faham, etc.

Arrêtons-nous un instant à chacune de ces préparations qui ont aussi leur importance, soit au point de vue alimentaire, soit au point de vue digestif.

Café. — Le café torréfié doit seul nous occuper ; c'est en effet la torréfaction qui développe une partie des principes actifs de cette graine, en mettant le tannin en liberté, et en donnant naissance à une huile empyreumatique qui fournit l'arome. Le café renferme encore de l'acide cafique, une matière azotée, la caféine ; des substances grasses et du fer.

Nous allons heurter bien des convictions, en déclarant, de prime abord, que toutes ces substances, prises isolément, sont nuisibles à l'estomac et à la digestion. On sait que le tannin, les acides et les huiles empyreumatiques ont la même influence.

Les Drs Leven et Sémerie ont reconnu dans des expériences concluantes faites sur des chiens (1), que le café, administré en même temps que la viande, gêne considérablement la congestion physiologique nécessaire à la sécrétion du suc gastrique, et retarde la chymification de l'aliment.

Cette ischémie, ou pâleur de la membrane digestive, occasionnée par la contraction des vaisseaux sous l'action du café, avait été aussi observée par M.M. Falk et Huhlmann.

Mais, diront les amateurs, d'où vient alors ce bien être général, cette liberté d'esprit que nous ressentons après avoir pris notre café ?

La réponse est facile : si le café retarde la digestion stomacale, il stimule légèrement le système ner-

____

(1) Leven, *Société de Biologie,* 9 avril 1881.

veux, et dissipe, momentanément, la torpeur d'esprit qui résulte d'une digestion pénible ; d'où la qualification méritée de *boisson intellectuelle,* quoi qu'en ait dit Mme de Sévigné.

Elle prétendait, on le sait, que le café *l'abêtissait,* et l'on se rappelle sa phrase célèbre : « Racine passera comme le goût du café. » Jugement erroné d'une femme d'esprit, que Voltaire, cet admirateur enthousiaste de Racine, ce grand amateur de café, se chargea de rectifier, et auquel la postérité et les années sont si loin d'avoir donné raison.

Nous croyons, pour notre part, que l'abêtissement dont se plaignait Mme de Sévigné n'était qu'une dépression relative, succédant à une excitation bienfaisante.

Le café est donc un stimulant, qui donne un coup de fouet à tout l'organisme, au moment où son activité se trouve entravée par la lassitude si pénible qu'accusent les dyspeptiques après leurs repas.

En raison de ces qualités sérieuses, nous ne le défendons pas aux dyspeptiques, qui obtiendront de son action stimulante générale des effets qu'ils ne doivent plus demander aux boissons alcooliques.

D'ailleurs on y ajoute habituellement un condiment, le sucre, qui excite légèrement les glandes de l'estomac et corrige, par ses qualités eupeptiques bien connues, l'action, moins favorable, exercée par le café sur la sécrétion du suc gastrique.

De plus, il est encore permis de supposer que dans la dyspepsie vraie, avec congestion exagérée de la muqueuse, le café agit comme médicament puisqu'il produit l'effet opposé, c'est-à-dire une sorte d'anémie vasculaire de cette même muqueuse. Nous devons cependant reconnaître que quelques personnes nerveuses ne peuvent en faire usage sans que leur estomac en souffre.

Nous ne dirons qu'un mot du café au lait, pour répéter avec Fonssagrives, Leven, Dujardin-Beaumetz, et bien d'autres : que lorsqu'il est préparé avec de bon lait et de bon café, sans chicorée (1), il n'a aucun des inconvénients que les femmes lui imputent bien gratuitement, et constitue, au contraire, un aliment très sain et très agréable, que nous conseillons à tous nos malades.

Thé. — Le thé se rapproche beaucoup du café par les principes qu'il renferme, et dont les plus importants sont : le tannin, une substance azotée, la *théine,* analogue à la caféine, des matières colorantes, une huile essentielle, etc. ; mais l'expérience nous apprend qu'il est un excitant énergique de l'estomac. Or toute excitation violente nuit dans la dyspepsie vraie ; et nous avons même dit précédemment que l'abus du thé engendre cette maladie.

Zimmermann, dans son traité de l'*Expérience,* accuse le thé de lui avoir affaibli la tête, l'estomac et les forces. Un de ses amis de Zurich qui avait continuellement la théière à la main et buvait de la lessive chinoise, depuis le matin jusqu'au soir, avait fini par avoir une dyspepsie avec coliques et flatuo-

(1) L'emploi de la racine de chicorée torréfiée, mélangée au café, n'est qu'un sacrifice fait par la sensualité à l'économie. (Fonssagrives.)

sités très pénibles. Il l'accuse aussi de disposer à l'hypocondrie.

Les dyspeptiques devront donc s'abstenir de prendre à toute heure de ces infusions de thé, telles qu'on a l'habitude de les préparer et de les offrir dans le monde. Nous avons dit plus haut que nous ne leur refusions pas l'usage d'une boisson légèrement aromatique, obtenue par la macération à froid d'une petite pincée de thé noir dans un demi-litre d'eau, que l'on sucre. Les malades la boivent généralement avec plaisir. Nous conseillons aussi assez souvent le thé au lait aux repas.

Chocolat. — La fève de cacao, qui sert à la fabrication du chocolat proprement dit, contient la moitié de son poids environ de *beurre de cacao;* une substance azotée, la *théobromine,* analogue à la caféine et à la théine, des principes acides et amers, etc. Cette substance pourrait donc être comprise dans la classe des aliments gras ; et nous avons déjà parlé bien des fois de l'action nuisible des graisses sur l'estomac. Mais, dans l'espèce, cet effet se trouve atténué par l'arome si agréable du cacao, et par les aromates (vanille) qu'on a la coutume d'ajouter aux chocolats de bonne qualité.

D'après notre avis, le chocolat est loin d'avoir les inconvénients des graisses, et nous avons rencontré des dyspeptiques qui le digéraient bien (1).

(1) En présence des nombreuses sophistications dont ce produit alimentaire est l'objet, nous recommandons, tout spécialement, à nos malades, les chocolats granulés, si faciles à préparer pour tout le monde, et qui ne sont adultérés par l'addition

Habituellement nous le faisons prendre préparé avec le lait, parce que sous cette forme le beurre de cacao est en grande partie émulsionné, et n'a plus dès lors la même action défavorable sur la muqueuse de l'estomac. Nous y joignons aussi quelquefois un peu de café noir, ce mélange nous ayant paru convenir à certains dyspeptiques.

Camomille. — Les fleurs de camomille agissent par l'huile volatile, le tannin, le camphre et les principes résineux qu'elles renferment. Elles sont excitantes, et beaucoup de dyspeptique n'en supportent pas bien l'infusion. Mais elles donnent de bons résultats dans les atonies digestives, dans les vieilles dyspepsies, avec relâchement des fibres musculaires et dilatation de l'organe, et sont alors, selon l'expression de Géliber, la consolation de ceux dont les fonctions digestives languissent (1).

Un de nos confrères et amis, goutteux et dyspep-

---

d'aucune substance étrangère, comme il est facile de s'en rendre compte. Ceux de la maison Drillon nous paraissent réunir toutes les conditions désirables.

Le cacao pur et soluble de provenance hollandaise, et tant prôné aujourd'hui, se recommande, comme le chocolat granulé, par la simplicité de sa préparation et le peu de temps qu'elle demande. Cependant son arome ne nous paraît pas bien franc.

(1) Lorsque nous conseillons la camomille, nous recommandons de préparer l'infusion de la manière suivante, qui donne une boisson moins excitante et suffisamment aromatique : Prendre huit à dix têtes de camomille, les mettre dans une passoire fixée au col d'une théière contenant l'eau bouillante, et verser au moment de boire. L'eau bouillante ne fait que traverser la passoire, et ne séjourne pas assez longtemps sur les fleurs de camomille pour se charger des principes résineux, âcres et amers.

tique, nous disait un jour : « J'ai dû renoncer au
« café, qui m'était contraire, et semblait arrêter
« mes digestions ; je me suis mis tout simplement à
« l'usage de la camomille, et je m'en trouve si bien
« que je la conseille maintenant à tous mes malades.
« Je suis persuadé que si elle avait la même prove-
« nance exotique que le thé ou le café on la recher-
« cherait avec autant d'empressement que ces deux
« autres produits. »

Notre confrère, en s'exprimant ainsi, n'avait en
vue, comme cela arrive souvent, que son cas particulier; mais, nous le répétons, dans les dyspepsies
congestives, avec éréthisme de l'organe, la camomille ne convient nullement.

Feuilles d'oranger. — Elles contiennent également un principe aromatique, ou huile essentielle,
de la résine et du tannin. Leur infusion théiforme
est beaucoup moins active que celle des fleurs de
camomille ; elles constituent une boisson agréable
pour ceux qui sont obligés de se priver de vin, et
nous les conseillons souvent en infusion dans le lait,
qu'elles aromatisent légèrement, sans le rendre
excitant.

Tilleul. — Les fleurs de tilleul renferment,
comme les substances précédentes, huile volatile à
odeur suave, tanin, gomme, etc.

En thérapeutique, elles occupent le premier rang
parmi les antispasmodiques les plus faibles. Nous
préférons la macération à froid, qui est moins excitante et moins diurétique que l'infusion chaude. C'est,

comme la feuille d'oranger, une boisson des plus agréables.

L'aya-pana et le *Faham-thé* ou *Fàhon*. — Plantes exotiques originaires du Brésil et de l'île Maurice, sont assez répandues en France, à Paris surtout, depuis plusieurs années pour que nous leur consacrions quelques lignes.

Les feuilles allongées de ces plantes ont une odeur aromatique qui rappelle celle de la vanille, surtout pour le Faham. Cette odeur est due à la présence d'une certaine quantité d'acide benzoïque dans la plante. L'infusion de ces feuilles plaît à l'estomac de certains dyspeptiques, et nous verrons ailleurs, dans une étude spéciale sur la constipation, que l'aya-pana est appelé à rendre des services dans le traitement hygiénique de cette infirmité. Nous pourrions peut-être rapprocher de l'aya-pana et du faham notre humble mélilot, à odeur benzoïque si suave et délaissé, bien à tort, de nos jours.

CHAPITRE HUITIÈME

PRÉPARATION DES PRINCIPAUX ALIMENTS
DONT
LES DYSPEPTIQUES PEUVENT FAIRE USAGE

I

Le médecin doit la connaître et l'indiquer.

Le médecin devra indiquer, d'une façon précise, au dyspeptique qui vient le consulter, non seulement les mets dont il peut faire usage et leur quantité, mais encore tous les détails nécessaires et tous les renseignements utiles à la préparation de ces mets.

Chomel, dans ses consultations, craignait de ne jamais insister assez sur chacun de ces points.

Lorsque nous rédigeons une ordonnance ordinaire, nous ne nous contentons pas d'inscrire le nom et la dose du médicament principal, nous prenons encore la peine d'écrire quels doivent être le véhicule, l'adjuvant et le correctif de ce médicament.

Or, comme dans la dyspepsie, le médicament c'est l'aliment, il faut agir ainsi que dans toutes les autres maladies, et faire connaître la préparation des mets conseillés, les substances alimentaires qu'on peut y ajouter, soit pour en rendre le goût plus agréable, soit pour en augmenter les qualités nutritives sans dommage pour l'organe malade.

Ces considérations créent pour le médecin l'obligation de ne point rester étranger à l'art culinaire, tout au moins en ce qui concerne la préparation la plus simple et la plus saine des aliments.

Les indications à donner aux dyspeptiques, à ce sujet, ont une importance d'autant plus grande que, dans certaines circonstances et dans certains milieux, ils ne doivent s'en rapporter qu'à eux-mêmes pour la préparation de leur repas.

C'est donc en nous plaçant à ces divers points de de vue que nous aborderons des questions, qui sembleront sans doute un peu vulgaires à beaucoup de nos confrères, mais que n'ont cependant pas dédaignées les médecins hygiénistes les plus distingués.

Nous rappellerons ici, avec le Dr Lombard, que la cuisine est une science, et qu'un caractère commun à l'art culinaire et à l'art médical, c'est que la bonne cuisine, comme la bonne médecine, est celle qui fait vivre.

Brillat-Savarin, cet esprit d'élite, n'a-t-il pas appliqué, dans un autre sens, il est vrai, toutes ses connaissances à l'art de manger ?

Dans les détails que nous allons donner nous-même, nous ne ferons intervenir aucune classification des aliments ; nous suivrons tout simplement l'ordre et les habitudes selon lesquels les mets sont consommés.

Nous ne nous dissimulons point qu'il y a là pour nous un écueil que nous chercherons à éviter de notre mieux, en nous efforçant de substituer aux recettes, plus ou moins compliquées ou nuisibles des manuels de cuisine, des procédés culinaires, tout à la fois simples et salutaires dont nous avons l'expérience, procédés qui, s'ils flattent peu le palais des gourmets, auront du moins l'immense avantage d'agir favorablement sur l'estomac des malades.

II

Lait et aliments dont il est la base.

Le lait est la seule nourriture appropriée aux organes digestifs de l'homme, immédiatement après sa naissance, et il entre dans des combinaisons culinaires usuelles si nombreuses, qu'il est pour ainsi dire indispensable à tous les âges de la vie.

Le lait renferme de l'eau, des substances azotées, de la graisse, du sucre et des sels. Les qualités proportionnelles de ces divers composants sont si bien pondérées qu'elles font de ce liquide l'aliment le plus complet que l'on puisse trouver. Quatre litres de lait de vache représentent, en effet, la ration d'entretien d'un adulte qui va, vient, et travaille. Les résultats fournis par les analyses du lait de vache, faites par divers chimistes, varient beaucoup selon les saisons, la disposition des étables, les soins dont sont entourés les animaux, et surtout selon le mode d'alimentation auquel ils sont soumis.

La Gazette des Hôpitaux publie, tous les mois, l'analyse du lait de la ferme [d'Arcy-en-Brie, l'une des mieux tenues des environs de Paris, analyse faite par M. Joulie, pharmacien en chef et chimiste de la maison de santé Dubois. [

Voici l'analyse du mois de mai 1884, que l'on peut considérer comme une bonne moyenne, prise entre la saison d'hiver et la saison d'été :

Beurre par litre	47 gr. 5o
Albumine	9 gr.
Caséine	21 gr.
Sucre de lait	52 gr.
Eau	892 gr. 90

Chacun sait que tous les éléments solides, beurre, albumine, caséine se trouvent dans le lait, soit à l'état de dissolution, soit sous un état de division extrême, ce qui donne à ce liquide sa couleur blanche.

Sauf de rares exceptions, le lait exige, pour les dyspeptiques, l'addition d'un condiment ; aussi conseillons-nous toujours aux malades d'y ajouter ou du sel ou du sucre ; ou encore de l'aromatiser avec café, thé, vanille, feuilles d'oranger, feuilles de laurier cerise ; parfois même nous y faisons verser quelques gouttes de bon gognac, de rhum ou de kirsch.

Cependant le lait bourru, c'est-à-dire le lait chaud, sortant du pis de la vache, possède des qualités digestives spéciales, qu'on n'y trouve plus s'il est trait depuis plusieurs heures, et nous l'exceptons de la règle précédente. C'est le seul que les malades soumis au régime lacté exclusif doivent prendre, s'ils ne veulent éprouver des déceptions. A ce sujet, nous citerons les observations suivantes :

Une dame de quatre-vingt-deux ans, dyspeptique depuis l'âge de quarante ans, portait au niveau du grand cul-de-sac de l'estomac une tumeur dure, du volume d'un gros œuf de poule, dont nous avions constaté l'existence depuis plusieurs années déjà. Cette malade avait perdu complètement l'appétit, était arrivée à un état de maigreur extrême, et ne pouvait avaler la plus petite quantité de lait sans éprouver des coliques ou de la diarrhée. D'après nos conseils, elle se rendit, matin et soir, à une vacherie du voisinage pour y prendre une tasse de lait chaud, qu'on trayait devant elle ; ce lait fut parfaitement digéré et n'occasionna aucun trouble intestinal.

Une autre malade, atteinte de dyspepsie gastro-intestinale ancienne, avec diarrhée incoercible, voyait également cette diarrhée augmenter par l'usage de lait ordinaire. Nous l'engageâmes à faire venir une vache matin et soir à sa porte ; le lait qu'elle but ainsi, au moment de la traite, fut bien supporté et lui réussit à merveille, sous tous les rapports.

Pour notre part, nous sommes peu partisan de la *diète lactée*, dans la dyspepsie, et nous avons dû maintes fois y renoncer, en présence soit d'intolérance, de dégoût ou de satiété ; soit d'accidents nerveux bizarres, occasionnés par ce régime débilitant ; soit de diarrhée ou de constipation opiniâtre, soit enfin devant une aggravation des symptômes gastriques ou l'apparition d'une hyperémie congestive du foie.

Si nous conseillons peu le régime lacté exclusif, il est rare que nous ne fassions pas entrer le lait, pour une large part, dans l'alimentation des dyspeptiques; et cela dans le but de fournir aux malades, sous forme d'émulsion, la graisse nécessaire que nous leur refusons sous d'autres formes (beurre, huile, lard, etc.).

De plus, nous avons souvent remarqué qu'un potage au lait assez copieux, pris comme repas du soir, soulage l'estomac déjà fatigué par les autres repas de la journée, apaise les faims exagérées, calme le système nerveux et dispose à un sommeil naturel et tranquille.

Le lait concentré, à l'état sirupeux, ne nous a pas donné de résultats favorables dans la dyspepsie.

Le D᷾r Debove se loue de l'usage d'une poudre de lait, qu'il a eu l'idée de faire préparer sans beurre (Adrian), et qu'il introduit, par la sonde œsophagienne, chez des malades atteints d'ulcère simple de l'estomac. Cette poudre représente quatre fois son poids de lait.

Le café au lait constitue, avons-nous déjà dit, un bon aliment pour le dyspeptique et il y a avantage à le conseiller au premier déjeuner, à moins d'intolérance se traduisant par de la diarrhée. Le café dont on se sert doit être de bonne qualité et torréfié à point (teinte marron). Les mélanges moka-martinique, zanzibar-martinique, bourbon-martinique fournissent un arome très agréable; celui du moka seul, quoique le plus fin, est trop faible pour le café au lait. Nous voyons d'ici sourire les connaisseurs, en nous entendant parler de moka en France, quand à Constantinople on en reçoit déjà si peu d'Arabie. Nous savons bien que ce qu'on vend chez nous, sous le nom de moka, n'est autre chose que le bourbon et surtout le zanzibar, et que les commerçants sauvent les apparences en l'appelant moka-zanzibar.

Le café torréfié est trituré, au fur et à mesure des besoins, à l'aide du moulin ou du pilon; le café pilé a plus d'arome. L'infusion destinée à aromatiser le lait est généralement préparée à la Dubelloy, c'est-à-dire par lixiviation dans des filtres en porcelaine ou en métal.

Certaines personnes prétendent que lorsqu'on projette la poudre (à la dose d'une petite cuillère à oupe par personne) dans le lait bouillant qu'on retire du feu, on fait rendre au café beaucoup plus d'arome. On laisse infuser pendant quelques minutes; la poudre de café gagne le fond du vase et se sépare assez facilement du liquide pour éviter le plus souvent d'avoir recours à un filtre. Le café au lait ainsi obtenu est réellement bon; il semble que le lait ait la propriété de retenir mieux que l'eau l'arome du café, de l'emmagasiner pour ainsi dire.

On a conseillé encore de préparer le café en faisant macérer à froid, pendant vingt-quatre heures, une certaine dose de café, 125 grammes par exemple, dans 250 grammes d'eau qu'on fait passer ensuite au filtre. On obtient, de cette façon, une liqueur concentrée qui n'a pas d'amertume et se conserve bien. Dans les ménages on prépare souvent, non plus à froid mais à chaud, et par lixiviation lente, une certaine provision de café concentré.

On doit rejeter absolument de la préparation du café toute addition de chicorée ou de substances étrangères, dites café de dattes, café de figues, etc.

L'infusion de café proprement dite, le café noir,

que l'on prend à la fin des repas comme boisson aromatique stimulante, réclame, pour être irréprochable, un mode de préparation spécial. La dose de poudre de café sera, en moyenne, de 8 à 10 grammes par personne; l'infusion devra être faite rapidement, et l'appareil dont on se servira ne donnera passage qu'à une faible évaporation.

Le procédé le plus expéditif, et l'un des meilleurs, consiste à projeter le café en poudre dans l'eau bouillante contenue dans une cafetière dont le couvercle ferme hermétiquement. On retire immédiatement du feu et on laisse infuser pendant quelques minutes. La poudre de café tombe alors au fond du vase et on clarifie l'infusion en y versant quelques gouttes d'eau froide qui précipite la poudre ténue restée en suspension.

Mais c'est encore le simple filtre en porcelaine qui est le plus souvent employé pour préparer le café noir. De tous les appareils, plus ou moins ingénieux, imaginés pour le remplacer et permettre de faire presque instantanément le café sur la table à la fin du repas, celui auquel on doit donner la préférence est assurément la cafetière russe ou hongroise, de forme avoïde, dont le mécanisme et le maniement sont si simples, l'entretien si facile et qui fournit un délicieux produit, pourvu toutefois que le café n'ait pas été trop finement pulvérisé.

Les potages au lait, dont pourront faire usage les dyspeptiques sont le tapioca, le vermicelle, la semoule (quinze minutes de cuisson); le riz finement concassé ou semoule de riz (quarante-cinq minutes de cuisson). Nous recommandons aussi volontiers les *biscottes* recuite s, non aromatisées, et la semoule *Gondolo*, que l'on obtient en râpant ou en pulvérisant ces petits gâteaux secs en baguettes, connus sous le nom de *grissins* ou *grissini* (1), et en passant un instant cette poudre au four. Cette préparation se rapproche de la râpure de croûte de pain employée jadis dans l'alimentation des enfants débiles, et de la crème de pain, obtenue par expression de pain cuit dans du lait et serré dans un linge.

Nous avons conseillé quelquefois *les pains dits à la grecque*, fabriqués à Bruxelles, qui se dissocient si bien dans le lait chaud; mais nous y avons renoncé, à cause des aromates trop excitants qu'ils contiennent (cannelle, etc.), et nous les réservons pour certains cas de dyspepsie atonique. Nous leur préférons de beaucoup les petites tranches grillées et légèrement sucrées, connues en Suisse et en Allemagne sous le nom de *zwiebacks*.

Pendant un séjour que nous fîmes aux bains de Hombourg, nous avons pu apprécier nous-même la supériorité incontestée de ceux qui se fabriquent dans cette ville ou dans le village voisin de Friedricksdorf (2), et dont la maison Gustave Arrabin a la spécialité et possède le vrai secret. Cette fine pâtisserie doit, croyons-nous, sa digestibilité et sa renommée à la facilité avec laquelle elle fond dans la

---

(1) Grissini est le mot italien employé pour désigner cette sorte de pain friable. La maison Gondolo en fabrique de plusieurs sortes. Ceux qui ne contiennent pas de beurre (pain de Turin) seront préférés par les dyspeptiques.

(2) Colonie française fondée lors de la révocation de l'édit de Nantes.

bouche, et aux minimes quantités de levain et de beurre qui entrent dans sa composition.

Nous avons trouvé à Paris, dans la pâtisserie de la Compagnie américaine, renommée pour ses produits, des tranches également grillées qui ressemblent aux zwiebacks; elles ont même sur eux l'avantage de ne pas renfermer la moindre parcelle de beurre. Ce sont tout simplement des tranches de gâteau biscuit passées au four, auxquelles on a donné le nom de *sponge-Rusk*. Elles sont légèrement aromatisées avec des zestes de citron, mais on pourra en avoir de non aromatisées, en les commandant exprès.

Nous faisons ajouter à tous ces potages un peu de sel et de sucre en poudre, aromatisé à l'aide de gousses de vanille qu'on laisse séjourner dans le même récipient; nous rejetons absolument le sucre vanillé tel qu'on le prépare habituellement par trituration de la gousse avec le sucre, parce que la poudre de vanille en nature est trop excitante pour les estomacs malades.

Crème de lait. — Ce mélange de beurre et de caséine est dû à la légèreté des globules graisseux qui se séparent du liquide pour monter à la surface, où ils s'agglomèrent avec de la caséine coagulée.

C'est en somme une émulsion qui se dédouble pour former un corps gras particulier, dont les dyspeptiques pourront quelquefois faire usage, surtout lorsqu'il ne sera pas trop acide.

Nous avons vu des malades s'en bien trouver et la prendre comme dessert, sucrée et aromatisée avec quelques gouttes de cognac ou de rhum, ou encore mélangée avec du café noir.

Une de nos clientes, affligée d'une constipation opiniâtre, obtenait des selles faciles en avalant, matin et soir, une simple cuillerée à dessert de crème de lait bien fraîche.

Lait caillé. — Dès que, pour une raison quelconque, le lait perd l'alcalinité qui maintient la caséine en dissolution, cette substance ne tarde pas à se précipiter, sous forme d'un *coagulum* dont l'aspect varie ordinairement avec l'agent qui l'a produit. Ce coagulum est formé, comme la crème, par de la caséine, plus compacte toutefois, qui a emprisonné les globules graisseux.

Il est certain que les estomacs sains digèrent, en général, le lait caillé sans difficulté ; et dans certains pays, aux environs de La Rochelle, par exemple, on fabrique et l'on vend, sous le nom de caillebottes, une préparation assez savoureuse et très recherchée, obtenue en mélangeant à du lait récemment tiré et chauffé à 60° du suc de fleurs d'artichaut ou de chardon, et en laissant refroidir le tout dans un lieu bien frais.

Nous avons expérimenté ces caillebottes, qui ne sont en somme que du lait caillé sous une forme très appétissante, et l'effet ne nous en a pas paru favorable. Lorsqu'un dyspeptique les prend le matin à jeun, la première impression est cependant un sentiment de bien-être, de légèreté du côté de l'estomac ; mais, une heure après, les malaises se font sentir et la digestion de ce mets est aussi pénible que celle des substances les plus indigestes. D'ailleurs, l'expérience ne nous a-t-elle pas appris déjà que les estomacs, même les moins débiles, ont souvent de la peine à digérer le lait lorsque, par suite d'une disposition particulière et accidentelle de l'organe, il se coagule en masses trop volumineuses ?

Si nous faisons ici mention du lait caillé, ce n'est point pour le permettre aux dyspeptiques , mais parce que Brinton le conseille dans l'ulcère de l'estomac, et pour exprimer notre étonnement de l'avoir vu prescrire ces temps derniers à un auguste personnage, dont la maladie a préoccupé si longtemps la presse de tous les pays.

Il est vrai que cette préparation est actuellement à la mode dans diverses contrées de l'Allemagne et que, dans bon nombre d'établissements d'hydrothérapie de ce pays, les médecins recommandent expressément à leurs malades de faire suivre chaque application d'eau froide de l'ingestion d'une forte dose de lait caillé.

Petit-lait. — C'est la partie séreuse qui reste lorsqu'on a fait cailler le lait par un procédé quelconque : présure, vinaigre, jus de citron, etc., avec l'aide de la chaleur et parfois du brassage, comme cela se pratique en Suisse, particulièrement dans le canton d'Appenzell.

Pour notre compte, nous n'avons jamais vu le petit-lait réussir chez les rares dyspeptiques à qui nous avons cru devoir le conseiller ; et nous l'eussions passé sous silence, si Niemeyer n'affirmait « avoir vu, dans la clinique de Krugenberg, de brillants résultats de la prescription faite aux malades de se nourrir et de se désaltérer par l'usage exclusif du babeurre (1). »

De passage à Genève, en compagnie d'un de nos parents atteint de dyspepsie, nous désirâmes nous renseigner, auprès de l'un des plus savants médecins de cette ville, sur l'efficacité des cures de petit-lait dans la dyspepsie gastro-intestinale. Notre obligeant confrère et ami n'hésita pas à nous déclarer qu'il attribuait à l'usage si répandu du miel la majeure partie des succès obtenus, en Suisse, par le lait et le petit-lait dans les affections gastro-intestinales. C'était évidemment là une façon plaisante de traduire son incrédulité.

A propos de lait caillé, qu'il nous soit permis de donner un petit conseil pratique avant de terminer ce paragraphe. Dans les villes, le dyspeptique fait généralement sa provision de lait une fois par jour, le matin. Pour éviter autant que possible de voir le lait s'aigrir et tourner et de se trouver dans l'embarras au moment du repas du soir, on fera bien de ne conserver ce liquide que dans des récipients *en verre* que l'on placera non pas dans un garde-manger, mais dans un lieu bien frais, à l'abri des émanations de toute autre substance alimentaire.

Chocolat. — Le meilleur chocolat est celui qui ne contient pas autre chose que du cacao. Un chocolat vrai et pur ne doit pas épaissir à la cuisson, contrairement à ce que croient encore beaucoup de personnes. S'il épaissit, c'est qu'il renferme de la fécule.

(1) Niemeyer : *Pathologie interne*, tome I, page 520.

Le chocolat se prépare à l'eau ou au lait. Dans les deux cas, on commence par le faire cuire dans une petite quantité d'eau. Quarante-cinq 'grammes suffisent largement pour une tasse.

On ne râpe pas la tablette, mais on la casse en petits morceaux dans une casserole en argent ou en fer émaillé réservée à cet usage ; on verse dessus les deux tiers d'un verre d'eau ; on place le tout sur un feu doux, et l'on favorise la dissolution en remuant constamment avec une cuillère en bois ou en argent pendant douze à quinze minutes. Le chocolat est alors suffisamment cuit et l'on y ajoute de l'eau ou du lait à volonté.

On peut encore préparer le chocolat dans des cafetières spéciales, dont le couvercle porte une ouverture qui livre passage au manche d'un moussoir. Pendant la cuisson, on roule rapidement ce manche entre les mains, dans les deux sens, alternativement. On obtient ainsi un liquide mousseux, dont l'aération paraît augmenter singulièrement la digestibilité.

Brillat-Savarin, dans sa *Physiologie du goût*, fait connaître un procédé, ou plutôt un raffinement, que lui avait indiqué Mme d'Arestrel, supérieure du couvent de la Visitation, à Belley :

« Quand vous voudrez du bon chocolat, lui disait-« elle, faites-le faire dès la veille dans une cafetière « de faïence et laissez-le là. Le repos de la nuit le « concentre et lui donne un velouté qui le rend meil-« leur. Le bon Dieu ne peut pas s'offenser de ce petit « raffinement, car il est lui-même tout excellence. »

Certains amateurs prisent beaucoup un mélange de chocolat et de café, avec ou sans addition de crème. C'était la boisson favorite de Voltaire. Nous avons déjà recommandé, et recommandons encore ici, le chocolat granulé qui réunit toutes les conditions d'un véritable bon chocolat. Il n'exige que deux minutes de cuisson ; un petit paquet de 45 grammes, projeté dans l'eau ou le lait bouillants donne, presque instantanément, une préparation irréprochable.

Chacun peut préparer soi-même les chocolats, dits analeptiques, et ces poudres de cacao ornées de noms plus ou moins pompeux. Tous ces produits renferment de grandes proportions de fécule, de farine et de sucre qui font poids, n'ajoutent rien, en général, aux qualités du cacao, et ont pour but et pour résultat d'augmenter le bénéfice d'industriels dont le seul mérite consiste à en exploiter les formules plus ou moins secrètes.

III

Panades et potages.

Nous conseillons volontiers les panades à certains dyspeptiques, lorsque nous voulons établir une transition insensible entre le régime liquide et le régime solide, et dans les cas où les potages au lait sont mal tolérés ou inspirent de la répugnance.

La panade ordinaire se compose de pain, de beurre, d'eau et de sel. On y ajoute, à volonté, lait, crème, œufs.

Nous en retranchons le beurre, et nous faisons préparer la panade de la manière suivante :

On met cuire à petit feu, pendant une heure au moins, cinquante à soixante grammes de croûtes de pain de ménage. On verse cette soupe dans une passoire, et l'on écrase les grumeaux restants avec le dos d'une cuillère ; on replace un instant sur le feu, et l'on sale légèrement. Au premier bouillon on retire du feu, et l'on ajoute immédiatement, soit un ou deux œufs entiers, préalablement bien battus à la fourchette, soit les jaunes de ces œufs.

Presque toujours nous faisons mettre dans la panade, à titre de condiment, deux ou trois cuillerées à bouche de jus de viande, qui en facilite beaucoup la digestion ; à défaut de jus, nous nous contentons de quelques cuillerées de bon bouillon.

Nous faisons également préparer à l'eau, aux œufs et au jus de viande les potages au tapioca et à la semoule Gondolo.

Cette dernière n'exige, comme le tapioca, que quinze minutes de cuisson, et constitue une sorte de panade très légère.

Nous autorisons rarement les potages au bouillon gras, tels qu'on a l'habitude de les préparer, et cela parce que, selon nous, le bouillon trop excitant, trop irritant par lui-même, ne doit-être utilisé dans le régime des dyspeptiques que comme condiment, avec les œufs, dans les purées et les sauces, etc.

Nous le permettons cependant dans certains cas de dyspepsies très anciennes, non douloureuses ; nous faisons même relever le goût des potages par l'addition d'une cuillerée de conserve d'oseille très douce.

On peut encore faire cuire avec la panade un cœur de laitue et des carottes qu'on écrase et qu'on passe en même temps.

V

Œufs.

Les œufs les plus utilisés dans l'alimentation sont les œufs de poule ; ceux de cane, d'oie, de dinde peuvent au besoin les remplacer ; quant aux autres, ce ne sont que des mets de luxe.

L'œuf, on le sait, est formé de deux parties distinctes, le blanc et le jaune. Le blanc, qui a l'aspect visqueux des mucilages, est un composé d'eau, d'albumine et de matière saline.

Le jaune est constitué par de l'eau, une substance grasse, huileuse, intimement unie à une certaine quantité d'albumine particulière, appelée vitelline ; par des sels nécessaires à l'économie, et par des substances colorantes, dont l'une contient du fer. C'est un aliment presque aussi complet que le lait.

L'albumine du blanc d'œuf non cuit se digère et s'assimile bien, à la condition d'avoir été convenablement dissociée avant d'être ingérée.

Un œuf pondu depuis quelques jours et avalé cru, sans addition d'aucune sorte, traverse ordinairement l'estomac sans être attaqué par les sucs digestifs, arrive dans l'intestin, qu'il parcourt rapidement, et y détermine parfois des coliques et une espèce d'indigestion.

C'est probablement ce qui a fait dire à L. Corvi-sart que l'œuf cru n'est pas assimilable.

Le blanc de l'œuf se dissocie très facilement, lors-qu'on le bat avec le jaune, qui en est pour ainsi dire le dissolvant naturel ; plus le battage aura été bien fait, mieux l'œuf sera digéré, qu'on le prenne cru ou cuit. Chacun sait qu'une omelette est d'autant plus légère que les œufs ont été bien battus.

Œufs crus. — Il est certains cas graves de dys-pepsie où l'on droit prescrire les œufs crus.

On les choisit alors très frais ; on les bat longtemps avec une fourchette, jusqu'à ce qu'ils ne filent plus, puis on les mélange à une petite quantité de bouillon bien chaud, mais non bouillant, et à du jus de viande qui leur servent de condiment.

Le potage ainsi préparé est délicieux, et de très facile digestion.

Les œufs à la coque doivent être peu cuits : deux minutes de séjour dans l'eau bouillante suffisent pour obtenir le degré de cuisson le plus favorable.

Les œufs brouillés, tels que nous les conseillons, seront préparés au bouillon, au jus ou à la crème. Après avoir bien battu les œufs, (deux jaunes pour un blanc), on y ajoute le bouillon froid ou la crème; on verse dans un plat *ad hoc*, puis on met sur le feu, en remuant continuellement avec une fourchette. Dès que le mélange a acquis une consistance molle grumeleuse, on le retire du feu.

On peut y ajouter, au moment du battage, diffé-rents légumes verts réduits en purée : le jus de viande ne se met que quand les œufs sont retirés du feu.

Omelette. — Nous permettons rarement l'omelette

aux dyspeptiques. Cependant on l'autorisera exceptionnellement, dans des cas légers, et lorsqu'on ne pourra faire autrement, par suite de la répugnance qu'inspirent à certains malades les autres modes de préparation des œufs.

On battra *longtemps*, dans un vase peu profond, un œuf entier et deux jaunes, avec un peu de sel bien entendu ; on fera fondre à une chaleur douce un morceau de beurre de première qualité, bien frais ; on mélangera les œufs, *sans cesse battus* avec ce beurre, et on fera cuire sur un feu plus vif, en agitant continuellement la poêle. Quand l'omelette sera cuite, on la déposera dans une assiette très chaude, sur laquelle on aura placé un petit morceau de même beurre, et on l'y roulera, en l'emprisonnant un instant entre deux assiettes. L'omelette ainsi préparée est délicate et légère.

Nous avons rencontré tant de dyspeptiques qui ont de la peine à accepter le régime continu des œufs frais, que nous tenons essentiellement à rappeler ici ce qu'en pense un de nos hygiénistes les plus distingués, le professeur Becquerel :

« Les œufs frais, légèrement cuits, dit ce savant
« auteur, et *presque complètement incoagulés*, sont
« la nourriture la plus saine, la plus réparatrice et
« la plus facilement digestible qu'on puisse donner
« dans les cas de gastralgie, de dyspepsie, ainsi
« qu'aux estomacs des convalescents. »

Nous n'hésitons pas à déclarer, pour notre part, que le médecin aurait bien de la peine à conduire à bonne fin la cure d'une dyspepsie, s'il ne pouvait compter sur la ressource des œufs frais.

V

Viandes.

Les viandes débarrassées de graisse contiennent, outre l'eau et les sels, une substance aromatique, l'*osmazome*, et trois principes essentiellement nutritifs, à des degrés différents il est vrai, qui sont : l'*albumine*, la *gélatine*, la *fibrine*. De ces trois substances azotées, la fibrine est la plus intéressante. Elle existe, à l'état liquide, dans le sang chaud, et à l'état solide dans les muscles des animaux et des poissons, c'est-à-dire dans les chairs en général. Sous cette dernière forme elle prend le nom de *musculine*. Elle est très abondante dans la chair de bœuf ; celle du veau en contient à peine 5o % ; et lorsque cet animal est trop jeune, sa chair lâche et molle est pour ainsi dire perdue dans la gélatine.

Quant à l'osmazome, elle existe également, en proportions variables, dans les diverses viandes, mais ce sont les viandes fortes, viandes rouges ou noires, qui en possèdent le plus. Or, comme l'osmazome est, avec les sels, le condiment naturel de la viande, comme ce condiment plaît à l'estomac, qu'il stimule ; comme c'est surtout le rôtissage et le grillage qui développent cet arome (goût de rôti), on devra choisir de préférence, pour l'alimentation des dyspeptiques, les viandes rôties ou grillées, contenant beaucoup de fibrine ou d'osmazome, tout en tenant compte des différentes parties constituantes, autrement dit de l'état de cohésion de la chair.

Parmi ces viandes, nous conseillons, à l'ordinaire, le bœuf, le mouton (le cheval), le poulet, le dindonneau; et à l'occasion, le perdreau, le faisandeau, la bécasse; quant au chevreuil, nous le tolérons seulement.

Les procédés de cuisson que l'on doit préférer sont : le *rôtissage,* le *grillage,* le *bouilli* et l'*étuvée.* Dans les deux premiers, de beaucoup les meilleurs, il faut faire en sorte de saisir les viandes au début de leur cuisson, afin de provoquer à leur surface, par la coagulation rapide de l'albumine et le resserrement des fibres, une espèce de croûte ou cuirasse, qui empêchera les sucs de s'échapper et la chaleur d'agir trop vivement sur les parties centrales.

Le jus graisseux fourni par la viande elle-même, et avec lequel on a l'habitude d'arroser le rôti, pendant la cuisson, a pour effet d'augmenter encore l'imperméabilité de la surface rissolée, et de la protéger contre l'action trop directe du feu qui la calcinerait; et cela, tout en favorisant la cuisson, par la haute température qu'il acquiert et qu'il communique à la viande.

Aussi les cuisiniers et les gourmets attachent-ils beaucoup d'importance à ce que les rôtis soient bien saisis, sans être brûlés, et à ce que l'intérieur soit suffisamment cuit, sans cesser d'être rosé et juteux. C'est aussi ce que doit rechercher le dyspeptique.

Le rôtissage, ainsi compris, s'emploie surtout pour les grosses pièces (bœuf, mouton). Si le rôti de bœuf est le plus estimé et le plus succulent, il est aussi le plus excitant. Il est constitué par ces parties du bœuf, souvent confondues, l'aloyau et le filet. L'aloyau est représenté par la masse charnue qui recouvre les vertèbres lombaires, tandis que le filet comprend les masses musculaires situées sur les parties antéro-latérales de ces mêmes vertèbres, en arrière des fausses côtes.

La pièce à cuire ne devra avoir ni mariné, ni subi le piquage au lard. On pourra l'envelopper d'un papier graissé de beurre ou de saindoux avant de l'embrocher, puis on fera cuire à un feu vif.

On comprendra facilement que nous ne puissions entrer à ce sujet dans de plus amples détails, car les différentes phases de la cuisson d'un rôti varient à l'infini, selon les procédés usités, l'ardeur et la proximité du feu et la surveillance du cuisinier. Nous ajouterons seulement, pour être à peu près complet, que lorsqu'on se sert de la rôtissoire avec coquille, il faut, en moyenne, cinquante à soixante minutes de cuisson pour un morceau de rosbif du poids d'un kilogramme.

L'entrecôte rôtie permettra de varier le régime.

Le gigot de mouton rôti doit être tendre. Pour assurer autant que possible ce résultat, quand on ignore la provenance du morceau (les plus succulents gigots sont ceux des Ardennes et de Présalé), il est sage de l'attendre pendant trois à six jours, suivant la saison. Durée de la cuisson : une heure à une heure et demie, selon le procédé employé.

La gigue de chevreuil exige moins de temps.

Cheval. — Les écrits des auteurs anciens, et les

Mémoires plus récents du chirurgien Larrey, prouvent que de tout temps on a utilisé avantageusement la viande de cheval comme aliment, soit par coutume, soit par nécessité.

A Paris, l'hippophagie a fait de grands progrès depuis quinze ou vingt ans. Des boucheries spéciales ont été ouvertes et, d'après M. Decroix, on en compte aujourd'hui plus de quatre-vingts. D'ailleurs, on ne saurait trop encourager, dans l'intérêt des classes nécessiteuses, tous les nouveaux établissements de ce genre, surtout au moment où, comme l'écrit un savant professeur de l'École d'Anthropologie, le Dr A. Bordier, par une insouciance étrange des principes économiques qui régissent les collectivités, on se dispose à grever d'un droit, dit protecteur, le blé et les bœufs étrangers, par conséquent à augmenter, pour chaque Français, le prix du pain et celui de la viande.

Pendant le siège (1870-71) la population, renfermée dans Paris, a consommé soixante-cinq à soixante-dix mille chevaux.

Si nous nous sommes décidé à mettre la viande de cheval au nombre des aliments qu'on peut permettre aux dyspeptiques, c'est que, la dyspepsie n'épargnant aucune classe de la société, nous avons pensé que les malades peu aisés trouveraient là, pour leur régime, des ressources qu'ils hésiteraient à se procurer, eu égard au prix élevé des autres viandes.

Au point de vue du goût, bien des gourmets ne distingueraient pas un rôti de jeune cheval d'un rôti de bœuf. Au point de vue nutritif les deux se valent, et le filet de cheval, dont nous avons fait usage pendant l'investissement, nous a même paru plus juteux que le rosbif.

Rôtis de volaille. — Le type des rôtis de volaille est le poulet ou jeune coq, et la poularde ou jeune poule. Les plus fines volailles sont fournies par la Bresse, le pays de Caux, le Maine. Leur chair, peut-être moins nourrissante que celle du bœuf et du mouton, est moins excitante, pourvu qu'on n'y mélange pas le jus gras provenant du rôtissage.

On peut dire qu'il y a autant de façons de rôtir un poulet qu'il y a de contrées en Europe, à la française, à l'espagnole, etc. Nous rejetons les bardes de lard de la cuisson des volailles destinées aux dyspeptiques, et nous conseillons d'envelopper la bête avec un papier graissé de saindoux ou de beurre. On embroche ensuite, et l'on met au feu; au bout de trente-cinq minutes on retire le papier, et l'on fait rôtir encore pendant dix à quinze minutes.

Grillage. — Ce procédé de cuisson le plus simple, le plus primitif, le plus naturel, le plus expéditif et le plus commode s'applique surtout aux petites pièces qu'on ne veut pas mettre à la broche. C'est celui qu'on emploie journellement pour la préparation des viandes destinées aux dyspeptiques.

Ainsi que dans le rôtissage, le feu doit être assez vif pour saisir les chairs. Leur cuisson exige alors une surveillance de tous les instants, pour éviter la carbonisation à laquelle expose le peu de distance qui sépare généralement la grillade des charbons. Cuites de cette façon les viandes conservent leurs propriétés succulentes et conviennent parfaitement aux malades.

Les morceaux de bœuf grillé prennent différents noms, selon certaines modifications de forme sans importance : bifteck, chateaubriant, etc.

Bifteck haché. — On hache menu un beau morceau de filet ; on ramasse ce hachis en gâteau plat, que l'on fait cuire sur le gril en papillote. On trouve maintenant dans le commerce, à des prix modérés, des hachoirs ou broyeurs mécaniques, munis d'une manivelle ressemblant à certains moulins à café. A l'aide de ces appareils, on hache facilement, et aussi menu que possible, les viandes crues ou cuites, sans aucune déperdition de jus. Ils sont d'un nettoyage facile et appelés à rendre de réels services aux malades.

Côtelettes de mouton. — Le choix des côtelettes est très important pour les dyspeptiques. Si l'on prend les dernières, on s'expose à avoir un morceau qui, débarrassé des parties graisseuses, aponévrotiques, laissera tout au plus 30 à 40 grammes de chair. Il y a donc avantage à choisir les premières côtelettes. Leur cuisson demande 10 minutes de grillage, avec une surveillance active.

Les ailes et les cuisses de volaille se font également griller ; on peut aussi les mettre au four, après les avoir enveloppées de papier graissé.

Bouillis. — On comprend sous cette dénomination les chairs (bœuf, mouton, volailles) cuites à l'eau, ou pour mieux dire ayant servi à la confection de bouillons divers.

Les viandes bouillies sont parfois dures et compactes : toujours elles ont cédé au bouillon une partie de leurs sels et de leur osmazome ; nous les conseillons donc rarement, sans cependant les rejeter d'une façon absolue du régime des dyspeptiques, car certains d'entre eux digèrent très bien les bouillis de bœuf et de poule hachés. C'est du reste un essai à tenter, essai qui ne peut en rien nuire à l'estomac.

Au point de vue qui nous occupe, la qualité du bouillon n'est qu'une chose secondaire. Il importe surtout que le bouilli soit non seulement mangeable, mais encore de très bon goût. Le meilleur bouilli, ainsi que le meilleur bouillon, s'obtient en employant des marmites de terre déjà faites à cet usage. Les plus vieilles sont les meilleures.

Pour préparer le bouilli de bœuf par le procédé ordinaire, on choisit, de préférence, soit un morceau de gîte à la noix, soit une tranche de culotte de bœuf, parties qui se tiennent et qui constituent, avec le gîte proprement dit, la cuisse et la fesse de l'animal. On met la viande sur un feu modéré, avec quantité suffisante d'eau froide convenablement salée (un litre ou un kilogramme d'eau pour un demi-kilogramme de bœuf).

Nous préférons de beaucoup, puisque nous négligeons le bouillon, le procédé qui consiste à plonger la viande dans l'eau déjà bouillante. On obtient de cette façon un résultat qui approche un peu de celui que l'on recherche dans le rôtissage. En effet, la chair se trouve saisie à l'extérieur, et l'albumine, subitement coagulée par la chaleur, forme à la surface du morceau une couche protectrice qui emprisonne, jusqu'à un certain point, les sucs et l'arome. Dans les deux procédés, tant qu'il monte de l'écume on l'enlève, c'est l'usage, quoiqu'elle soit formée en grande partie par un des principes éminemment nutritifs de la chair. On ajoute ensuite les légumes : carottes, navets, poireaux, un petit morceau de sucre, si l'on veut ; mais point de panais, de persil, d'ail, de laurier, de clous de girofle, ni d'oignon brûlé ; en un mot, aucun condiment irritant : puis on laisse bouillir à petit feu, pendant quatre heures au plus.

Cette méthode, nous le savons, n'aura point l'assentiment des amateurs, car le bouillon ainsi obtenu n'a guère de saveur, mais, en revanche, le bouilli de bœuf, quoique un peu ferme, conserve suffisamment d'osmazome pour être de bon goût et plaire à l'estomac. Les personnes qui auraient surtout en vue la qualité du bouillon laisseront la marmite sur le feu le double de temps, c'est-à-dire au moins huit heures, sans y ajouter d'eau.

Si l'on sacrifie complètement le bœuf, on peut obtenir, en une heure, un bouillon très agréable (c'est le thé de bœuf des Anglais). A cet effet, on hache menu 5oo grammes de bœuf maigre ; on verse dessus le même poids d'eau froide ; le tout est placé dans une casserole bien étamée, mis et laissé sur un feu *très doux* jusqu'à l'ébullition ; on retire après trois bouillons, on sale et l'on passe dans un linge avec expression.

Le bouilli de poule demande au moins huit heures

de cuisson, surtout si l'on emploie une vieille poule, ce qui est préférable.

On peut préparer les deux bouillis ensemble; mettre la volaille ou la partie de volaille à cuire dans le pot-au-feu, mais seulement lorsqu'il a été écumé; puis laisser cuire le tout pendant sept à huit heures au moins; et, dans ce cas, sacrifier le bœuf.

Bouilli de mouton ou gigot bouilli. — Les Anglais prisent beaucoup ce mode de cuisson du gigot, qui procure une chair succulente et tendre. Il consiste à enfermer le gigot, désossé ou non (le manche est conservé) dans un linge, avec des tranches de carottes (1); on le plonge ensuite dans l'eau bouillante salée où on le laisse cuire, à tout petits bouillons, autant de fois quinze minutes qu'il y a de livres au morceau. A quelques menus détails près, c'est la même préparation que celle du bouilli de bœuf, dont nous avons parlé.

L'étuvée est un procédé d'après lequel on fait cuire, pendant plusieurs heures, les viandes, soit dans leur jus, soit dans très peu de bouillon ou d'eau, en vase clos et à un feu très doux, après les avoir mises ou non un instant au four pour leur faire prendre couleur. Nous faisons ajouter quelques légumes tels que carottes, pois nouveaux, pour en relever le goût. L'étuvée diffère du bouilli en ce que la viande cuit dans la vapeur plutôt que dans l'eau, condition qui la rend plus tendre, en lui conservant ses sucs.

Le mouton, les langues de bœuf et de veau,

(1) Nous supprimons bien entendu thym, clous de girofle, etc.

choisies parmi les plus maigres, préparés de cette façon, conviennent aux dyspeptiques. On peut faire cuire également la langue dans le pot-au-feu.

Viande crue. — La viande employée sous cette forme rend tous les jours de grands services dans le traitement des dyspepsies stomacales, gastro-intestinales, graves ou opiniâtres, avec ou sans diarrhée, et permet de nourrir les malades en n'imposant au tube digestif et à l'estomac en particulier qu'un minimum de travail ou de fatigue. On l'administre soit découpée, soit hachée, soit broyée, soit grattée ou pilée.

On choisit de préférence une tranche, peu épaisse, de bœuf ou de cheval, débarrassée de la graisse et des aponévroses, et on la découpe en petites lanières avec des ciseaux.

Pour la hacher, on fait usage d'un couteau de cuisine ou d'un coupe-menu mécanique. On vend des appareils spéciaux pour la broyer (1). Le grattage exige un peu plus de détails : le morceau, placé sur une tablette de bois, est maintenu par son extrémité gauche à l'aide d'une fourchette ; puis, avec un couteau de table, à longue lame, que l'on tient obliquement, on passe légèrement sur la viande, en allant toujours dans le même sens, de gauche à droite. On enlève, de cette manière, sur la lame du couteau, une véritable pulpe de viande que l'on dépose sur le bord d'une assiette. Lorsqu'on a épuisé un côté de la tranche, on la retourne et on gratte l'autre côté de

(1) Maison Kent de Londres. Succursale à Paris, boulevard Haussmann, 63.

la même façon. On peut encore utiliser, pour préparer cette espèce de marmelade, des tranches de cœur de bœuf, de mouton et de veau, qui donnent au grattage une pulpe très fine. On ajoute un peu de sel à la chair ainsi pulpée ; puis les malades l'avalent soit sous forme de boulettes roulées dans du sucre, soit en bouillie délayée dans du jus de viande ou dans du bouillon tiède, soit enfin mélangée intimement à de la pomme de terre farineuse cuite au four, ou à des purées. On en fait aussi une sorte de coulis en la délayant dans un potage chaud, mais non bouillant, dans des œufs brouillés, etc. Nous la donnons, dans certains cas, enveloppée de pain azyme, comme les poudres médicamenteuses ; mais c'est surtout à l'ingéniosité du médecin qu'il appartient de trouver de petits moyens pour dissimuler la présence de la viande crue et tromper les malades dont il faut vaincre la répugnance irréfléchie et souvent insurmontable. Pour atteindre ce but, on pourra indiquer, par exemple, le plat suivant : dresser sur une assiette une couronne de riz bien cuit au bouillon. Au milieu de cette couronne verser un mélange fait avec la quantité de viande crue pulpée à administrer et une sauce préparée avec jaune d'œuf, farine de riz jaunie et cuite au four, bouillon et jus de viande.

Jus de viande grillée. — On obtient ce jus en faisant très légèrement griller des morceaux de tranches de bœuf privés de graisse, gros comme des noix, et en les soumettant ensuite à la presse à vis. Comme cet appareil est d'un prix assez élevé et d'un entretien difficile, nous lui préférons la presse à main, en fonte ou en bois, que l'on trouve chez les quincailliers et qui ressemble au presse-citron, avec cette différence que les deux lames sont un peu plus larges et qu'elles présentent à leur face interne, au lieu d'une excavation, des saillies et des rainures s'emboîtant réciproquement. Cinq cents grammes de bœuf fournissent, en moyenne, 125 grammes de jus, soit sept à huit cuillerées.

Poudres de viande. — Nous avons expérimenté chez les dyspeptiques les différentes poudres de viande préconisées jusqu'à ce jour, et notamment celles dues aux procédés Moride, Adrian, et au nôtre.

Mais toutes ces préparations, qui rendent de grands services dans les maladies consomptives, et en particulier dans la phtisie pulmonaire, ne nous ont pas encore donné de résultats bien satisfaisants en ce qui concerne la dyspepsie. Il est vrai que les malades les prennent généralement avec répugnance, à cause de la saveur particulière qu'elles conservent, et qu'on ne parvient à dissimuler que par l'addition de cognac, de rhum, d'anisette, de curaçao, de punch, etc., toutes liqueurs irritantes, interdites aux dyspeptiques.

Cependant, comme ces poudres ont acquis une grande importance depuis les travaux de MM. les Drs Debove et Dujardin-Beaumetz, nous dirons quelques mots de chacune d'elles.

Le procédé Moride n'a pas été divulgué.

En 1880, M. Moride a présenté à l'Académie des Sciences, huit jours avant que nous fissions connaître notre procédé à cette savante Compagnie, une poudre de viande, à laquelle il a donné le nom de *nutricine*. Nous ne pouvons affirmer que ce produit ne contient pas de substances étrangères. Il suffit d'en goûter une fois, en potage, pour éprouver des doutes sérieux à ce sujet.

Sa conservation est aussi très problématique, et une de nos malades a ouvert un jour une boîte, dont le contenu laissait beaucoup à désirer.

Notre procédé de dessiccation, modifié au point de vue de la préparation de la poudre de viande, consiste à placer de minces tranches de viande maigre dans de la farine cuite au four, jusqu'à un certain degré, c'est-à-dire en partie convertie par la chaleur en pyrodextrine, et à enfermer le tout dans une étuve, à la température constante de 55 à 60°. Les tranches de viande, une fois bien desséchées, et devenues ligneuses et cassantes, sont brossées et débarrassées du peu de farine qui y adhère, puis soumises à la pulvérisation.

Dans le procédé d'Adrian, on fait d'abord cuire des tranches de viandes maigre à la vapeur d'eau; on les soumet ensuite à la presse, puis on les dessèche à l'étuve. La pulvérisation complète le procédé. Nous croyons que M. Adrian expose aussi ses poudres à l'action de l'acide sulfureux, dans le but de détruire les germes qui pourraient y exister.

Ce savant industriel a introduit dans sa fabrication, à titre de perfectionnement, un mélange de poudre de bifteck, de poudre de lait et de poudre de lentilles, préalablement cuites à la vapeur.

Procédé A. Perret. — Le procédé Perret, connu depuis peu, est le suivant :

L'inventeur fait choisir et hacher menu 5o kilogrammes de viande dégraissée et débarrassée des aponévroses. Ces 5o kilogrammes pulpés sont traités par 10 litres d'eau distillée, à 40 degrés, et la masse, à cette température, est soumise à l'essoreuse, qui en retire de 17 à 18 litres d'un liquide rosé gras, qu'on laisse refroidir. Il décante et élimine la graisse ; le jus est de nouveau chauffé à 40 degrés avec la viande, puis repassé à l'essoreuse pour enlever les dernières parties de matière grasse.

On se trouve avoir ainsi une masse semi-transparente, presque sèche, légèrement feutrée, qu'il faut soumettre immédiatement à la dessiccation à l'air chaud et au ventilateur à 40 degrés ; le suc restant, débarrassé de sa graisse, est évaporé à sec par les mêmes moyens. Cette seconde masse saupoudrée avec un dixième de sucre de lait, est ensuite pulpée, pulvérisée, et passée au tamis *oo*. Le sucre de lait joue ici le rôle d'agent conservateur pendant les dernières opérations. Les poudres de viande et de jus de viande sont alors mélangées, et M. Perret propose le mélange suivant, comme représentant l'aliment le plus complet et le plus simple :

Poudre de viande et de jus de viande.....   1ooo gr.
Farine de lentilles et vesces maltées......   5oo gr.
Sucre de lait en poudre......... ....   5oo gr.

Nous ferons une simple observation sur l'un des composants du mélange. M. Perret a-t-il réfléchi aux effets, pour le moins laxatifs, que la proportion de sucre de lait communique à sa poudre? N'est-ce point un grave inconvénient pour les phtisiques, chez qui on doit, à tout prix, éviter la diarrhée?

La même réflexion s'applique aux dyspeptiques.

Procédé Rousseau. — Le 15 septembre 1883, M. Rousseau, pharmacien, a décrit, dans le *Bulletin général de Thérapeutique*, un perfectionnement breveté, apporté par lui dans la préparation des poudres de viande. Ce perfectionnement a pour objet de débarrasser les viandes à pulvériser de leurs *facteurs putrides* (principes gras, principes fermentescibles, contenus dans le liquide des muscles, sels minéraux décomposables), qui donnent plus tard aux poudres leur saveur si désagréable. Le procédé employé par M. Rousseau consiste à soumettre les viandes préalablement hachées, desséchées à l'étuve à 45°, puis concassées, à des lixiviations successives, à l'aide de l'alcool et de l'éther mélangés, dans des proportions en rapport avec la richesse des viandes en graisse. Lorsque le liquide sort incolore de l'appareil, la viande lixiviée est passée à la presse et le tourteau porté à l'étuve, dont on élève graduellement la température jusqu'à 110°; après quoi on réduit en poudre impalpable.

D'après l'auteur de cette méthode, les poudres ainsi préparées sont d'une belle couleur chamois clair, ne possèdent ni odeur, ni saveur rance, et leur conservation doit être considérée comme absolue.

Toute question de conservation à part, ces poudres, la nôtre comprise, laissent, au point de vue qui nous occupe, un desideratum sérieux. En effet, elles ne possèdent pas *le goût de rôti* que garde la préparation d'abord préconisée par le Dr Debove et qui, selon nous, a une importance capitale, par l'action eupeptique qu'elle exerce sur l'estomac.

Voici d'ailleurs *le procédé du Dr Debove :* hacher de la viande de bœuf ou de cheval, au moyen d'un hachoir mécanique, la presser légèrement et la faire dessécher par couches minces dans des étuves maintenues à 110°. Les plaques peu épaisses et très dures ainsi obtenues sont concassées, puis soumises à l'action d'un broyeur, qui réduit le tout en une poudre impalpable. Cette poudre est d'une couleur rouge, d'une finesse extrême, et possède *le goût de la viande rôtie.* (Dujardin-Beaumetz.)

Cette dernière particularité nous engage à nous appesantir encore sur cette question, car les détails qui vont suivre semblent prouver que c'est bien *ce goût de rôti* qu'il faut avant tout exiger des préparations de poudre de viande, qu'on voudrait utiliser dans le traitement de la dyspepsie.

D'après une correspondance adressée en septembre 1882, au *Bulletin général de Thérapeutique* le procédé Debove avait été employé, six ans auparavant, par le Dr Martel de Saint-Malo, qui desséchait la viande à l'étuve, mais à 70° seulement, et la pulvérisait ensuite, en la mêlant à une certaine quantité de sucre pour la conservation.

Le Dr Martel ne fait point de ce procédé une question de priorité, et si nous en parlons, c'est parce que la communication de ce confrère se rattache particulièrement au sujet que nous traitons. Le

Dr Martel a en effet remarqué que la poudre de viande ainsi préparée, et qui conserve un peu le goût de rôti, comme celle de Debove, *administrée même en très petite quantité, au milieu des repas, exerce une très heureuse influence sur le retour de l'appétit et l'amélioration des digestions.*

A ce propos, notre distingué confrère cite le cas d'un dyspeptique, qui présentait tous les symptômes d'un *cancer latent* de l'estomac, avec dégoût profond pour la viande, et auquel il donna, à chacun des trois repas de lait et de végétaux qu'il faisait chaque jour, 2 grammes de sa poudre de viande. Sous l'influence de ce nouveau régime, si simple, et dont toute médication fut exclue, l'appétit reparut graduellement, et au bout de quelques semaines, il était redevenu normal. D'où retour de l'embonpoint, à un degré raisonnable; disparition des accidents et guérison rapide d'une maladie, qui avait résisté à tous les remèdes conseillés contre la dyspepsie : amers variés, acide chlorhydrique, eaux minérales, etc., etc. Dans ce cas, c'est bien évidemment plutôt la qualité que la quantité de poudre alimentaire ingérée qui a rétabli la fonction de l'estomac.

Cette observation vient à l'appui de la thèse soutenue et défendue par notre confrère Leven, à savoir que la viande est *indispensable* dans le traitement de la dyspepsie, puisqu'elle est, comme nous l'avons déjà répété, l'excitant physiologique de l'estomac.

L'état du malade cité par le Dr Martel ne s'améliora pas tant qu'il ne suivit qu'un régime lacto-végétal. Quelques grammes de viande, *facilement assimilable,* changèrent immédiatement la scène, et préparèrent une guérison rapide.

Nous pensons toutefois que de petites quantités de viande crue râpée, additionnée d'un peu de jus de rôti, eussent amené le même résultat favorable ; mais comme le fait précédent porte en soi un enseignement utile, nous avons jugé bon de le faire connaître.

Indiquons, en terminant ce qui a trait aux poudres de viande, un procédé très économique et très simple, que le Dr Dujardin-Beaumetz conseille particulièrement aux personnes qui ne veulent user que de poudres préparées par elles.

On prend du bouilli maigre, on le coupe par petits morceaux, que l'on fait dessécher au bain-marie. Lorsque la dessiccation est complète, on broie le tout dans un moulin à café à dents rapprochées. On obtient ainsi une poudre un peu grossière, il est vrai, mais d'un goût agréable, et dont on peut renouveler souvent la provision.

M. Yvon, pharmacien distingué, qui a aussi imaginé un mode de préparation de ces poudres, a fait une étude très approfondie de leur composition et de leur pouvoir nutritif. Il a trouvé qu'elles renferment, presque toutes, 13 à 14 % d'azote utile ; qu'elles représentent, comme valeur nutritive, cinq fois leur poids de viande crue, et que les deux tiers des doses ingérées sont rapidement peptonisés et absorbés.

Ris de veau. — Cervelles. — Rognons de coq.— Nous ne dirons que quelques mots de ces mets, que

l'on peut permettre de temps en temps aux dyspeptiques, afin de varier leur alimentation.

Les cervelles et les ris, bien nettoyés, bien dégor-
gés et bien blanchis, seront d'abord cuits à l'eau ou
au bouillon, puis enveloppés dans du papier huilé,
et placés en papillotes sur le gril, jusqu'à ce qu'on
obtienne une belle couleur. On leur donnera plus de
goût en les piquant avec du jambon maigre.

Quant aux organes sexuels mâles, improprement
appelés *rognons de coq*, si délicats et si recherchés, ainsi que les mêmes organes enlevés aux jeunes
agneaux à l'époque de la castration, on se contente
de les faire cuire au bouillon.

Jambon. — La cuisse et l'épaule du porc, connus
sous le nom de jambons, sont les seules parties de
cet animal dont on puisse parfois permettre l'usage
aux dyspeptiques, en leur recommandant de les
choisir bien dessalés et bien cuits et de laisser la
graisse de côté. Nous préférons de beaucoup, dans
ce cas particulier, le jambon des charcutiers aux
jambons de Bayonne et de Mayence qui, comme on
le sait, doivent moins leur réputation à la qualité de
la chair qu'à la façon dont cette chair est préparée.
Or, il y entre différents condiments nuisibles à l'estomac, tels que thym, sauge, laurier, genièvre,
poivre, anis, coriandre, calamus aromaticus, etc.,
qui les interdisent aux dyspeptiques.

Nous passerions sous silence les cures exclusives
de jambon cru, préconisées dans certaines contrées
de la Suisse, de l'Italie et de l'Allemagne, si le professeur Niemeyer, savant de bonne foi avant tout,

ne citait un de ses malades, atteint d'un catarrhe chronique de l'estomac, avec grande disposition à produire des acides, qui connaissait exactement le moment où il devait éviter, comme favorable à cette production, toute espèce d'aliments autres que le jambon maigre fumé et un peu de biscuit de mer blanc.

Des faits de ce genre, rapportés par des hommes de la valeur de Niemeyer, ne doivent point être mis de côté, car il existe des cas de dyspepsie rebelle où il sera bon de tenter cette cure, lorsqu'on aura vu échouer tous les autres modes de traitement. Nous conseillerions alors de faire plus particulièrement usage de jambon râpé, gratté ou passé au broyeur mécanique.

VII

Poissons.

Nous avons dit que, parmi les poissons, le dyspeptique doit choisir, de préférence, la sole, la barbue, le turbot, la limande, le merlan, la perche, le brochet, tous poissons maigres, dont les fibres se laissent facilement dissocier.

Leur préparation sera des plus simples. Le malade les mangera bouillis, grillés ou frits, en ayant bien soin, dans ce dernier cas, de débarrasser le poisson de la croûte de friture qui l'entoure, car cette croûte serait très nuisible à l'estomac, par sa composition et les acides gras qu'elle engendre si facilement.

Poisson bouilli. — Le poisson se fait bouillir de plusieurs façons. Pour les dyspeptiques, on se contentera d'un court-bouillon sans vin, sans vinaigre, sans aromates, c'est-à-dire composé d'eau, de sel, et additionné de carottes et de persil. Certains des poissons cités plus haut, comme les plus délicats, la sole, le turbot, la barbue, pourront être cuits dans un court-bouillon, composé d'eau, de lait et de sel; c'est le plus sain et le meilleur à conseiller.

La sole et le merlan cuits à feu doux, dans un plat contenant de bon bouillon de bœuf, fournissent aussi un poisson bouilli de très bon goût.

Poisson grillé. — Le procédé est trop simple pour que nous en parlions.

Poisson frit. — La friture la meilleure, la plus délicate est la friture à l'huile. Avant d'y plonger le poisson, il faut avoir la patience d'attendre que l'huile versée dans la poêle, placée sur un feu clair et ardent, ait atteint le degré convenable.

Tout le mérite d'une bonne friture, dit Brillat-Savarin, provient de la *surprise;* c'est ainsi qu'on appelle l'invasion du liquide bouillant qui carbonise ou roussit, à l'instant même de l'immersion, la surface extérieure du corps qui lui est soumis. (Physiologie du goût.)

La friture est chaude à point si elle durcit rapidement, en quelques secondes, la queue du poisson qu'on y trempe avant de le glisser dans la poêle.

Les poissons bouillis seront mangés soit avec une sauce composée de crème de lait, de fécule ou de farine et de jaune d'œuf; soit avec une sauce faite

avec un jaune d'œuf durci, écrasé et délayé dans un
peu de bouillon ordinaire.

VIII

Légumes.

Les légumes à conseiller aux dyspeptiques peuvent
se diviser en légumes verts aqueux, herbacés ou
charnus, et légumes secs ou farineux.

Légumes verts. — Petits pois verts, épinards,
laitue, chicorée, mâches, cresson, asperges, carottes,
betteraves, salsifis, artichauts.

Légumes secs. — Pois, lentilles, châtaignes, pommes de terre, riz.

Avant d'entrer dans aucun détail sur la préparation de ces divers légumes, disons tout de suite qu'on
ne devra y faire entrer ni beurre, ni huile, ni graisse.
Les légumes ont, en effet, pour la plupart, la propriété d'absorber par la cuisson une grande quantité
de ces substances qui, nous le savons, irritent l'estomac, entravent la digestion. Or, comme ils ne font
que séjourner dans l'estomac, sans y être digérés, ils
exerceraient sur la muqueuse gastrique une action
au moins aussi nuisible que les graisses elles-mêmes
qui y auraient été incorporées. La cuisson des légumes se fera dans de l'eau ou dans du bouillon;
leur assaisonnement se composera surtout, selon
leur nature, de lait, de crème, de bouillon, de jus de
viande grillée, extrait à la presse, de jaunes d'œuf,
ces derniers remplaçant les graisses.

Petits pois verts. — On les préparera de préférence à l'anglaise. On les jettera donc dans de l'eau bouillante salée. Les pois seront suffisamment cuits lorsqu'ils s'écraseront facilement sous les doigts. On les mélangera ensuite avec du lait chaud sucré, après les avoir liés ou non avec jaunes d'œuf.

Épinards. — Ils constituent un légume très sain et précieux pour les dyspeptiques, car on peut s'en procurer de frais pendant huit ou neuf mois de l'année. Les épinards se font d'abord cuire à l'eau bouillante ; on les jette ensuite dans l'eau froide, on les presse, on les égoutte, puis on les hach e. C'est alors qu'on les assaisonne de mille façons ; mais ici nous ne les conseillons que préparés à l'anglaise, comme les pois (sans beurre) ou encore au bouillon ou au jus de viande, avec ou sans jaune d'œuf. Ces modes si simples de préparation sont loin, comme on le voit, d'être aussi dispendieux que ceux habituellement usités.

Chicorée. — Se fait blanchir avant la cuisson et sera préparée ensuite comme les épinards.

Laitue. — Comme les épinards et la chicorée, ou mieux encore au bouillon.

Mâche et cresson. — N'exigent pas d'autre mode de cuisson que les légumes précédents.

Asperges. — Se feront cuire à l'eau bouillante et légèrement salée ; on les mangera avec bouillon, jus de viande dégraissés, ou bien trempées dans un œuf à la coque ; ou encore avec une sauce à la crème ; les dyspeptiques devront ne point en abuser. Nous avons, en effet, observé que beaucoup d'estomacs irrités les tolèrent mal.

Carottes. — Les malades les mangeront écrasées ou en purée. Lorsqu'elles auront été cuites dans le pot-au-feu ou au bouillon, il n'y aura plus à les assaisonner.

Comme la carotte est un très bon légume à conseiller dans la dyspepsie gastro-intestinale, nous ferons connaître, en dehors de ce procédé de cuisson, trois autres modes de préparation.

On fera cuire de belles carottes dans de l'eau, jusqu'à ce qu'elles soient presque réduites en bouillie ; on les écrasera alors sur la passoire, on remettra la purée ainsi obtenue au feu, en l'additionnant de lait sucré. On retirera du feu, après quelques minutes, et on y ajoutera des jaunes d'œuf ou des œufs entiers. Un raffinement consiste à présenter ce mets sous forme de gâteau. Pour cela, lorsque la purée est obtenue, on y incorpore du lait, un peu de fécule, du sucre et de la fleur d'oranger pralinée, puis un œuf entier et un jaune. Le blanc de ce dernier est battu avec de la crème de lait et ajouté à tout le reste. On verse ensuite cette pâte dans un moule beurré que l'on met au four. La cuisson terminée, on renverse le gâteau ainsi obtenu sur un plat et on le saupoudre avec du sucre. Lorsque l'on aura de petites carottes nouvelles, on se contentera de les faire cuire à petit feu dans leur jus pendant trois quarts d'heure environ ; on y ajoutera de la crème ou du lait sucré ; et plus tard des jaunes d'œuf, en retirant du feu.

Betterave. — Nous ne parlerons point des feuilles de cette plante qui peuvent remplacer les épinards. Les racines, ou parties charnues, particulièrement appelées *betteraves*, se font cuire au four à plusieurs reprises. Généralement on les achète toutes cuites chez les fruitiers. On en fera une purée qui sera mangée au naturel. La grande quantité de sucre qu'elles renferment leur sert de condiment. Ce légume combat avantageusement la constipation chez certains dyspeptiques; mais beaucoup sont obligés d'y renoncer à cause des flatuosités qu'il occasionne.

Salsifis et *scorsonère.* — On en compose aussi d'excellente purée après les avoir laissé cuire suffisamment dans du bouillon. On peut encore les faire d'abord cuire à l'eau salée, pendant deux heures environ; les égoutter, puis les faire recuire au bouillon, pendant une bonne heure, et les manger, pour ainsi dire à la main, sans autre apprêt.

Artichauts. — Ils seronts cuits dans de l'eau légèrement salée et bouillante, puis refroidis subitement dans de l'eau pure, pour être plongés ensuite dans de l'eau bouillante au moment de les manger.

Sauce avec jaunes d'œuf et jus de viande. Ils sont encore meilleurs cuits tout simplement dans du bouillon. Les fonds d'artichauts donnent également une délicieuse purée.

Légumes verts en nature. — La laitue et les mâches finement hachées et mélangées soit avec du jus de viande à la presse, soit avec du bouillon, soit avec des jaunes d'œuf, peuvent être permises aux dyspeptiques.

Quelques-uns de nos malades les mangent avec leur viande sans y ajouter aucun assaisonnement.

Dans quelques cas particuliers, nous avons permis ces légumes en salade, le jaune d'œuf et quelques gouttes de jus de citron remplaçant l'huile et le vinaigre. Quoique de tous les acides le jus de citron soit celui qui paraisse le moins incommoder l'estomac, il faut en user avec prudence et modération, et se rappeler que les acides sont, avec l'alcool, les pires ennemis des muqueuses, et surtout de la muqueuse gastrique irritée.

Légumes farineux. — Pois, lentilles, châtaignes, pommes de terre, riz. Les dyspeptiques ne devront faire usage des quatre premiers de ces légumes que sous forme de purée préparée soit au lait, soit au bouillon, soit au jus de viande.

Les pommes de terre en purée réclament un soin tout particulier. Elles seront cuites dans de l'eau salée, sous la cendre ou dans le four, de manière à obtenir à la cassure un aspect grenu farineux, et non cette coupe luisante que présentent les pommes de terre mal cuites ou de mauvaise qualité. On les écrasera ensuite sur une passoire, en ajoutant du lait ou du bouillon, et on placera le tout un instant sur le feu, en ayant soin de remuer. Pour préparer les *pois* et les *lentilles* en purée, on les mettra dans de l'eau froide salée, et mieux dans du bon bouillon froid, et l'on placera sur le feu; lorsqu'ils seront cuits on les écrasera sur la passoire, en les humectant de temps en temps avec le bouillon pour faciliter la besogne. On placera ensuite de nouveau sur le feu la purée, ainsi obtenue, en lui donnant la consistance voulue par l'addition de plus ou moins de bouillon.

La farine de *châtaignes*, que l'on se procure facilement, fournit d'excellente purée. On la fera cuire avec lait vanillé et sucre, et l'on y ajoutera ensuite un jaune d'œuf si l'on veut.

Il nous arrive cependant de prescrire à certains dyspeptiques des pommes de terre *entières*, en guise de pain. Dans ce cas, nous recommandons de les choisir bien farineuses, et nous conseillons de les faire cuire au four ou sous la cendre ; ou bien à la vapeur, en se servant de l'appareil à double compartiment que vendent tous les quincailliers ; ou encore dans l'eau, en observant les précautions suivantes : éplucher les pommes de terre, les placer dans une casserole avec de l'eau froide salée qui les recouvre ; après une demi-heure environ de cuisson, verser le tout dans une passoire, laisser égoutter, puis replacer les pommes sur le feu dans la casserole, sans eau ; les remuer légèrement et continuellement, pendant quelques minutes, à l'aide de secousses imprimées au manche de l'ustensile ; les retirer du feu, dès qu'elles ont pris l'aspect farineux et qu'elles commencent à se désagréger. C'est la méthode flamande.

Riz. — Ce bienfaisant aliment se fera cuire au bouillon coupé d'eau, pendant cinq ou six quarts d'heure, en ajoutant de temps en temps du bouillon chaud. Il est presque inutile de réduire en purée les grains bien gonflés.

Quelques réflexions sur l'emploi et l'action des légumes chez les dyspeptiques. — Nous croyons devoir faire suivre le paragraphe consacré à la préparation des légumes de quelques réflexions basées sur l'expérience de tous les jours.

Il est commun, en effet, de rencontrer des dyspeptiques, dont l'estomac supporte difficilement les légumes verts ou secs, préparés avec toutes les précautions que nous avons indiquées. C'est une étude à faire pour chaque cas, et les résultats auxquels le médecin et le malade arriveront leur démontreront bien vite le peu de créance qu'il faut accorder à la réputation qu'ont acquise certains légumes d'être d'une digestion facile.

Parmi les légumes cités, la laitue passait, dès la plus haute antiquité, pour calmer l'estomac irrité et pour favoriser les fonctions intestinales « *ventri movendo utilis* », disait Martial. La carotte elle-même a été élevée au rang de véritable panacée, par Bridault de la Rochelle (Traité sur la carotte), et Desbois de Rochefort exaltait ses vertus, dans les obstructions viscérales de l'abdomen. L'épinard est considéré comme le légume le plus sain, le plus digeste, et a la réputation d'être laxatif, etc...

L'usage des légumes verts et aqueux est, sans contredit, tout à fait indiqué dans le traitement de la dyspepsie gastro-intestinale avec constipation. Mais on est souvent obligé de renoncer à ces utiles auxiliaires, à cause des flatuosités gênantes, parfois douloureuses, qu'ils développent chez certains malades. C'est principalement dans les dyspepsies anciennes et dans les cas sérieux qu'on rencontre ces fâcheux effets. La seule conduite à tenir est alors d'attendre qu'un régime sévère ait amélioré très sensiblement la maladie, avant d'essayer de nouvelles tentatives.

De tous les légumes, le riz, si tant est qu'on puisse qualifier ainsi cette céréale, est peut-être celui qui réussira le mieux à la généralité des estomacs malades; c'est une substance très saine, sous tous les rapports. Et n'était la crainte, souvent justifiée, manifestée par beaucoup de dyspeptiques, d'augmenter leur constipation, nous n'hésiterions pas à le conseiller au lieu de pain, dans tous les cas graves. Il est de tous les féculents celui qui plaît le mieux à l'estomac et à l'instestin irrités. On peut le manger seul, avec les œufs, avec la viande; le faire cuire avec d'autres légumes, laitue, carottes, etc.

Enfin, à propos des purées de pois, de lentilles et de châtaignes, rappelons qu'on trouve dans le commerce ces aliments sous forme de farine déjà torréfiée, ce qui simplifie beaucoup leur préparation. Il suffit, en effet, de les faire cuire avec un peu de bouillon, pour avoir en quelques minutes une purée assez agréable. On a préconisé, dans ces derniers temps, la farine de lentilles cuites à la vapeur et desséchées (Adrian), et la farine de lentilles diastasées (lentilles arrêtées dans leur germination). Bien que les industriels qui les fabriquent ne les préparent que dans le but de les mélanger avec des poudres de viande, destinées au traitement de la phtisie, elles pourront, croyons-nous, avoir leur utilité dans celui de la dyspepsie.

IX

Entremets. — Fruits.

Comme nous avons indiqué précédemment les légumes dont les dyspeptiques peuvent faire usage, nous ne parlerons, dans ce paragraphe, que des mets sucrés dont les œufs et le lait forment la base, et qui sont plus particulièrement appelés *entremets*. Certes, ils ne comptent point au nombre des meilleurs aliments à conseiller aux malades ; mais le régime, dans les limites duquel se renfermeront les dyspeptiques, n'offre pas une variété telle que le médecin ne doive chercher à en adoucir la monotonie et la sévérité, par la concession de quelques mets, que nous appellerons plus volontiers mets de fantaisie que mets d'utilité, et avec lesquels on pourra compléter un repas, en en usant toutefois avec modération.

Aussi, comme il n'entre ni beurre, ni substance nuisible dans les recettes ordinaires de beaucoup d'entremets usuels, il n'est pas nécessaire d'en modifier la préparation, comme nous l'avons fait souvent pour les viandes, les poissons et les légumes. Nous nous bornerons donc à les énumérer, nous réservant d'être plus explicite pour deux d'entre eux, à la confection desquels la graisse est habituellement jugée indispensable.

Les entremets dont on permettra l'usage sont : les œufs au lait, les œufs à la neige, l'omelette souf-

flée, les gâteaux de riz, de semoule. de tapioca ; les
soufflés de riz, les crêmes cuites aromatisées à la
fleur d'oranger, à la vanille, au caramel, au café,
au thé ; les fromages à la crème naturelle, à la crème
fouettée, dits fromages bavarois.

Nous allons indiquer une façon très simple de
confectionner une omelette et un soufflé de pommes
de terre, sans beurre et sans moule.

Omelette au lait. — Cette omelette aurait pu
trouver sa place plus haut, car on la conseillera aussi
aux dyspeptiques au lieu d'omelette au beurre.

On procédera comme pour une omelette ordinaire, avec cette différence qu'on battra, avec les
œufs, de la crème ou du lait salé, sucré et aromatisé
à volonté, dans lequel on aura préalablement délayé un peu de fécule.

Soufflé de pommes de terre sans beurre. — On
mêlera ensemble une cuillerée à bouche comble de
fécule, un demi verre d'eau, deux cuillerées et demie de sucre en poudre et un peu de sel ; on placera
sur un feu doux, pour donner la consistance d'une
bouillie semi-liquide ; on laissera refroidir, on ajoutera six jaunes d'œuf et quelques gouttes d'eau de
fleur d'oranger. On fouettera d'autre part les blancs
d'œuf en neige ferme, et on mélangera intimement
le tout. On versera dans un plat allant au feu, que
l'on placera dans le four de la cuisinière. Dès que
le soufflé commencera à se dorer, on le saupoudrera
de sucre et on laissera la cuisson s'achever.

Gâteaux secs. — Nous n'avons que peu de

chose à en dire, car le plus souvent ils s'achètent tout faits.

Ce sont les seules pâtisseries à permettre aux dys-peptiques.

Elles comprennent :

Les *biscuits ordinaires* fabriqués avec de la farine ou de la fécule, du sucre, du blanc d'œuf en neige, généralement aromatisé. Ceux de Reims (Fossier, Tarpin) sont les plus renommés et les meilleurs ;

Les *biscotins*, formés de pâte à biscuit, que l'on soumet à une plus longue cuisson ; on les choisira sans anis et sans cannelle ;

Les *biscuits de Savoie*, faits également avec la pâte à biscuit restée molle ;

Les *biscuits* dits *anglais*, façon Albert, de même composition que notre biscuit de mer. La petite quantité de sucre qu'on y ajoute les rend plus friables et plus fondants. On rejettera ceux qui renferment de la graisse ; ce sont les plus répandus.

Les *échaudés* qui, quoique contenant du beurre en faible proportion et de la levure, unis à de la fécule, des jaunes d'œuf et du sel, sont parfois d'un grand secours pour faire perdre aux malades l'habitude de manger du pain.

Nous ne reviendrons sur les *fruits* que pour par-ler succinctement des deux préparations auxquelles ils se prêtent, les *compotes* et les *confitures*.

D'une manière générale, on prépare les compotes en faisant cuire les fruits, plus ou moins longtemps, selon leur nature, dans un sirop de sucre léger qu'on aromatise à volonté.

Les compotes permises de temps en temps aux dyspeptiques, seront celles de cerises, de poires, de prunes de reine-Claude, de mirabelles et de figues.

Dans certains cas de dyspepsie intestinale consécutive à des maladies aiguës, nous nous sommes bien trouvé de l'usage des bananes, et surtout de belles figues de Smyrne cuites au four. La pulpe de ces derniers fruits contient une forte proportion de mucilage et les graines, mucilagineuses elles-mêmes, agissent sur l'intestin, de la même manière que les graines de lin ou de psyllium. Répétons encore que la flatulence habituelle est une contre-indication à l'emploi des fruits.

Confitures. — Parmi les confitures, les dyspeptiques, légèrement atteints, choisiront de préférence les gelées de groseilles, de framboises, de cassis, de cerises, de fraises, de pommes, de coings, toutes préparations qui ne contiennent que les sucs et les parfums des fruits, tandis que les confitures proprement dites renferment les fruits entiers ou pulpés.

Il est inutile d'entrer ici dans aucun détail sur les procédés de fabrication de ces différentes confitures, procédés qui restent les mêmes pour tous les estomacs. Nous nous contenterons de recommander aux malades de ne faire usage que des gelées de ménage, et non de celles du commerce, dans la composition desquelles il entre trop souvent de la gélatine et d'autres substances étrangères peu favorables à la digestion.

Néanmoins, notre conclusion, au sujet des fruits, est que si les dyspeptiques ont le courage de s'en priver absolument, ils n'en guériront que plus vite.

CHAPITRE NEUVIÈME

RÈGLEMENT DES REPAS

I

Le règlement des repas est subordonné à la gravité
de la dyspepsie.

L'ordonnance des repas a une importance capitale
dans le traitement de la dyspepsie, et les développements dans lesquels nous sommes entré précédemment, quant à l'action et au choix des divers aliments, resteraient lettre morte, si nous n'indiquions, d'une manière précise, le nombre de repas que fera le dyspeptique, et comment il devra les composer.

Or le nombre et la composition des repas seront, avant tout, subordonnés au degré de gravité de la maladie, et aux complications qu'elle présentera.

En pratique, et au point de vue qui nous intéresse, on peut admettre dans la dyspepsie quatre degrés, auxquels correspondront quatre modes de règlement des repas.

Ces degrés sont représentés par les formes suivantes :

Dyspepsie légère ;
Dyspepsie confirmée ;

Dyspepsie grave, avec ou sans ulcération et cancer ;

Dyspepsie avec dilatation.

Avant d'aller plus loin, nous rappellerons encore ici que les graisses, les épices, le vinaigre, l'alcool et les composés alcooliques doivent être impitoyablement proscrits du régime des dyspeptiques. Cette sévère recommandation aurait pour résultat d'embarrasser beaucoup les ménagères, surtout en ce qui concerne le beurre, si nous n'avions pris l'indispensable précaution de faire précéder ce chapitre d'un code spécial de cuisine, en rapport avec les aptitudes et l'état de souffrance des estomacs malades, code bien incomplet, il est vrai, mais auquel il sera permis à chacun d'ajouter, en observant toutefois les règles que nous avons tracées.

II

Repas dans la dyspepsie légère.

Les personnes atteintes de dyspepsie légère feront trois repas dans la journée.

Elles prendront le matin, vers sept heures et demie, pour *premier déjeuner*, une grande tasse de lait chaud et sucré (un demi-litre) avec addition d'infusion de café ou de thé noir. Ce lait pourra aussi, selon les goûts, être simplement aromatisé avec vanille ou feuilles d'oranger.

Dans les cas les plus légers, on permettra avec le

lait quelques rondelles de pain bien bouilli, et de préférence les gâteaux secs dont nous avons parlé : Grissini, Gondolo, Albert, Zwiebacks, échaudés, etc.

Le café et le thé au lait seront, au besoin, remplacés par des potages légers au tapioca ou à la semoule.

Si le lait était mal toléré, sous ces différentes formes, on essaierait timidement le bon chocolat (sans pain), le racahout, et à défaut, une panade bien cuite, préparée sans beurre, comme nous l'avons indiqué.

Le second déjeuner aura lieu vers onze heures et demie et sera toujours le repas le plus substantiel de la journée.

Il se composera de trois plats, d'un dessert, d'une tasse de bon café noir léger, d'eau rougie sucrée, ou de bonne bière de Strasbourg ou de Munich coupée, et de 50 à 60 grammes de pain rassis ou grillé.

Pour premier plat, on choisira, parmi les mets suivants, en variant (1) :

— Un ou deux œufs à la coque peu cuits (de préférence) ;

— Un ou deux œufs brouillés, à la crème fraîche ou au jus ;

— Une omelette légère (plus rarement).

Le second plat sera une des viandes ou un des poissons suivants :

— Filet grillé nature, sans poivre (100 à 150 grammes) ;

— Filet rôti (même quantité) ;

(1) Pour la préparation des mets, voir le chapitre précédent, qui lui est spécialement consacré.

— Belle côtelette de mouton sur le gril (la noix);

— Gigot rôti, bouilli ou à l'étuvée;

— Épaule de mouton bouillie ou à l'étuvée;

— Langue bouillie ou l'étuvée;

— Poulet rôti, moyen, sans le jus (valeur d'une cuisse);

— Pigeonneau rôti;

— Bœuf ou poule bouillis (sauce jaunes d'œuf et bouillon, ou jus de viande et jaunes d'œuf);

— Jambon (le maigre);

— Ris de veau au jus;

— Sole frite ou au court-bouillon;

— Merlan frit ou au court-bouillon;

— Barbue (sauce crème fécule et jaunes d'œuf);

— Turbot (sauce id.);

— Brochet ou perche au court-bouillon (sauce id.);

On choisira le troisième plat parmi les légumes que nous allons désigner :

— Purée de pommes de terre (au lait ou au bouillon);

— Purée de pois au bouillon;

— Purée de lentilles au bouillon;

— Purée de carottes ou de châtaignes à la crème;

— Épinards au lait, au jus;

— Petits pois verts à l'anglaise (crème);

— Chicorée à la crème ou au jus;

— Laitue crue, hâchée, assaisonnée avec jaunes d'œuf, jus de viande ou bouillon;

— Laitue cuite, à la crème ou au jus;

— Artichauts à la crème;

— Salsifis, scorsonère, topinambour (au bouillon, à la crème, ou en purée);

— Un des entremets sucrés indiqués plus haut.

DESSERTS

— Gelée de groseilles, de cerises, de fraises, de framboises ;

— Gelée de cassis ;

— Compotes de poires, de prunes, de cerises ;

— Raisin bien sucré, non acide ;

— Prunes de reine-Claude bien mûres ;

— Bananes crues ou cuites au four ;

— Figues de Smyrne cuites au four.

Le dîner aura lieu vers six heures et demie ou sept heures. Il sera peu copieux. Les malades se contenteront de prendre un potage (tapioca, vermicelle, semoule, pâtes d'Italie, riz) au bouillon bien dégraissé et peu salé, avec addition d'un jaune d'œuf ou d'un œuf entier préalablement bien battu ; un petit morceau de viande grillée ou rôtie, ou bouillie ; des pommes de terre bien farineuses, en guise de pain, ou une purée légère avec la viande ; des confitures, un biscuit ou un entremets, en petite quantité.

Même boisson qu'au déjeuner, mais *abstinence de pain*.

On terminera ce repas par une infusion de deux feuilles d'oranger et d'une tête de camomille.

Un potage maigre avec œuf au lieu de beurre ; un potage au bouillon et à la purée de légumes ; un potage au lait (tapioca, semoule de riz) pourront remplacer le potage gras, de temps à autre.

III

Repas dans la dyspepsie confirmée.

Les malades arrivés insensiblement à ce degré, le plus fréquent, de la maladie d'estomac, devront modifier, de la façon suivante, le régime de la dyspepsie simple. Ils prendront le matin ou une tasse de café aux lait sans pain et sans gâteaux secs, ou un potage au lait très léger, ou un potage à l'eau avec addition d'œuf et d'un peu crème de lait.

Au second déjeuner, ils s'abstiendront complètement de pain, qu'ils remplaceront par des purées de légumes féculents et de légumes herbacés, ou par des pommes de terre bien cuites ; les aliments seront très peu salés. Ils se priveront de vin et de bière.

La boisson ordinaire consistera en eau pure, agréable au goût, ou en macération légère de thé noir sucrée, ou encore en café ou en thé au lait.

Les autres mets resteront les mêmes ; seulement les œufs à la coque seront seuls permis ; les malades y ajouteront un plat de poisson ou de viande. Ils varieront la nature de cette viande et se rappelleront que celle du bœuf étant la plus excitante, il est prudent de n'en pas faire un usage habituel. Quelle que soit la viande choisie, elle sera finement découpée ou même hachée.

Dans les cas les plus sérieux on supprimera tout dessert pendant quelques jours ; mais le café noir, avec ou sans crème, restera autorisé.

Au repas du soir ces dyspeptiques choisiront, de préférence, un potage au lait et ne prendront pas de viande pendant quelque temps. Ils la remplaceront par un ou deux œufs à la coque, sans pain, additionnés d'un peu de jus de viande grillée et termineront leur dîner par un petit pot de crème cuite. On pourra permettre de l'échaudé. Même boisson que le matin.

Il est généralement possible, après quinze à vingt jours de ce régime, de mettre les malades au règlement de la dyspepsie légère ; il est bien entendu que cette transition ne se fera pas brusquement et qu'on y apportera la plus grande prudence, en procédant par tâtonnements.

IV

Régime dans la dyspepsie grave, avec ou sans ulcération.

Il est excessivement rare qu'un malade arrive à ce degré de la dyspepsie sans avoir consulté médecins, pharmaciens, herboristes, somnambules, et sans s'être soumis à toutes sortes de traitements inutiles ou nuisibles. Or, il faut bien le reconnaître ici, les médications irritantes et les moyens empiriques le plus souvent employés, joints à une diététique mal comprise, mal indiquée ou mal observée, n'ont généralement pas été étrangers à l'aggravation du mal. L'usage continu ou souvent répété des purgatifs cathartiques ou drastiques (eaux purgatives,

séné, pilules dites dépuratives, élixir antiglaireux, etc.) ou des médicaments irritants (iodures (1),
arsenic, mercure, salicylate (2), etc.), sans compter
l'abus des boissons alcooliques, détermine surtou
cette aggravation. C'est dans des cas de cette nature,
souvent difficiles et tenaces, que le médecin devra
apporter le plus d'attention, de sévérité dans les
prescriptions alimentaires qui constituent ici, plus
que jamais, le seul traitement efficace; il ne saurait
donc trop insister pour que son client les observe
ponctuellement. Son premier soin sera, bien entendu, de supprimer les causes occasionnelles qui, si
elles persistaient, rendraient impuissante et illusoire
toute tentative de traitement rationnel.

Dans ce genre de dyspepsie le malade s'abstiendra
d'aliments solides et sera mis, pendant une ou plusieurs semaines, à un régime liquide. Comme nous
ne sommes pas partisan de la diète lactée, encore si
souvent conseillée par beaucoup de distingués confrères, il y aurait lieu de discuter les raisons qui
nous engagent à la rejeter. Mais cette discussion
nous entraînerait à des longueurs fatigantes pour le
lecteur, et comme nous avons déjà exposé sommai-

(1) Le jour même où nous écrivions ces lignes, se présentait à
notre consultation une dame âgée de quarante-quatre ans, sérieusement dyspeptique depuis trois ans, à la suite d'un traitement par l'iodure de potassium à haute dose, qu'on lui fit suivre
pendant une année, dans le but de combattre un goître exoph-
thalmique.

(2) Le salicylate de soude est un des sels qui irritent le plus
l'estomac. Cette action irritante retentit souvent sur le foie et détermine un gonflement plus ou moins considérable de ce viscère.

rement les motifs de notre conduite, à propos de la digestibilité du lait, nous pensons qu'il nous suffira de rappeler ici les quelques lignes consacrées par nous au même sujet, dans notre brochure sur la maladie du comte de Chambord, brochure dans laquelle nous nous exprimons ainsi : « Les méde-« cins qui voulurent, après Cruveilhier, traiter cette « forme de la maladie par le régime lacté exclusif, « ne tardèrent pas à se trouver en face de difficultés « sérieuses et eurent de nombreux insuccès à enre-« gistrer.

« A ne considérer que cet *aliment-médicament* en « lui-même (le lait), sans tenir compte des aptitudes « et des besoins de l'estomac malade, le plus grand « nombre de ces insuccès doit être attribué, selon « nous, à ce que chez certains sujets le lait se coa-« gule plus facilement que chez d'autres, sous l'in-« fluence de l'acidité plus prononcée des sécrétions « gastriques, et laisse ainsi dans la cavité stomacale « une masse solide qui réclame, pour subir la désa-« grégation et l'imbibition nécessaires à la digestion, « l'intervention de toutes les forces réunies de l'or-« gane malade, résultat tout à fait contraire à celui « qu'on se propose en adoptant la diète lactée. Ce « n'est donc pas par sa nature, mais par le chan-« gement d'état qu'il subit parfois, au contact des « liquides fournis par l'estomac, que le lait peut être « nuisible dans ces cas. »

Si, comme nous l'avons déjà dit, nous sommes opposé à l'usage exclusif du lait, nous le faisons cependant entrer, pour une large part, dans le régime des malades atteints de dyspepsie grave, à moins d'indications nettement contraires, ce qui est l'exception. En effet, dans la méthode curative que nous préconisons, le lait sucré est appelé à remplacer les graisses et certains féculents, dont l'usage serait préjudiciable et qui sont cependant nécessaires à l'entretien de la vie.

Lorsque le savant professeur Cruveilhier proposa la diète lactée pour guérir la dyspepsie grave, compliquée d'ulcère chronique de l'estomac, il avait bien compris que, dans ces cas, on doit, avant tout, donner un aliment qui soit toléré sans douleur, un aliment qui passe inaperçu.

Eh bien! l'aliment qui, avec le lait, remplira le mieux ces conditions, c'est l'œuf cru mélangé au jus de viande.

Il est nécessaire, dans l'espèce, tout en choisissant la nourriture la plus facile à digérer et la moins irritante, de ne pas perdre de vue qu'un certain degré de congestion physiologique de la muqueuse gastrique est nécessaire au rétablissement de la digestion normale. Or, le lait seul est peu propre, chez l'adulte, à favoriser cette congestion. C'est encore là une raison sérieuse d'employer, concurremment avec le lait, ce que nous appellerions volontiers une viande liquide artificielle, composée, comme nous l'avons indiqué, d'œufs frais crus, bien battus, bien dissociés, mélangés à une petite quantité de jus de viande légèrement grillée, extrait à la presse.

Dans cette préparation, l'albumine de l'œuf remplace la fibrine de la viande, et le jus de viande fournit, avec ses sels et son goût de rôti, le condiment le plus sain, l'excitant le plus doux, nous dirions volontiers le plus physiologique, pour la muqueuse stomacale. On pourra modifier ce mélange, et le rendre encore plus agréable, en y ajoutant soit un peu de bon bouillon chaud bien dégraissé, peu chargé en légumes, soit un peu de potage au tapioca, également chaud. On donnera d'ailleurs à cet aliment une température convenable, en le faisant chauffer au bain-marie, mais jamais directement sur le feu.

Comme la dyspepsie grave ne se présentera pas toujours avec les mêmes caractères, il est utile et nécessaire, au point de vue thérapeutique, d'établir une distinction entre les dyspepsies de moyenne gravité, celles où l'estomac a conservé en grande partie la tolérance, et les dyspepsies tout à fait graves, dans lesquelles les aliments sont ou rejetés par les vomissements, ou bien rendus en nature dans les garde-robes liquides.

Dans les cas de moyenne gravité, les malades avaleront lentement le matin, vers *sept heures et demie*, un grand bol de café au lait (1/2 litre).

A onze heures et demie ils prendront un repas préparé de la façon suivante :

On battra, pendant cinq minutes au moins, à l'aide d'une fourchette, deux œufs crus bien frais ; on y ajoutera, en continuant le battage, deux à trois cuillerées à bouche de jus de viande, ainsi que la valeur d'une tasse à thé de bouillon chaud ou de tapioca au bouillon. On placera ensuite la tasse dans un récipient rempli d'eau très chaude. Dès que le mélange aura acquis une bonne température, le malade le boira, toujours lentement, et par cuillerées.

Une tasse de bon café léger sera le complément utile, et ordinairement bien désiré, de ce repas frugal, à l'insuffisance duquel on suppléera par l'ingestion vers trois ou quatre heures de l'après-midi, d'une tasse de lait aromatisé avec café, thé, vanille, ou feuilles d'oranger.

Le dîner aura lieu vers sept heures ; il sera l'exacte répétition du second déjeuner, le café noir excepté ; c'est-à-dire deux œufs, du jus de viande, du bouillon ou du potage. On pourra, si les besoins de l'estomac l'exigent, accorder une troisième tasse de lait, qui sera prise, soit immédiatement après le dîner, soit au moment du coucher.

En résumé, le traitement de la dyspepsie grave commencera par un régime alimentaire, dans la composition duquel entreront quotidiennement :

1º Un litre et demi de lait environ avec sucre, thé, café ;

2º Quatre œufs frais ;

3º 60 à 100 grammes de jus de viande, et plus (progressivement) selon la tolérance ;

4º Bouillon simple ou avec tapioca.

La dyspepsie très grave offrant encore elle-même des degrés dans sa gravité, il est impossible d'indiquer, d'une manière précise, dans chacun de ces degrés, les quantités d'aliments que pourront absorber les malades. On devra, si l'on ne veut pas s'exposer à un insuccès qui, dans les circonstances actuelles, serait, pour les patients, déjà profondément découragés, la cause de nouveaux désespoirs très préjudiciables, on devra, disons-nous, agir avec la plus grande prudence, commencer par de petites doses d'aliments, par des *demi-rations*, toujours prises aux heures que nous avons indiquées ; ne les augmenter que petit à petit ; n'avancer qu'en tâtonnant, en ayant la précaution de s'arrêter après chaque nouvelle tentative. On ne craindra pas, au moindre signe de révolte des organes digestifs, (vomissements, diarrhée) de battre en retraite, et de ramener le malade à une ration plus faible, pour recommencer quelques jours après de nouveaux et prudents essais.

Il y a là une véritable tactique alimentaire à suivre, tactique à l'aide de laquelle les médecins obtiendront les cures les plus rapides, les plus nombreuses et souvent les moins espérées. Mais il est encore des conditions de réussite sans lesquelles on s'exposerait à perdre parfois, en quelques heures, tout le bénéfice des efforts qui ont été faits de part et d'autre. Ces conditions se rattachent essentiellement à la question de transition du régime liquide au régime semi-liquide, et de ce dernier au régime solide.

Lorsque les malades seront arrivés, progressivement, au régime de la dyspepsie de moyenne gravité ; lorsque, sous l'influence de cette sévère alimentation suivie pendant tout le temps nécessaire, on aura vu disparaître, plus ou moins rapidement, les symptômes les plus pénibles et les plus inquiétants, on sera autorisé à essayer le régime semi-liquide.

Le repas de onze heures et demie sera d'abord le seul modifié. On y ajoutera, pour commencer, tous les deux, trois, quatre ou cinq jours, selon les cas, 20 à 30 grammes de viande de bœuf ou de mouton pulpée, mouillée avec un peu de bouillon. Si cette dose est bien tolérée, on renouvellera plus souvent; on finira par la donner tous les jours, puis on l'augmentera progressivement de 10 grammes à la fois, de façon à arriver, après vingt-cinq à trente jours, à faire prendre au malade 80 à 100 grammes de cette même pulpe de viande.

Les jours suivants, on remplacera, tous les deux jours seulement, en commençant, la viande crue par du filet de bœuf ou de la côtelette grillée, très finement hachés ou broyés, et toujours mélangés au potage; on supprimera bientôt la viande crue, pour ne plus donner que de la viande grillée ou rôtie, toujours hachée.

On la servira ensuite en nature au malade, qui aura dès lors la satisfaction de couper lui-même ses morceaux; ils seront *aussi petits que possible.*

Le potage aux deux œufs sera continué, bien entendu; mais on diminuera de moitié la quantité de jus qui entrait dans sa composition.

S'il ne survient aucun contre-temps, on ne tardera pas à permettre une aile ou une cuisse de poulet, de la sole, du merlan, de la barbue; les jours de poisson, on doublera la dose de jus de viande; on ajoutera aussi à ce repas une légère purée, composée de légumes farineux et de légumes verts.

Dès que le malade pourra manger de la viande cuite, en quantité suffisante (100 à 120 grammes) on supprimera la tasse de lait de l'après-midi. La quantité de tapioca au bouillon qui entre dans le repas du soir sera alors augmentée; rien n'empêchera même de le remplacer par un potage au lait. Dans ce cas, les deux œufs, au lieu d'être mélangés au potage, seront cuits à la coque et le dyspeptique les avalera à la cuillère, en y ajoutant un peu de jus de viande.

Au fur et à mesure que les symptômes de la dyspepsie grave s'amenderont, l'appétit renaîtra ; les malades ne se sentiront plus assez rassasiés, et réclameront bientôt du pain. On ne cédera à leur désir que le plus tard possible, et, pour leur faire prendre patience, on leur permettra de manger, à la main, avec leur viande, des pommes de terre, cuites au four ou sous la cendre.

Enfin, lorsque les fonctions stomacales paraîtront rétablies dans leur état normal, lorsque les digestions seront redevenues silencieuses, on remplacera, de temps en temps, un des deux œufs du repas du soir par 5o à 6o grammes de viande. On y ajoutera, plus tard, un peu d'entremets et de dessert.

Le premier déjeuner devra rester liquide ou semi-liquide (potages), pendant longtemps encore. Il serait même prudent dans l'avenir de ne plus y ajouter de pain ; car, autant que possible, un ancien dyspeptique doit ne pas prendre de pain à son premier repas, ou le remplacer par de l'échaudé.

Dans tout le cours du traitement d'une dyspepsie grave, les malades s'abstiendront complètement de vin et de boissons alcooliques. S'ils désirent y revenir une fois guéris, ils n'en prendront que de minimes quantités noyées dans de l'eau sucrée ou non.

Lorsque le médecin jugera que le moment est venu d'abandonner son client à ses propres forces, il ne lui laissera pas ignorer combien les rechutes sont faciles et fréquentes, et il lui fera bien comprendre que le seul moyen de les prévenir, c'est de ne pas s'écarter de la voie qui lui a été indiquée, et de rester fidèle au régime prescrit.

En tenant compte de ces recommandations et de l'expérience qu'il a acquise lui-même, l'ancien dyspeptique verra la susceptibilité de son estomac diminuer peu à peu. Il sera bon alors de faire subir, de temps en temps, à cet organe, de nouvelles mais prudentes épreuves, qui seront généralement bien tolérées si la cure a été bien dirigée et assez long-temps suivie.

Ces mots *assez longtemps* sont très élastiques, nous le reconnaissons, mais il est impossible d'assigner une limite à la durée du régime que les malades devront suivre, surtout lorsqu'il s'agira de dyspepsie confirmée ou grave, occasionnée et entretenue par des causes morales persistantes ou bien par un état nerveux exagéré.

V

Régime dans la dyspepsie compliquée de dilatation.

Lorsqu'on se trouve en présence d'une dilatation simple de l'estomac, il ne faut pas oublier que cette affection indique, le plus souvent, l'existence d'une dyspepsie déjà ancienne. On s'exposerait à un échec certain, si on cherchait à guérir une dilatation, sans faire suivre au malade le régime de la dyspepsie confirmée. Mais la dilatation fournit encore elle-même, en égard aux degrés qu'elle peut atteindre, des indications particulières qui réclameront telle ou telle modification dans le régime.

Il est donc important d'établir des divisions, en rapport avec ces différents degrés. Quatre cas peuvent se présenter :

1º La dilatation est peu prononcée, elle s'accompagne, ou non, de quelques vomissements ou de simples régurgitations d'eau ;

2º La dilatation est assez prononcée ; la limite inférieure de l'estomac se rapproche de la ligne de niveau de l'ombilic ; il y a, de temps en temps, des vomissements, mais les matières vomies n'attirent pas encore l'attention par leur nature et leur quantité;

3º La dilatation est très prononcée ; l'estomac descend jusqu'à l'ombilic, et même plus bas. Il y a de fréquents et de très abondants vomissements, constitués soit par des matières aqueuses, soit par une sorte de bouillie claire, d'aspect variable, soit par des aliments modifiés ou non ;

4º En même temps que la dilatation existent des ulcérations simples, qui donnent lieu à un suintement ou à un écoulement de sang, dont la présence modifie l'aspect des vomissements.

Le premier degré de dilatation guérit par le régime de la dyspepsie simple confirmée.

Dans le second degré, le malade prendra le matin une grande tasse de café ou de thé avec lait sans pain; à midi un potage à l'eau et à la semoule de riz, avec addition d'un peu de sel, de sucre, d'un jaune d'œuf et de trois à quatre cuillerées de lait.

Ce repas sera complété avec un ou deux œufs à la coque et 5o à 100 grammes de viande bouillie ou grillée, *très finement hachée ou broyée.* Si l'on fait usage de bœuf bouilli, on mouillera le hachis avec un peu de bouillon. Une tasse de café noir pur ou additionné de lait, tiendra lieu de dessert. L'eau pure ou l'infusion de thé noir très légère et sucrée constituera la boisson ordinaire des repas, s'il y a altération.

Le dîner sera composé d'un potage au lait assez copieux, d'un ou deux œufs à la coque sans pain, d'une à deux pommes de terre farineuses, et d'une tasse de thé au lait. On pourra, de temps en temps, remplacer le lait par du bouillon bien dégraissé et peu salé. Ce jour-là on donnerait un œuf de plus le soir ou un pot de crème peu épaisse.

Lorsque le médecin aura affaire à une dilatation du troisième degré, ou même à une dilatation du second degré, avec phénomènes nerveux très prononcés, il modifiera le régime précédent de la façon suivante :

Le premier déjeuner restera le même ; à midi on ajoutera au potage un peu du jus de viande au lieu de lait ; deux œufs peu cuits, du lait avec thé ou café compléteront le repas. La viande sera supprimée pendant les premiers jours de traitement. Lorsque les vomissements auront disparu, ou du moins seront devenus rares, on donnera, tous les trois ou quatre jours, d'abord, selon la tolérance de l'estomac, de 20 à 5o grammes de viande crue pulpée ou de viande bouillie finement hachée, ou encore de poisson bouilli. Le café noir sera maintenu. Rien ne sera changé au repas du soir.

On verra alors l'excrétion du liquide diminuer peu

à peu et ne plus se produire qu'après le second déjeuner. Plus tard, l'amélioration progressant, on ne constatera le clapotement qu'après le repas du soir ; le lendemain matin l'eau aura disparu de l'estomac. Ce sera le moment d'augmenter très prudemment les doses de viande et de les rapprocher. On arrivera enfin à en faire prendre tous les jours une fois, en recommandant d'alterner les chairs blanches (poulet, poisson) avec les viandes rouges (bœuf, mouton). Si, malgré toutes les précautions que nous avons indiquées, l'estomac n'arrive pas à tolérer de faibles doses de viande données de loin en loin ; si le malade éprouve un dégoût prononcé pour cet aliment ; si le liquide continue de se reproduire en aussi grande abondance ; si les vomissements persistent, malgré l'usage du cathétérisme et du lavage de l'estomac pratiqués à propos, le médecin devra soupçonner l'existence d'un cancer de la région pylorique et diriger ses investigations dans ce sens. Le plus ordinairement on aura aussi observé quelques vomissements brunâtres, qui auront déjà éveillé l'idée d'une affection organique grave.

Dans les cas complexes de dilatation avec ulcération simple, le régime liquide sera le seul à faire suivre pendant plusieurs semaines (trois à six, et même plus).

Au premier déjeuner, on donnera un demi-litre de café ou de thé au lait.

A onze heures le malade prendra : 1° un potage composé de bouillon bien dégraissé, de jus de viande, de un à deux œufs crus bien battus ; 2° du lait et du café noir léger.

De même que dans la dyspepsie grave, on conseillera encore une tasse de lait aromatisé, à quatre heures de l'après-midi.

Le repas du soir, qui aura lieu à huit heures, sera la répétition de celui de onze heures, le café excepté.

Rappelons encore que, dans les cas graves, on doit toujours commencer par de faibles rations.

On rencontrera parfois des estomacs tellement irritables qu'ils ne supporteront aucun excitant. On sera alors obligé de supprimer, pendant un certain temps le bouillon et le jus de viande. Dans ces cas, on augmentera la dose de lait et les œufs seront mangés à la coque, à peine cuits.

Il se trouvera aussi des dyspeptiques à qui le blanc de l'œuf répugnera ; on doublera alors le nombre des jaunes et on les mélangera avec le lait.

Lorsque les symptômes de l'ulcère seront assez amendés, on ajoutera au second déjeuner 20 à 30 grammes de viande hachée ou broyée, et l'on continuera comme dans la dilatation prononcée sans ulcération.

Il est indispensable que les personnes qui ont été atteintes de dilatation de l'estomac observent pendant de longs mois un régime sévère. Le retour trop rapide à l'alimentation ordinaire, les écarts de régime, un fin dîner, dont on n'aura pas su faire le sacrifice, ramèneront souvent de la dilatation, du liquide et des vomissements.

Nous eussions passé sous silence l'emploi du *régime sec* dans la dilatation de l'estomac, si d'éminents praticiens, professeurs et médecins des hôpitaux ne le préconisaient depuis quelque temps, non seulement dans l'ectasie gastrique, mais encore dans la dyspepsie simple et dans la dyspepsie des liquides qu'on veut rééditer.

Mais qui dit régime sec dit régime solide, et tout régime solide comporte l'usage répété de la viande.

Eh bien, nous affirmons qu'un malade, atteint d'une dyspepsie sérieuse, avec ou sans dilatation, ne guérira pas s'il est soumis à la *diète sèche;* tandis que son état s'améliorera rapidement s'il fait usage d'un régime lacté mixte semi-liquide, dans la composition duquel on ne fera entrer la viande qu'avec la plus grande réserve. Le point essentiel est de savoir diriger ce régime ; là est le succès.

Le médecin doit être prévenu que les dyspeptiques qu'il croira devoir soumettre aux divers régimes que nous avons fait connaître éprouveront, après quelques jours de traitement, et tout en accusant une amélioration sensible, une certaine faiblesse générale qui pourrait les décourager. Il est donc utile d'annoncer aux malades, dès la première prescription, ce qui leur arrivera, afin qu'ils ne se rebutent pas. Cette faiblesse, que les patients considèrent comme une nouvelle perte de leurs forces, n'est le plus souvent qu'un effet réactif, qu'une dépression passagère, qui se produit alors que l'éréthisme nerveux se calme.

VI

Du régime dans le cancer de l'estomac.

A moins de localisation tout à fait exceptionnelle du néoplasme; à moins de tumeur, pour ainsi dire extra-stomacale, sous-péritonéale, dans le cancer de l'estomac, les fonctions de cet organe sont, dès le début de la maladie, profondément troublées ; de l'inappétence et un dégoût complet pour la viande aggravent encore la situation.

Les aliments solides n'étant plus supportés, ou bien occasionnant de vives souffrances, le seul régime à conseiller est le régime liquide ou semi-liquide : Lait; œufs crus, ou à peine cuits, jus de viande grillée, potages gras ou maigres, en un mot le régime de la dyspepsie grave. On tentera d'y ajouter, une à deux fois par semaine, mais jamais deux jours de suite, à moins de tolérance exceptionnelle et d'arrêt dans la marche de la maladie, soit de la viande pulpée, à la dose de 30 à 60 grammes, soit du poulet, finement haché, soit encore du poisson.

Le médecin se trouvera souvent très embarrassé, en présence de la répugnance invincible qu'éprouveront les malades pour toute espèce d'aliments.

Après s'être ingénié à combiner de mille façons les substances alimentaires les plus inoffensives, il se verra généralement réduit à la triste nécessité d'accéder aux désirs des malheureux patients, et d'agir contre son propre sentiment en leur accordant ce qu'ils veulent.

C'est là une de ces situations extrêmement pénibles, qui soumettent à une rude épreuve la sagacité, la patience, le courage, la pitié même du médecin, qui se sent désarmé.

Cependant il lui reste un devoir à remplir, car s'il est impuissant à guérir, s'il ne parvient même plus à soulager, il peut du moins toujours consoler ; et dès lors tous ses efforts doivent tendre à ce que le pauvre malade espère, même contre toute espérance.

CHAPITRE DIXIÈME

TRAITEMENT MÉDICAL PROPREMENT DIT

I

Indications thérapeutiques dans la dyspepsie stomacale.

Si le médecin doit chercher dans la diététique les éléments indispensables au traitement et à la guérison de la dyspepsie, il ne doit pas négliger les moyens auxiliaires que peut lui fournir la matière médicale proprement dite, moyens dont l'action contribuera souvent, d'une manière efficace, à rétablir les fonctions digestives dans leur état normal.

La dyspepsie gastrique a pour caractère essentiel, avons-nous dit, un état catarrhal de la muqueuse stomacale, comprenant tous les degrés d'hyperémie congestive et ses complications, ainsi que des excrétions anormales.

Dans ces conditions, l'état de souffrance de l'estomac se manifeste principalement par de la douleur locale et par un état nerveux général.

D'où, au point de vue thérapeutique, cinq indications à remplir :

1º Combattre la congestion pathologique de la muqueuse gastrique ;

2º Faire cesser les excrétions anormales ;

3º Calmer l'élément douleur ;

4º Calmer l'état nerveux et ses manifestations ;

5º Favoriser le retour de la congestion physiologique.

II

Moyens de combattre la congestion pathologique
et les excrétions anormales de la muqueuse gastrique.

Les médicaments qui, dans la dyspepsie simple, combattront la congestion exagérée de la muqueuse, feront également cesser les excrétions anormales qui l'accompagnent ordinairement.

Ces médicaments comprennent les astringents minéraux les plus faibles et les plus anodins, et surtout :

Le sous-nitrate de bismuth,
Le phosphate de chaux,
Le carbonate de chaux.

On pourrait, dans l'espèce, les appeler médicaments ischémiques, car c'est par l'action constrictive exercée sur les vaisseaux capillaires qu'ils diminuent l'afflux du sang, la congestion et les excrétions.

D'ailleurs ils n'agissent pas autrement dans les érythèmes légers du tégument externe, contre lesquels on emploie indistinctement, de nos jours, les poudres de toilette, les pommades, les pâtes, et les glycérolés à base de bismuth et de carbonate de chaux.

Cependant le *sous-nitrate de bismuth* réclame une mention particulière, tant à cause de la grande vogue qu'il a acquise dans le traitement des maladies du tube digestif, qu'en raison d'un mode d'action qui lui est propre, et le différencie des deux autres sels que nous avons cités.

En effet, le sous-nitrate de bismuth, introduit dans l'estomac, exerce sur la muqueuse phlogosée une première action constrictive, qui a pour résultat de diminuer l'hyperémie de cette membrane et même d'en calmer l'irritabilité.

Ce médicament ne tarde pas à subir lui-même l'action des produits sulfurés qui se forment dans le canal alimentaire, notamment dans l'intestin.

Le bismuth, qui a une grande affinité pour l'hydrogène sulfuré, se combine avec ce corps et forme du sulfure noir de bismuth (d'où la coloration brunâtre des selles), et met en liberté de l'acide azotique, substance éminemment astringente.

C'est ainsi, qu'après s'être dédoublé le sous-nitrate de bismuth continue à exercer son action d'une manière encore plus puissante sur les intestins, en provoquant le resserrement des vaisseaux, en modérant, par conséquent, les excrétions et les sécrétions exagérées, et en arrêtant finalement la diarrhée, lorsqu'elle existe.

Les effets styptiques du sous-nitrate de bismuth se produisent sur la muqueuse gastrique avec de très petites doses, à la condition que le sel employé ait été réduit en poudre impalpable par une porphyrisation suffisamment prolongée. Le médecin qui le prescrit ne saurait trop insister sur cette recommandation auprès des pharmaciens. Il est bien entendu aussi que le sous-nitrate de bismuth ne devra contenir aucune substance étrangère.

C'est pour avoir négligé ces diverses conditions que bien des médecins ont éprouvé des mécomptes dans le traitement des maladies de l'estomac par le bismuth.

En effet, des doses trop élevées de ce médicament, une pulvérisation insuffisante, une préparation défectueuse, exaspèrent souvent les symptômes de la dyspeption, au lieu de les calmer.

Nous lisions, tout dernièrement, qu'un spécialiste allemand très connu, découragé par les nombreux insuccès qu'il a constatés, avait renoncé à prescrire le sous-nitrate de bismuth dans le catarrhe de l'estomac (dyspepsie). C'est là une exagération que nous ne saurions trop blâmer, car ce médicament, administré avec prudence, rend les plus grands services dans la curation de cette maladie.

Mais, nous le répétons encore, c'est à de très petites doses qu'il convient de l'employer (10 à 30 centigrammes), à moins de complication du côté de l'intestin, c'est-à-dire s'il se produit de la diarrhée. Et même dans ces cas il est rare que nous dépassions soixante-quinze centigrammes par jour.

Les deux autres sels que nous préconisons, comme succédanés, ou plutôt comme adjuvants du bismuth, le *carbonate* et le *phosphate de chaux*, n'exigent pas la même réserve dans leur emploi ;

cependant une dose moyenne de vingt à quarante centigrammes par jour est également suffisante, quand il n'existe pas de diarrhée.

L'expérience suivante, que chacun peut répéter, démontre le pouvoir légèrement astringent de petites doses des sels en question. On projette une pincée d'une de ces poudres insolubles dans un verre d'eau, on agite, puis on laisse déposer. L'eau demeure lactescente, grâce aux atomes les plus ténus restés en suspension.

Si l'on se lave alors la bouche avec ce liquide, la muqueuse buccale perçoit parfaitement l'action styptique et conserve un sentiment d'âpreté et une sécheresse relative pendant quelques instants.

Or, comme notre expérience personnelle nous a appris qu'un estomac irrité est toujours très sensible à l'action de ces trois substances, nous avons adopté pour règle de conduite de ne les administrer qu'à doses minimes, et même, dans certains cas de dyspepsie avec crises gastralgiques très douloureuses, nous ne faisons prendre avant le repas que de l'eau légèrement blanchie.

En suivant cette pratique, nous avons la conviction, quoi qu'on en ait dit, d'agir consciencieusement et utilement.

Nous devons encore rapprocher de ces substances, la *magnésie blanche* ou *hydro-carbonate de magnésie*. Ce médicament, employé à petites doses comme les sels précédents, agit dans le même sens sur la muqueuse stomacale. Il happe à l'estomac comme il happe à la bouche et détermine, par conséquent aussi, le resserrement des vaisseaux.

Cette action topique n'est pas la seule exercée par la magnésie ; elle absorbe encore l'hydrogène sulfuré, mais au lieu de mettre, comme le bismuth, un acide astringent en liberté, elle s'empare d'une partie des acides contenus dans le tube digestif et forme avec eux des sels laxatifs ou purgatifs, selon les doses ingérées. D'où les qualifications d'*absorbant* et d'*anti-acide* qui lui ont été données.

L'association de ces quatre médicaments nous a toujours paru utile, dans le traitement de la dyspepsie simple. Nous formulons des paquets, où leurs doses respectives varient un peu, suivant les cas et les complications ; le malade délaye ces poudres dans un tiers de verre d'eau pure et les avale cinq à dix minutes avant les repas.

D'autres substances médicamenteuses, non astringentes, ont une action spéciale sur les excrétions anormales aqueuses de l'estomac, et sur les régurgitations plus ou moins aigres (pituites) qui en sont souvent la conséquence.

Leven a démontré que ce flux aqueux a sa source dans les vaisseaux dilatés, et il a reconnu qu'on arrive à modifier rapidement cet exosmose et à l'enrayer, en faisant absorber par la muqueuse gastrique de petites doses ($0^{gr},10$ à $0^{gr},40$) des différents sels suivants : chlorure de sodium, sulfate de soude, iodure de potassium, bromure de potassium ou de sodium, phosphate de soude, dissous dans un demi-verre d'eau tiède. Il est important de ne pas dépasser les doses indiquées, autrement on s'exposerait à voir les symptômes s'aggraver, comme cela est arrivé récemment à un confrère, qui s'étonnait des résultats peu satisfaisants qu'il avait obtenus, convaincu qu'il était de s'être conformé aux recommandations précédentes. Or ce médecin, à coup sûr bien intentionné, mais mal renseigné, donnait chaque jour à sa malade quatre à cinq grammes de bromure de potassium (*Gazette des hôpitaux*, 1884).

III

Moyens propres à calmer l'élément douleur.

Dans certains cas de dyspepsie, la douleur, lorsqu'elle existe, est sourde et continue, caractérisée plutôt par des malaises que par une souffrance réelle ; l'épigastre est habituellement sensible à la pression.

Dans d'autres cas, la douleur apparaît sous forme de crises gastralgiques aiguës passagères, dans l'intervalle desquelles il reste de la sensibilité, et souvent une sensation de brûlure (pyrosis) au creux de l'estomac. Il peut exister simultanément des souffrances abdominales.

a) *Souffrance sourde et continue.* — On fera mettre en permanence sur la région épigastrique, pendant plusieurs jours, un emplâtre ainsi composé, étendu sur de la peau bien souple :

R : Emplâtre adhésif...................... 5 parties.
Thériaque............................ .... 5 parties.
Extrait de belladone ou extrait d'opium. 1 partie.

C'est l'emplâtre conseillé par le docteur Guéneau

de Mussy, pour calmer l'estomac dans toutes les affections qui amènent des vomissements, quelles que soient leur cause et leur nature.

Si ce moyen ne soulage pas suffisamment, on fera maintenir, tous les jours, pendant vingt à trente minutes, un cataplasme sinapisé sur le creux de l'estomac ; ou bien on aura recours à l'application d'un petit vésicatoire, des dimensions d'une pièce de cinq francs en argent. On pourra aussi lui donner la forme d'une bandelette, que l'on appliquera longitudinalement au-dessous de l'appendice xyphoïde. L'huile de croton sera également utilisée.

Mais un excellent moyen consiste à pratiquer, tous les huit à dix jours, de préférence avec le thermo-cautère de Pasquelin, quelques pointes de feu (quinze à vingt) sur la région épigastrique. Ce procédé est peu douloureux, très expéditif, et ne nécessite aucun pansement consécutif.

Non seulement on arrivera, par l'emploi de ces moyens, à calmer les souffrances ; mais leur effet se fera encore sentir sur la muqueuse stomacale, qu'ils contribueront aussi à décongestionner, par action indirecte. Les pointes de feu surtout, appliquées sur le tégument, ont pour résultat de déterminer et d'entretenir un certain degré d'ischémie dans les tissus et organes sous-jacents.

Nous nous abstenons, à ce sujet, de prononcer le mot de *révulsion*, parce qu'il est bien évident pour nous, que dans ce cas particulier, il se passe autre chose qu'une simple action révulsive à la peau.

b) Crises gastralgiques aiguës. — Tout dyspeptique, atteint de crises gastralgiques, doit s'étendre ou se coucher, et garder un repos absolu.

On lui appliquera sur la région épigastrique un simple cataplasme bien chaud, arrosé avec du baume tranquille, de l'huile morphinée, du laudanum, etc. Ce cataplasme sera renouvelé toutes les demi-heures

On pourra remplacer le cataplasme par deux feuilles d'ouate, entre lesquelles on aura versé une cuillerée à café environ de la mixture suivante :

R : Baume de Fioraventi........... 3o grammes.
    Chloroforme.................. 10   id.
    Laudanum de Rousseau....... 10   id.

Le tout sera recouvert avec un morceau de toile gommée, et maintenu en place à l'aide d'une serviette.

Les sacs en caoutchouc anglais, doublés en flanelle, munis de fermeture vissée, et destinés à recevoir de l'eau bouillante, sont aussi parfois d'un grand secours pour calmer ces crises.

Si les douleurs persistaient, malgré l'emploi de ces moyens, si les crises étaient violentes, au point d'arracher des plaintes et d'occasionner un refroidissement général, on se déciderait, exceptionnellement, à pratiquer une injection hypodermique de chlorhydrate de morphine (cinq à dix milligrammes).

A ce propos, le médecin ne saurait trop recommander aux malades de n'user des opiacés qu'avec la plus grande réserve. En effet, si l'opium et ses composants (morphine, codéine, narcéine) calment les souffrances des dyspeptiques, comme ils calment en général l'élément douleur, ils ont toujours une fâcheuse influence sur la maladie d'estomac elle-même. On compte de nombreux morphinomanes parmi les dyspeptiques, surtout parmi ceux qui sont atteints de dilatation et d'ulcère de l'estomac. Eh bien, dussions-nous encourir tous leurs ressentiments, nous ne nous lasserons point de leur répéter qu'ils ne guériront pas, s'ils ne renoncent à leur remède favori, à la morphine.

Aujourd'hui, comme le dit Fonssagrives, peu de physiologistes font du sommeil la simple négation de l'activité cérébrale; mais le plus grand nombre y voient une forme particulière, et très active, de la vie du cerveau. La morphine agirait donc en excitant cet organe, et par conséquent le plexus solaire et l'estomac. C'est ce qu'il faut éviter avec soin dans la dyspepsie.

Pour combattre le pyrosis, on aura recours, comme dans les cas de douleurs sourdes et permanentes, aux sinapismes, aux vésicatoires ou aux pointes de feu.

c) Souffrances abdominales. — Contre ces souffrances on emploiera aussi les applications chaudes, les cataplasmes, les frictions calmantes, les bains de siège un peu chauds. S'il existe des points douloureux fixes et limités, les vésicatoires et les pointes de feu seront aussi indiqués.

Nous avons eu souvent à nous louer, dans ces cas, de l'emploi répété du *collodion élastique*, étendu sur tout le ventre, préalablement rasé, et nous avons également obtenu de bons résultats, en faisant couvrir tout l'abdomen avec un ou plusieurs morceaux de feuille mince de gutta-percha, connue sous le nom de baudruche Hamilton. La chaleur de la peau suffit pour faire adhérer cette baudruche. On la change toutes les vingt-quatre heures.

En cas de coliques trop intenses, on prescrira de petites doses d'extrait d'opium (5 à 15 milligrammes) ; ou bien, dans un peau d'eau sucrée, soit 1 ou 2 gouttes noires anglaises, soit encore 1 à 3 gouttes de la solution de chlorhydrate de morphine au cinquantième, que tout médecin porte maintenant sur lui, et qui lui sert à pratiquer les injections hypodermiques. La formule de cette solution est à peu près la même que celle que le Dr Gallard a proposée contre la gastralgie, sous le nom de *gouttes blanches* :

R : Hydrolat de laurier-cerise........ 5 grammes.
Chlorhydrate de morphine....... 10 centigrammes.

IV

Traitement des phénomènes névropathiques.

En attendant que le régime calme son estomac et son système nerveux, le dyspeptique qui est atteint des troubles névropathiques multiples précédemment indiqués a besoin, avant tout, d'une tranquillité morale absolue, et d'un repos physique à peu près complet.

Pendant la cure il vivra, si c'est possible, exempt de toute préoccupation, dans un lieu calme et agréable, dans un de ces sites privilégiés qui charment la vue, en reposant tout à la fois l'esprit et le corps. Aucun pays, selon nous, ne remplit mieux ces conditions, pendant l'été, que la rive française du lac de Genève, et plus particulièrement Evian, Amphion et leurs environs, dont les habitations se reflètent dans le miroir azuré du grand lac.

Non seulement les malades trouveront dans ces différents endroits la quiétude que réclame leur état, mais ils auront encore à leur disposition des moyens de locomotion faciles qui leur procureront de douces et paisibles distractions, sans leur causer la moindre fatigue. Nous voulons parler de ces magnifiques et confortables bateaux qui, du matin au soir, animent le lac, le sillonnent en tous sens, abordent en tous lieux fréquentés, permettant ainsi aux dyspeptiques de faire de nombreuses et superbes excursions, mollement étendus sur le pont du vapeur, abrités par un immense velum contre les ardeurs du soleil, et respirant à pleins poumons l'air pur et vivifiant de la brise artificielle que crée la course rapide du bâtiment.

A-t-on choisi l'une des deux stations hydro-minérales que nous venons de citer? Veut-on, après une matinée consacrée au traitement hydrothérapique et au déjeuner, tuer le temps par une de ces ravissantes promenades dont le souvenir ne s'efface pas? On descend alors doucement vers le port; c'est l'heure du bateau. On s'embarque, on part. La terre fuit, les habitations semblent s'abaisser vers le lac, laissant à découvert derrière elles de vastes tapis de verdure; au second plan se dessinent des collines avec leurs étages verdoyants et boisés, d'où émer-

gent, çà et là, les clochers de quelques villages perdus; au troisième plan, des montagnes, des sommets arides, ravinés, rougis, veinés de blanc, suivis
d'autres sommets, se dressent successivement; puis
le lac s'élargit; dans le lointain, à droite, l'œil de-
vine Genève, point convergent des deux rives fertiles.
A gauche, le Léman décrit une courbe et disparaît
momentanément au milieu de murailles de rochers.
Au delà de ces rocs s'élèvent les grandes Alpes dont
les cimes neigeuses, aux reflets capricieux, embra-
sées le soir par les feux du soleil couchant, semblent
former d'immenses vagues qui fuient et se perdent
vers l'Italie. De l'autre côté, faisant face à Évian,
c'est Lausanne tout ensoleillée avec ses maisons en
amphithéâtre, ses hauts viaducs et son *signal* élevé.
Ce sont les riants et fertiles coteaux de Vevey, de
Clarens, de Châtelard, de Montreux (la Provence de
la Suisse), avec leurs coquettes villas disséminées
dans les vignes et les bois. Voici Chillon et ses souve-
nirs historiques; derrière, les crêtes du Jorat, des
Alpettes, et à droite encore les Alpes, souvent per-
dues dans les nuages. Au fond, toujours à droite, une
ligne sombre, une ombre confuse et profonde, c'est
le Rhône débouchant dans le lac, à l'entrée du Va-
lais...

Mais déjà la traversée est effectuée, les roues du
bateau sont devenues silencieuses; on aborde lentement, on débarque. Les touristes pour Lausanne
descendent; d'autres prennent leurs places.

A dix mètres du lac, de plain pied avec le port de
débarquement, le magnifique parc de Beau-Rivage
ouvre gracieusement ses portes à tous les visiteurs,

et des sièges confortables invitent les promeneurs à s'y reposer sous de frais ombrages.

Si l'on ne craint pas de gravir les pentes douces qui conduisent à l'hôtel on jouit, une fois arrivé sur la coquette terrasse de ce splendide établissement, du plus ravissant coup d'œil que l'on puisse imaginer. De là, en effet, la vue embrasse dans son ensemble le tableau dont nous venons d'esquisser, bien imparfaitement, les différentes parties. Après une sieste, l'on prend de nouveau place sur un bateau qui suit la route parcourue précédemment et va bientôt atterrir sur la rive française. Éprouve-t-on par hasard quelque lassitude des yeux ? Il suffit, pour les reposer, d'imiter le poète :

« Pour revoir en dedans *de* refermer les yeux (1). »

Cette lassitude persiste-t-elle ? Une douche tiède et agréable, prise avant le dîner, la dissipera immédiatement. L'excursion aura duré trois à quatre heures pendant lesquelles, jouissant d'un merveilleux spectacle, le corps n'aura subi aucune fatigue, l'esprit se sera reposé, et l'on se trouvera tout surpris de n'avoir pour ainsi dire pas pensé. Les souffrances mêmes auront été oubliées...

Or, c'est là le grand point dans le traitement de l'état nerveux ; ne pas se fatiguer, penser le moins possible.

Malheureusement tous les dyspeptiques ne disposent pas de ressources qui leur permettent d'effectuer les déplacements un peu coûteux dont nous

(1) Lamartine; ressouvenir du lac Léman.

venons de parler. C'est dans leur intérieur qu'il leur faudra, le plus souvent, organiser cette vie calme, exempte de fatigue et de soucis, indispensable à leur rétablissement. Ils prendront leur premier déjeuner au lit et ne se lèveront que tard. Les journées seront partagées entre les repas, de courtes lectures, de petites promenades et de faciles travaux manuels. Ils rechercheront, pour leurs sorties, les endroits les moins bruyants. Au retour ils s'étendront pour se reposer. Ils restreindront leurs relations, éviteront de beaucoup parler, écriront le moins possible. Ils prendront tous leurs repas chez eux, n'accepteront aucune invitation, renonceront aux spectacles et ne veilleront point. Les personnes de leur entourage chercheront à leur éviter toute émotion, toute contrariété, et s'efforceront de satisfaire leurs désirs.

Il n'y a pas longtemps encore le dyspeptique nerveux était méconnu, on le traitait d'hypocondriaque, de vaporeux ou de malade imaginaire. On ne répondait à ses plaintes que par des marques d'impatience et d'ennui.

Aujourd'hui, ce même dyspeptique nerveux doit être considéré et traité comme un malade ordinaire qui guérira, s'il est bien soigné.

La matière médicale viendra aussi en aide au régime alimentaire et à l'hygiène. On cherchera, parmi les médicaments réputés antispasmodiques, ceux qui n'ont aucune action irritante sur la muqueuse. *L'eau de fleur d'oranger*, de bonne provenance, se place au premier rang ; on la donnera par cuillerée à café, à dessert, à bouche même, dans très peu d'eau sucrée ; voire en petit lavement.

L'infusion de feuilles et de pétales de fleur d'oranger desséchées pourra être aussi utilisée : une feuille et quelques pétales pour une tasse à thé d'eau bouillante. « Ce sont, lisons-nous dans la *Flore « médicale* de Panckoucke, des substances médica- « menteuses auxquelles on peut avoir recours avec « toute confiance et sans le moindre danger pour « soulager cette longue série de maux de nerfs qui « accablent, dans les grandes villes, la plupart des « savants, des littérateurs, des grands artistes, et qui « abreuvent d'amertume la vie d'une foule de femmes « charmantes, douées des qualités les plus aimables « et destinées à faire les délices de la société. »

A côté de la fleur d'oranger se place le *tilleul*, dont les fleurs mondées de leurs bractées ont, de temps immémorial, la réputation de calmer les spasmes abdominaux et les autres affections ner- veuses. Dans leur enthousiasme exagéré pour cette plante, les anciens prétendaient même que l'ombre du tilleul guérissait les épileptiques !

On utilise les fleurs soit seules, en infusion ou en macération ; soit associées aux fleurs et aux feuilles d'oranger, ce qui constitue le tilleul-oranger.

Quelle que soit l'infusion dont on fasse usage, nous recommandons de ne la prendre que par petites quantités à la fois ; d'en avaler, par exemple, une cuillerée à bouche et d'attendre l'effet pendant quatre à cinq minutes, avant d'en absorber davantage. Nous avons vu maintes fois une simple gorgée d'infusion de feuilles et de fleurs d'oranger calmer, presque instantanément, de fortes douleurs gastralgiques en provoquant l'expulsion de gaz par la bouche ; tandis que l'ingestion d'une tasse entière de cette tisane chargeait davantage l'estomac, augmentait les malaises, et même déterminait des vomissements.

Vient ensuite un médicament plus actif, *la valériane*, très prônée par Trousseau, dans la série interminable des phénomènes nerveux symptomatiques.

On donne l'extrait de cette plante au moment des repas, sous forme de sirop composé ou de pilules, à la dose quotidienne de un à deux grammes et plus. On administre aussi la poudre de racine de valériane en lavements, en l'associant, par parties égales (4 grammes), à la poudre de feuilles d'oranger, et en délayant le tout dans un grand verre d'eau tiède, à garder, si c'est possible. Dans les cas rebelles et sérieux, on aura recours, pendant quelques jours seulement, au *bromure de sodium*, que l'on donnera en solution au moment des repas (de 3o centigrammes à 2 grammes). Quoique ce sel n'ait pas, sur le système musculaire, l'action défavorable du bromure de potassium, il a, comme lui, l'inconvénient, à doses un peu élevées, d'irriter la muqueuse gastrique. On en surveillera donc attentivement les effets, et on reviendra aux remèdes plus anodins, aussitôt que la sédation aura été obtenue.

S'il existe des crises nerveuses fréquentes et violentes, si le malade accuse des maux de tête persistants, des troubles cérébraux pénibles, il sera utile de recourir aux révulsifs appliqués le plus près possible du centre nerveux. On fera placer de petits vésicatoires aux tempes, derrière les oreilles, ou encore une ou plusieurs mouches de Milan à la nuque. Des pointes de feu pourront être également promenées sur cette dernière région.

Les pratiques hydrothérapiques fourniront encore des moyens puissants de combattre l'état nerveux. Parmi ces moyens, nous conseillons le lavage général à l'eau chaude, les grands bains simples, les bains rendus légèrement alcalins par addition de sous-carbonate de soude et de sel de cuisine ($\widehat{aa}$ 60 à 100 grammes); les bains de tilleul (1 kilogr. au moins de fleurs de tilleul enfermées dans un sac, et que l'on aura préalablement fait infuser dans une quantité suffisante d'eau bouillante).

Nous recommandons souvent les douches tièdes, en jet divisé à l'aide de la pomme d'arrosoir, et dirigées sur toutes les parties du corps, avec la précaution de terminer chaque séance par un arrosage plus chaud sur tout l'abdomen, et principalement sur les points douloureux. Mais nous ne partageons pas complètement la manière de voir de Leven, qui croit que l'eau froide ne peut qu'être nuisible aux dyspeptiques nerveux.

Nous avons vu bon nombre de ces malades retirer des effets très salutaires de la douche écossaise, administrée selon la sage et prudente méthode du Dr Beni-Barde, méthode qui consiste en un arrosage chaud un peu prolongé, immédiatement suivi d'un arrosage froid très léger et très rapide.

Cette douche mobile, en arrosoir, doit être donnée au moyen de conduites munies d'un système très ingénieux de robinets qui, comme cela a lieu à l'établissement d'hydrothérapie médicale de la rue Miromesnil, permettent d'avoir, instantanément pour ainsi dire, et sans transition, de l'eau à toutes les températures.

Si le Dr Beni-Barde accorde également une grande part à l'application du calorique dans le traitement de la souffrance nerveuse, il déclare hautement que le véritable traitement sédatif à appliquer au système nerveux, avec le plus de chances de succès, repose sur l'association raisonnée du calorique et du froid. La douche écossaise ainsi employée, et que l'on a tant de peine à obtenir des doucheurs inexpérimentés ou routiniers, doit durer de cinq à dix minutes au plus.

Il est encore un autre moyen indiqué, et mis en pratique par Leven contre l'état nerveux qui accompagne la dyspepsie simple, c'est l'introduction dans l'estomac du tube élastique qui sert à effectuer le lavage dans les cas de la dilatation. On observe souvent alors, dit notre confrère, que le seul contact du tube avec le pharynx, l'œsophage et l'estomac modifie l'état des nerfs de ces différentes parties et réagit favorablement sur le cerveau, en diminuant la lourdeur de tête, les vertiges, etc.

V

Moyens destinés à favoriser la congestion physiologique
et les sécrétions glandulaires : Eupeptiques.

Lorsque, par suite d'un régime sévère scrupuleusement observé et d'un traitement ponctuellement

suivi , l'estomac a perdu l'habitude de se conges-
tionner outre mesure, il se produit souvent un effet
réactif qui a pour résultat de faire descendre l'excitabilité de la muqueuse gastrique et de ses glandes
au-dessous du degré normal. On se trouve alors en
présence d'une de ces dyspepsies torpides, par ischémie, dont nous avons parlé au chapitre consacré aux
variétés de dyspepsie.

Dans ces dyspepsies, qui sont ordinairement des
dyspepsies de vieille date, les malades souffrent peu
ou point. Les symptômes locaux ou généraux de la
maladie se sont considérablement amendés ; mais
l'appétit ne reparaît pas, l'estomac ne fait pas encore
sentir le sentiment de la faim, les digestions restent
lentes, et les forces continuent de languir.

C'est alors que la thérapeutique viendra réellement au secours de l'hygiène, en fournissant au
médecin des médicaments qui stimuleront doucement, mais efficacement, la muqueuse et les glandes,
et contribueront puissamment à ramener la congestion et les sécrétions à leur taux physiologique. Ces
précieuses propriétés, ce sont les alcalins et les amers
non astringents qui les possèdent presque exclusivement. Aussi ces deux groupes de médicaments
représentent-ils, pour nous, les seuls vrais *eupeptiques.*

Cependant nous y ajoutons timidement l'alcool,
largement dilué.

Eupeptiques alcalins. — Les recherches de Blon-
dlot et de Claude Bernard, confirmées par l'expérience de tous les observateurs, ont démontré que

les *alcalins, administrés à faible dose et dans une grande quantité d'eau,* ont la propriété d'exciter la muqueuse et les glandes de l'estomac et d'augmenter la sécrétion du suc gastrique. Les mêmes expérimentateurs ont constaté de plus que ces substances administrées à haute dose et dans peu de liquide irritent l'estomac et entravent les digestions. D'où une première indication à remplir pour le thérapeutiste, celle de ne prescrire ces médicaments qu'avec réserve, et autant que possible à l'état de dilution.

De tous les alcalins, le plus répandu, le plus usuel est le *chlorure de sodium,* ou sel ordinaire. A plusieurs points de vue, il est indispensable à l'homme qui d'ailleurs, comme les animaux, le recherche instinctivement. Il entre dans l'alimentation de tous les jours et est généralement classé plutôt dans les condiments que dans les médicaments.

Mais l'eupeptique alcalin médicamenteux le plus actif, le plus facile à manier, celui qui rend le plus de services, c'est le *bicarbonate de soude.*

Ce sel est la caractéristique des eaux minérales bicarbonatées sodiques réputées digestives, qui peuvent se résumer (chimiquement parlant) dans *Vichy,* comme l'indique, avec raison, notre éminent confrère, le Dr M. Durand-Fardel, dont l'autorité en cette matière ne saurait être récusée.

Or, quelle est, grosso modo, la composition de l'eau de Vichy ? Cette eau contient une forte proportion de bicarbonate de soude (4 à 5 grammes par litre) ; des bicarbonates alcalins de potasse, de magnésie, de chaux et du chlorure de sodium, en faibles proportions, toutes substances eupeptiques parfaitement dissoutes et très diluées. Eh bien, ce médicament composé, naturel, conseillé à propos et administré avec prudence, constitue un moyen héroïque pour combattre les dyspepsies anciennes.

Mais, nous ne saurions trop le répéter, les alcalins peuvent également devenir une arme dangereuse entre des mains inexpérimentées. Et, il faut bien le reconnaître ici, le grand nombre d'insuccès constatés dans la cure des maladies d'estomac à Vichy tient à ce que ces eaux ont été souvent prises intempestivement ou sans mesure. Nous avons connu des malades atteints de dyspepsie avec crises gastralgiques des plus violentes ; nous nous rappelons même des cancéreux, qui se sont rendus à Vichy de leur propre mouvement, qui y ont été gardés et en sont revenus dans un état déplorable, après avoir absorbé chaque jour de quatre à six verres d'eau minérale, et plus.

C'est probablement à des dyspepsies graves compliquées, traitées de cette façon, que Rabuteau fait allusion lorsqu'il parle, dans son *Traité de thérapeutique*, d'accidents funestes arrivés chez des dyspeptiques, que l'on a parfois envoyés mourir à Vichy.

C'est par demi-verrée, et tout au plus par verrée, que l'on donnera l'eau de Vichy aux dyspeptiques, et cela au milieu ou, ce qui est encore mieux, à la fin des repas. Il est inutile, il peut être nuisible de leur en faire prendre le matin à jeun.

Nous voilà bien loin, avec les petites doses que nous conseillons, des six onces si souvent prescrites, trois et quatre fois par jour.

En agissant ainsi, nous répondons, jusqu'à un

certain point, au désideratum exprimé par Durand-Fardel, dans son Traité des eaux minérales : « *Il* « *ne manque qu'une chose à Vichy*, écrit cet au-« *teur, sous le rapport du traitement de la dys-* « *pepsie : ce sont des sources faiblement minéra-* « *lisées. Aussi, lorsqu'à propos de toutes les* « *sources minérales qui viennent à se découvrir ou* « *à s'obtenir artificiellement à Vichy ou dans les* « *environs, on s'efforce de prouver qu'elles sont ou* « *plus fortes ou plus minéralisées que leurs aînées,* « *on a bien tort ; ce ne sont pas les sources fortes* « *qui manquent à Vichy, ce sont les sources* « *faibles.* »

Et d'ailleurs ne nous rencontrons-nous pas complètement avec cet éminent praticien, quand il dit, quelques lignes plus loin, : « *L'eau de Vichy doit* « *toujours être prise à très petite dose, surtout au* « *début du traitement, par les dyspeptiques. On* « *obtient d'excellents effets de son administration,* « *immédiatement après les repas, plutôt que pen-* « *dant les repas eux-mêmes.* »

A côté des eaux de Vichy viennent se ranger les eaux de Vals (Ardèche), de Châteauneuf (Puy-de-Dôme), de Saint-Alban, de Sail (Loire), de Vic-le-Comte, du Mont-Dore (Puy-de-Dôme), de Soultz-matt (Vosges), etc.; et enfin une eau encore peu connue, faiblement minéralisée, et que nous croyons appelée à un certain avenir dans le traitement de la dyspepsie, nous voulons dire cette source située près de Royat, et appartenant à un meunier, Fonteix père, qui lui a donné son nom. Nous l'expérimentons depuis longtemps déjà, et nous en avons obtenu des résultats très satisfaisants, à la dose d'un grand verre de table à chaque repas.

Il est bien évident que selon que l'on choisira telle ou telle de ces eaux, on se réglera sur la minéralisation, comparée à celle de Vichy, pour la dose quotidienne à prendre.

Par conséquent, il faut que les malades sachent bien que les eaux alcalines sont de véritables médicaments, dont le dosage ne peut jamais être laissé à leur discrétion.

Il est encore un élément important, dont le médecin doit tenir compte, lorsqu'il s'agit d'indiquer à un malade la source alcaline qu'il croit le mieux lui convenir.

Toutes les eaux que nous avons énumérées sont plus ou moins acidules ; elles renferment des quantités variables d'acide carbonique ; ce gaz y est retenu avec plus ou moins de fixité et contribue, dans une certaine mesure, à maintenir dissous les carbonates alcalins qui y sont contenus.

Or, cet acide carbonique augmente de beaucoup les propriétés excitantes de l'eau alcaline, et s'il a des effets salutaires, dans certains cas d'atonie des fonctions digestives, liée à un affaiblissement général de l'organisme, il est loin d'exercer une action favorable sur les estomacs atteints de vraie dyspepsie. Pour notre part, nous l'avons vu souvent réveiller l'irritation gastrique et provoquer des crises de gastralgie.

Nous lui refusons complètement, dans ce cas particulier, les propriétés anesthésiques qu'on a voulu

1ui attribuer. S'il calme parfois les douleurs et les vomissements, c'est par le trouble d'innervation subit qu'il produit.

Ces diverses considérations nous font recommander, de préférence, les eaux bicarbonatées sodiques, très légèrement acidules.

Pourtant nous devons reconnaître que dans certaines sources, la source Fonteix (de Royat) en particulier, l'acide carbonique paraît exister sous un état de dissolution si parfait, que l'action sur l'estomac n'est plus du tout la même que pour les autres eaux acidules au même degré, mais qui, une fois exposées à l'air libre, laissent dégager, avec rapidité, leur gaz acide carbonique, sous forme de bulles, relativement volumineuses.

Comme l'usage de cette source est encore peu répandu, nous allons en reproduire ici l'analyse sommaire, faite par M. Truchot, professeur à la Faculté des Sciences de Clermont.

Source Fonteix (Royat), composition rapportée à un litre.

Acide carbonique libre...............	1 gr. 304
Bicarbonate de soude...............	1 gr. 550
— de potasse...............	
— de chaux...............	0 gr. 938
— de magnésie...........	0 gr. 569
— de fer...................	0 gr. 022
— de manganèse...........	traces.
Sulfate de soude	0 gr. 133
Phosphate de soude................	0 gr. 006
Chlorure de sodium................	1 gr. 512
— de lithium................	0 gr. 022
Silice	0 gr. 120

Un verre de cette eau pris à chacun des deux

principaux repas, nous a paru être une dose suffisante dans la majorité des cas.

Parmi les nombreuses sources qui existent à Vals, il en est dont la composition se rapproche beaucoup de la Fonteix et qui peuvent la remplacer (sources Délicieuse, Victoire, etc.)

Mais il y a une réserve à faire pour toutes ces eaux : les malades dont l'estomac est actuellement sensible, douloureux, devront s'en abstenir, sous peine de voir leurs souffrances augmenter.

C'est le moment de mentionner, tout particulièrement, des eaux qui forment pour ainsi dire un groupe à part, et qui conviennent indistinctement à tous les cas de dyspepsie, compliquée ou non de gastralgie; nous avons nommé Evian. Cette action salutaire générale, les eaux d'Evian la doivent aux faibles quantités et aux heureuses proportions de bicarbonates alcalins et d'acide carbonique libre, ainsi qu'à l'absence de sulfate de chaux qui caractérisent leur minéralisation. Elles représentent un des types les plus parfaits des eaux douces, onctueuses.

Eupeptiques amers. — Sous ce titre, nous comprenons les amers non astringents, non aromatiques, tels que la gentiane, le quassia amara, le colombo.

Ce que nous avons dit de l'action des alcalins sur l'estomac leur est également applicable.

Pris à dose modérée, ils tonifient, d'une manière lente mais durable, l'appareil digestif, excitent les sécrétions du suc gastrique, et activent les digestions; tandis qu'administrés à haute dose ils ramènent ou augmentent les pesanteurs d'estomac, les douleurs gastralgiques, et affaiblissent davantage la faculté digestive.

Ces médicaments seront prescrits en poudre ou en tisane.

On donnera de cinq à vingt-cinq centigrammes de poudre dans un pain azyme mouillé, au commencement, au milieu ou à la fin du repas, mais jamais avant ; ou bien l'on fera prendre aux mêmes moments un demi verre de tisane, obtenue par macération ou infusion de 2 à 5 grammes des substances en question, en morceaux ou copeaux, dans un demi-litre d'eau.

Chez les enfants on aura recours au sirop de gentiane.

Nous avons reconnu qu'il est préférable de donner isolément les alcalins et les amers, au lieu de les associer, comme cela se pratique habituellement.

Cette méthode présente, en effet, un double avantage : elle permet d'abord de se rendre bien mieux compte des effets produits par telle ou telle eau minérale et par chacun des amers préconisés pris séparément ; elle permet ensuite, ce qui n'est pas à dédaigner dans les dyspepsies de vieille date, de varier la médication, en faisant alterner, tous les dix ou quinze jours, les alcalins et les amers.

Le médecin ménage ainsi les forces dont il dispose et se réserve un moyen d'action contre une maladie souvent invétérée, dont la cure peut être longue et difficile.

Eupeptiques alcooliques. — L'alcool pris à doses

élevées et quotidiennes irrite au plus haut degré la muqueuse de l'estomac, entrave les fonctions digestives, et crée la dyspepsie la plus grave.

La même substance ingérée pendant les repas, à petite dose, et très diluée, excite les sécrétions du suc gastrique, stimule les contractions musculaires de l'organe et favorise la digestion.

En résumé, nous retrouvons là les mêmes effets que pour les alcalins et les amers.

Si nous hésitons à mettre l'alcool au nombre des eupeptiques, c'est que les malades oublient trop facilement qu'ils le prennent à titre de médicament et se laissent alors entraîner à dépasser les doses prescrites.

Lorsque nous le conseillons, nous recommandons de commencer par quelques gouttes, une demi-cuillerée à café au plus dans un verre d'eau sucrée, et de n'arriver que progressivement à la cuillère à café, à la cuillère à dessert et à la cuillère à bouche.

Au premier symptôme d'excitation trop prononcée, à la moindre sensation douloureuse, il ne faut pas hésiter à diminuer tout de suite les doses, et même à suspendre le médicament.

L'association des amers et de l'alcool, sous forme de *teintures alcooliques*, fournit des produits mixtes, qu'on pourra utiliser aussi comme eupeptiques, à la dose de quelques gouttes.

On s'étonnera peut-être de ne pas nous voir mentionner ici les *ferments digestifs artificiels* : pepsine, diastase, pancréatine, employés de nos jours sous des formes si multiples. Notre manière d'envisager la dyspepsie a dû cependant faire prévoir le peu de cas que nous faisons de ces produits pharmaceutiques qui, à notre sens, ne peuvent qu'accroître l'irritation gastrique. S'ils paraissent réussir dans certains cas de dyspepsie atonique, c'est autant par les propriétés excitantes ou eupeptiques des substances auxquelles on les associe, que par leurs qualités propres. Bien avant nous Brinton avouait que la pepsine ne lui avait presque jamais procuré de résultats favorables et qu'il l'avait même vue produire des troubles considérables, alors que l'estomac paraissait ne présenter aucun caractère d'irritabilité.

VI

Indications thérapeutiques dans la dyspepsie intestinale.
Constipation. — Diarrhée.

La dyspepsie intestinale, liée à la dyspepsie stomacale, s'améliore, en général, en même temps que cette dernière, sous l'influence du régime. Nous avons donné des soins à des dyspeptiques, habituellement très constipés qui, après quelques semaines de traitement, allaient à la garde-robe avec facilité.

Malheureusement il n'en est pas toujours ainsi. Lorsque la maladie d'estomac dure depuis longtemps déjà, lorsque l'intestin a subi, à différentes reprises, l'action irritante des médicaments et des lavements purgatifs, lorsque le côlon est atteint de ces troubles fonctionnels que nous avons décrits longuement :

altération des sécrétions avec sécheresse de la muqueuse ; parésie des couches musculaires, qui se laissent dilater outre mesure ; contractures de certains segments correspondant à des zones plus irritées..., le médecin se trouve en face de difficultés qu'il aura bien de la peine à surmonter, s'il ne peut compter sur la confiance, l'obéissance, la patience et la persévérance de son malade. Le traitement sera long, très long. Nous nous rappelons avoir entendu le professeur Lasègue déclarer, dans une de ses leçons cliniques si attrayantes, que la ténacité du mal devient souvent une humiliation pour le médecin, une tristesse et un chagrin perpétuels pour le malade.

Aussi que de personnes atteintes de ces dyspepsies gastro-intestinales, avec constipation opiniâtre, désespérées de l'apparente inefficacité du traitement hygiénique qu'on leur fait suivre, quittent leur médecin pour aller consulter des empiriques ou pour se mettre, de leur propre gré, à l'usage des remèdes plus ou moins secrets, tant prônés à la quatrième page des journaux.

Nous ne voulons décourager personne en rappelant encore ici le pronostic trop pessimiste d'un savant médecin allemand, Frerichs, sur l'affection qui nous occupe, affection qui, selon lui, restera toujours, quoi qu'on fasse, une sérieuse infirmité ; mais nous affirmons bien haut que ce ne sont pas les substances laxatives et purgatives, simples ou combinées, fournies par la matière médicale, qui pourront rétablir dans leur état normal les fonctions du gros intestin frappé de dyspepsie ancienne, d'inertie avec constipation.

Le rôle du médecin consistera, dans les cas difficiles qui nous occupent, à traiter d'abord l'estomac et l'intestin par un régime convenable. Les souffrances et les malaises abdominaux seront atténués par des embrocations huileuses chaudes, par des applications de cataplasmes, également bien chauds, et par des bains de siège à la température de 38 à 40 degrés centigrades.

La constipation sera combattue, avant tout, par le lavement, « cet être si déconsidéré aujourd'hui, ce « remède de premier ordre qu'il faut saluer au pas- « sage, en retirant bien bas devant lui son chapeau, » comme l'écrivait, il y a quelques années, le professeur Lasègue dans un article plein d'humour.

On recommandera l'usage de lavements simples ou émollients un peu chauds. Ces lavements seront pris le matin, avant le premier déjeuner ; ils représenteront environ un litre de liquide et ne seront introduits que très lentement dans le rectum.

La position que doit occuper la personne qui reçoit le lavement n'est point indifférente. A ce propos, nous ne pouvons résister au plaisir de citer encore notre regretté maître Lasègue, car le sujet que nous traitons peut être égayé sans inconvénient : « Prendre un lavement tout debout est par trop sei- « gneurial (1) ; trop de dignité nuirait à une pénétra-

(1) Lasègue fait probablement allusion à ce que raconte Saint-Simon dans ses Mémoires (tome X, chapitre xvi), à propos de la duchesse de Bourgogne, qui « parée... tout en grand habit... et debout... » se faisait administrer un lavement, en présence de

« tion profonde. L'adminis tration au lit, couché sur
« le dos, cela ne dit pas grand'chose. Mais la véri-
« table posture est celle qui permet la déclivité la
« plus grande, c'est-à-dire la posture de l'homme
« voulant marcher à quatre pattes, la tête touchant
« presque le sol, et l'orifice anal étant le point culmi-
« nant du corps. »

Ajoutons cependant une simple observation : est-
ce bien à la déclivité obtenue dans l'attitude préconisée par Lasègue qu'on doit attribuer une *pénétra-
tion plus profonde*? N'est-ce point aussi le relâchement des parois abdominales, déterminé par cette
position, qui permet aux intestins de se laisser distendre et par conséquent au liquide de pénétrer plus
facilement et plus profondément ? D'ailleurs c'est en
faisant placer le patient sur ses genoux et ses coudes
qu'on a pu, dans certains cas d'invagination intestinale, administrer des clystères monstres, vaincre
l'obstacle et rétablir le cours des matières.

Si l'intestin est très susceptible, si les garde-robes
sont accompagnées de coliques et suivies de fatigue
et d'endolorissement du ventre, on ne provoquera la
selle que tous les deux ou trois jours.

Immédiatement après avoir évacué, le malade se
recouchera pendant une ou deux heures et se fera
appliquer un large cataplasme sur tout l'abdomen.

Lorsque les matières rendues entraînent avec elles
de grandes quantités de glaires, nous faisons ajouter

Louis XIV et de Mme de Maintenon, sans qu'ils s'en aperçussent.
Nanon, la femme de chambre, qui remplissait cette fonction
avec une rare habileté, avait l'air de rajuster quelque chose à
l'habillement de la princesse.

à l'eau des lavements une cuillerée à café d'une solution contenant, par 5 grammes d'eau distillée, 25 centigrammes de bicarbonate de soude et autant de chlorure et de bromure de sodium, puis une forte pincée de carbonate de chaux. On projette cette dernière poudre dans l'eau chaude avant de la verser dans l'irrigateur ; on agite bien et on laisse déposer. L'eau du lavement contient les trois sels solubles et est simplement blanchie par les particules très ténues de carbonate de chaux insoluble qui s'est précipité, en grande partie, au fond du vase.

Les lavements ainsi composés nous ont paru presque toujours exercer une heureuse influence sur la marche de la colite et provoquer souvent des garde-robes plus faciles et plus abondantes. Il est rare, en l'absence de tout obstacle mécanique occasionné par quelque lésion organique, que les lavements n'arrivent pas à débarrasser suffisamment l'intestin.

On rencontre cependant des cas où les lavements ordinaires restent sans effet, à cause de l'existence simultanée de l'inertie de certains segments et de la contracture d'autres segments du côlon. Les matières étant alors retenues dans des parties élevées, que l'eau d'un lavement simple ne peut atteindre, on aura recours au lavage du gros intestin, autrement dit à la *douche ascendante.*

Dans toutes les stations hydro-minérales, où l'on traite les maladies des voies digestives, l'installation des appareils destinés à administrer cette douche ne laisse rien à désirer, quoique la pression soit généralement trop forte. Mais on y remédie facilement soi-même en modérant à volonté l'écoulement de l'eau, à l'aide d'un robinet très doux placé à portée de la main.

Si l'on observe quelquefois des accidents dus à l'emploi de ce moyen, cela tient, le plus ordinairement, à l'abus qu'en font les malades qui, pour la plupart, sont portés à en user trop souvent et à faire de trop longues séances. Les fabricants d'instruments de chirurgie vendent des appareils tout faits que l'on peut installer à domicile pour prendre des douches ascendantes. Mais rien de plus facile que d'en construire un soi-même. On se procure un réservoir en zinc ou en bois, d'une contenance de dix litres au moins, que l'on fixe à deux mètres au-dessus du siège des commodités ou de la chaise percée. A la partie inférieure de ce réservoir, on adapte un ajutage sur lequel on arrête solidement un tube en caoutchouc, à parois assez résistantes et d'un diamètre intérieur de cinq millimètres. L'extrémité inférieure de ce tube est elle-même solidement fixée sur l'extrémité d'une sonde de mayor en étain (22-3), dont on a coupé les ailes du pavillon. On donne à cette sonde flexible une courbure plus large que celle qu'elle représente habituellement. Sur la continuité du conduit de caoutchouc, à vingt ou trente centimètres de la sonde, faisant ici office de canule, on a placé un tube métallique muni d'un robinet très doux.

Au moment de faire fonctionner l'appareil, on emplit le réservoir avec de l'eau à la température de 36° centigrades environ, et l'on en laisse couler en petite quantité par le tube, pour chasser l'air. Le malade graisse la sonde-canule, se l'introduit, par devant, dans le rectum jusqu'à la courbure, c'est-à-dire à une profondeur de huit à dix centimètres, et après s'être assis sur le siège, la maintient dans cette position, à l'aide des doigts de la main droite, qui l'ont saisie solidement au niveau du pavillon, dans une étendue de huit centimètres. Il est souvent nécessaire, à cause de la conformation du siège, d'imprimer à la sonde, à ce niveau, une seconde mais légère courbure en sens inverse de la première, ce qui lui donne la forme d'une S allongée.

Tout étant disposé, comme nous avons indiqué, le patient ouvre le robinet, plus ou moins complètement, avec sa main gauche, et sent immédiatement l'eau entrer dans l'intestin. Il est nécessaire alors de résister au premier effort expulsif du côlon, afin de forcer le liquide à vaincre les contractures, si elles existent, et à atteindre les matières les plus élevées. Il arrive bientôt un moment où la résistance n'est plus possible, et l'eau sort entre la canule et l'anus, entraînant avec elle des gaz et des matières. Comme l'écoulement ne s'arrête qu'au gré du malade, l'eau continue de pénétrer dans l'intestin, remplace celle qui est expulsée, pour l'être bientôt à son tour. C'est en somme, une irrigation non interrompue.

Tout le liquide du réservoir écoulé, on retire la canule, et l'on attend sur le siège que de nouveaux besoins se manifestent et fassent rendre les dernières quantités d'eau injectées.

L'appareil que nous venons de décrire peut être très simplifié. A cet effet, on remplace le réservoir par une cuvette ordinaire, que l'on met sur un tabouret, en avant du siège des cabinets, entre les jambes du patient. On verse dans cette cuvette trois à quatre litres d'eau, à la température voulue, et l'on garde près de soi un broc, qui en contient à peu près le double, et qui permettra de la remplir, lorsque le premier liquide sera épuisé. La sonde-canule sera adaptée au conduit, assez court, d'un simple injecteur, qu'on trouve à bon compte dans le commerce, et qui se compose d'un corps de pompe cylindrique, d'un piston à bouton, d'une spirale en laiton galvanisé, faisant ressort, et d'une bille métallique, faisant fonction de soupape.

L'injecteur est placé dans le liquide (son poids le maintient en équilibre) ; la canule est mise en place et retenue cette fois avec la main gauche, tandis que la main droite fait fonctionner le piston. Après deux ou trois séances on est tout à fait au courant de cette petite manœuvre. Les personnes qui éprouveraient quelque difficulté à se donner elles-mêmes, de cette manière, la douche ascendante, auront recours à un aide qui pompera et remplira la cuvette à temps. Elles n'auront ainsi d'autre soin que celui de tenir la sonde-canule d'une main ferme ; nous disons d'une main ferme, car il est souvent nécessaire de déployer une certaine force pour résister à la pression des matières que chasse l'intestin, et qui doivent toujours sortir sur les côtés de la canule.

La douche ascendante a pour résultat de débarrasser et de nettoyer le gros intestin, dans toute son étendue, de faire cesser les contractures de ce canal et de rendre du ton à ses parois, en réveillant les contractions normales de leurs fibres musculaires.

Mais si le lavage du côlon offre de précieux avantages, il a aussi de grands inconvénients. En effet,
lorsque l'irritation intestinale est encore trop intense,
lorsque l'on a affaire à ces sujets chez qui l'*état
intestinal* domine et se complique de phénomènes nerveux très prononcés, la douche ascendante
aggrave généralement la situation.

Il faut donc être très réservé dans son emploi et
ne faire passer au début que quatre à cinq litres de
liquide dans le gros intestin, pour en tâter la susceptibilité. Et quand bien même il ne s'agirait que d'un
intestin tout à fait indifférent, on ne conseillera
l'emploi de la douche que tous les deux, trois ou
quatre jours, et non pas tous les jours, pendant
quinze à vingt minutes, comme cela se pratique souvent dans les stations balnéaires.

Certaines eaux minérales (chlorurées sodiques)
paraissent avoir la propriété de combattre, d'une
manière particulièrement efficace, l'inertie de l'intestin. C'est ainsi que dans l'atonie intestinale simple,
si commune chez les vieillards, les douches ascendantes installées à Bourbonne, fournissent les résultats les plus satisfaisants.

Cela est à noter, car bien des intestins d'adultes,
atteints de dyspepsie ancienne, sont frappés de la
même inertie que ceux des vieillards, et ce sera rendre à ces personnes un véritable service que de les
engager à aller à Bourbonne.

Elles profiteront de leur séjour à cette station,
pour adjoindre à la douche ascendante l'usage de ca-

taplasmes de boues minérales chaudes sur tout l'abdomen, de bains de siège chauds et de douches
chaudes localisées sur le ventre, moyens excellents,
qu'il est si difficile, pour ne pas dire impossible,
d'employer chez soi dans les conditions voulues.

Puisque nous parlons encore de pratiques hydrothérapiques externes, rappelons que dans les cas de
dyspepsie intestinale les fonctions de la peau doivent
être surveillées de très près, et qu'on ne saurait trop
exciter les sécrétions cutanées, à l'aide de bains,
rendus légèrement alcalins, et surtout à l'aide de
frictions au savon et à l'eau de Cologne, avec une
éponge ou un gant de crin très doux, faites avant
ou pendant le bain.

Mieux la peau fonctionnera, plus la muqueuse intestinale sera soulagée.

Une fois la dyspepsie stomacale suffisamment
améliorée, guérie même, n'est-il pas possible de
faire prendre, par la bouche, des substances médicamenteuses, qui ne réveillent point l'irritation gastrique et aillent stimuler doucement les sécrétions
et les contractions de l'intestin? Si fait; et c'est encore parmi les amers purs, non astringents et non
aromatiques, que le médecin trouvera les moyens à
l'aide desquels il arrivera avec le temps et la persévérance, à régulariser, autant que faire se peut, la
fonction intestinale, et peut-être à rétablir des garde-
robes spontanées.

L'amer auquel il convient d'accorder la préférence
est la poudre de gentiane.

Nous la donnons trois fois par jour, au milieu des
repas, dans du pain azyme, à la dose de cinquante

centigrammes à un gramme par paquet. Nous avons rarement prescrit celle de quatre grammes, que Whytt conseilla à un homme qu'il affirme avoir guéri ainsi d'une dyspepsie datant de quinze ans.

La gentiane agit non seulement en stimulant les sécrétions gastro-intestinales, mais encore en activant celle de la bile. Nous donnons en ce moment des soins à Mme X..., qui sort de l'asile du Vésinet, où elle a été envoyée, après un assez long séjour à l'hôpital Tenon.

Cette malade est atteinte d'une dyspepsie gastro-intestinale ancienne, avec constipation et augmentation de volume assez considérable du foie. Elle n'a pas d'ictère, et cependant les selles sont décolorées, ce qui prouve que la glande hépatique ne sécrète pas suffisamment de bile.

Cette personne a été traitée par les purgatifs répétés et par le bicarbonate de soude à haute dose.

Elle est très amaigrie, sans force ni courage, et ne peut se tenir levée. Ses téguments sont pâles et décolorés, ses chairs flasques. Elle ne mange plus et vomit des glaires tous les matins. La langue est sèche et recouverte d'un enduit jaunâtre assez épais. L'estomac, le foie et l'intestin sont douloureux à la pression ; la peau de l'abdomen est hyperesthésiée. Il y a un léger mouvement de fièvre avec recrudescence dans l'après-midi ; le sommeil a disparu.

Dès le premier jour, nous mettons cette malade au régime et à la médication de la dyspepsie grave, et faisons appliquer un petit vésicatoire au creux de l'estomac. Après huit jours, amélioration très sensible ; après trois semaines, le repas de midi se compose de potage, œuf à la coque et soixante grammes de viande ; il est bien toléré. Nous nous en tenons strictement aux lavements, pour provoquer des garde-robes. Au bout de deux mois, Mme X... sort et se promène. Elle sent à peine ses digestions. La langue est rose et nette. Le visage est animé. Le foie a considérablement diminué de volume, mais la constipation persiste, et les garde-robes sont plutôt grises que jaunes. Nous commençons timidement l'usage de la gentiane, une petite prise de trente centigrammes, matin et soir. Au troisième jour de ce traitement, selle spontanée abondante ; les premières matières rendues sont d'un jaune pâle ; les autres sont très foncées. Le cinquième jour, diarrhée. Nous sommes obligé de suspendre l'usage de la gentiane, et de n'en donner que tous les deux ou trois jours, à cause de l'action trop énergique sur les sécrétions. Nous devons ajouter que c'est la première fois que nous voyons cet amer agir aussi rapidement et provoquer de la diarrhée à si faible dose. Enfin, après trois mois de ce traitement, les selles se régularisent et prennent la coloration normale ; le foie est à peine senti sous les côtes. Il y a de l'appétit ; les nuits sont bonnes, et l'embonpoint progresse visiblement. Mme X... peut se livrer à ses occupations habituelles.

Une autre de nos clientes, atteinte de dyspepsie ancienne, avec dilatation excessive, vomissant chaque matin, et plusieurs fois par jour, de l'eau et des glaires, avait perdu l'appétit et se plaignait d'une constipation opiniâtre.

Cinq mois d'un régime sévère, quelques lavages espacés produisirent une grande amélioration. Les vomissements avaient cessé, l'appétit avait reparu, mais un certain degré de dilatation et la constipation persistaient. La malade fut mise à l'usage de trois grammes de poudre de gentiane par jour, qu'elle prit régulièrement aux repas pendant deux mois. Sous l'influence de ce traitement et du régime, les garde-robes redevinrent normales et l'appétit se soutint. Nous fîmes, à cette époque, une absence d'un mois, et lorsque nous revîmes cette personne, nous la trouvâmes très notablement engraissée. Il y avait encore de la dilatation, mais les digestions ne s'accompagnaient plus d'aucun malaise.

Nous associons parfois à la poudre de gentiane, de petites quantités de bicarbonate de soude et de magnésie. Nous employons, dans le même but que la gentiane, la quassine amorphe en dragées, préparées par la maison Adrian. C'est un bon stimulant des fonctions stomacales et intestinales. La coca nous a paru agir dans le même sens ; nous la donnons en infusion et en poudre. Il est prudent d'interrompre de temps en temps l'emploi de ces médicaments, car leur usage prolongé, non suspendu, finirait, comme nous l'avons déjà dit, par trop exciter la muqueuse gastrique et par réveiller les symptômes de dyspepsie stomacale.

Certaines graines mucilagineuses, telles que la graine de lin, de psyllium, prises dans de l'eau, avant ou après les repas, peuvent également faciliter la défécation, dans les cas de dyspepsie intestinale. Ces semences n'agissent plus comme les amers, en stimulant les sécrétions gastro-intestinale et biliaire, et les contractions de l'intestin, mais en fournissant dans tout leur parcours un mucilage qui, n'étant point absorbé, provoque, à la façon des graisses, des excrétions aqueuses. En outre, ce liquide onctueux pénètre les matières stercorales, en diminue la consistance et rend leur progression et leur expulsion plus faciles. Nous ne croyons pas à l'action mécanique qu'on a voulu attribuer à ces graines.

Quelques succès que nous avons obtenus, grâce à ces moyens dans les cas d'atonie intestinale simple, nous ont engagé à expérimenter le psyllium (1), et voici, en peu de mots, le résultat d'assez nombreuses observations :

Chez les anciens dyspeptiques, ces graines ramènent souvent des pesanteurs d'estomac et rendent les digestions plus lentes. Le mucilage abondant qu'elles mettent en liberté paraît gêner singulièrement la sécrétion du suc gastrique.

Chez certaines personnes, elles provoquent un développement de gaz considérable, avec gêne abdominale et coliques. Un de nos bons amis et confrères a éprouvé une véritable indigestion intestinale, avec diarrhée abondante, après en avoir pris, pour la première fois, une seule cuillerée à café le matin, à jeun.

Dans les cas de dyspepsie intestinale avec constipation opiniâtre, le psyllium reste le plus ordinairement sans effet.

Cependant, comme notre arsenal thérapeutique est fort pauvre en substances *inoffensives*, capables de

(1) Le psyllium ou plantago psyllium, plantain des sables, herbe aux puces à cause de l'aspect de ses graines, croît en quantité sur les bords de la Méditerranée ; ses semences abondent en mucilage.

remédier aux pénibles conséquences de la dyspepsie intestinale, il ne faut pas en rejeter absolument les graines en question. C'est, en somme, un moyen qu'il n'y a pas grand inconvénient à essayer.

La graine de lin et la graine de psyllium se donnent à la dose de une à trois cuillerées à soupe par jour, de préférence en mangeant. On verse la cuillerée dans un demi-verre d'eau froide ; on attend cinq minutes en remuant une ou deux fois, et quand on s'aperçoit que les graines sont dissociées, c'est-à-dire ne s'agglutinent plus entre elles, on avale d'un trait, tout de suite après avoir agité avec la cuillère.

Lorsque les malades n'éprouveront plus de sensations douloureuses du côté de l'estomac et de l'abdomen, lorsqu'ils n'auront plus de ces fatigues et de ces courbatures si fréquentes dans la dyspepsie, on leur conseillera, toujours dans le but de favoriser les garde-robes, certains exercices qui, régulièrement répétés plusieurs fois par jour, produisent une sorte de massage de l'intestin et en facilitent l'exonération.

Celui de ces exercices qui nous a paru le mieux agir consiste, la personne étant debout, et ayant les jambes rapprochées et immobilisées, à exécuter autant que possible, avec le bassin seul, des mouvements de demi-rotation ou plutôt de latéralité, d'un côté et de l'autre, autour de l'axe vertical.

On arrivera à peu près au même résultat, le corps placé dans la même position que précédemment, en frappant alternativement avec chacune des deux mains une balle ou un ballon élastique, que l'on fait légèrement rebondir sur le sol à la hauteur d'un mètre environ. Ces exercices ont surtout pour but de tendre et de relâcher successivement les muscles de l'abdomen et du bassin, et de pratiquer ainsi le massage de la masse intestinale.

Enfin, les personnes qui redoutent la moindre fatigue pourront encore s'asseoir en face de leur cheminée, sur un siège bas, à dossier un peu renversé, et exécuter avec les jambes des mouvements alternatifs d'élévation et d'abaissement dont la tablette de la cheminée et le sol seront les objectifs. Elles feront bien d'effectuer en même temps avec les bras des mouvements analogues.

Le Dr Dally conseille encore, pour rendre de la tonicité aux parois de l'abdomen et aux plans musculaires de l'estomac et de l'intestin, de s'adosser, aussi exactement que possible, à une muraille deux à trois fois par jour pendant six minutes, *c'est l'exercice du mur*. Dujardin-Beaumetz le fait combiner avec des mouvements d'élévation des bras.

Le massage direct de l'abdomen sera également conseillé. Mais, pour être salutaire, cette opération ne devra pas être abandonnée à des mains inexpérimentées. Elle sera pratiquée avec prudence suivant certaines règles que les médecins ne doivent pas ignorer, et pour la connaissance desquelles nous renvoyons le lecteur au petit Traité, tout à fait pratique, que vient de publier le Dr Léon Petit (1). Nous ne reproduisons ici que les deux dernières manœuvres préconisées par notre confrère et dont

____

(1) *Le Massage par le médecin* (A. Coccoz, éditeur, 1885). Ce manuel, très consciencieusement rédigé, renferme de nombreuses figures explicatives très bien faites.

l'effet est purement mécanique ; elles s'appliquent principalement aux portions de l'intestin où les matières fécales séjournent de préférence : le cæcum et l'S iliaque.

Veut-il masser le cæcum, le médecin se place à la droite du malade. La main droite est posée à plat sur la région inguinale droite, les doigts dirigés vers la cuisse : la main gauche appuie sur les premières phalanges de la droite. Les deux mains sont ainsi promenées sur le trajet du cæcum, de bas en haut et de dedans en dehors, et ramenées à leur point de départ en passant par l'ombilic, sans exercer aucune pression, pendant ce mouvement de retour. Dans cette manipulation, la main gauche sert à renforcer les pressions et à plaquer les doigts de la main droite, de façon que, tenus à plat le plus possible, ils puissent agir par toute leur face palmaire. Dans le massage de l'S iliaque, les doigts de la main droite sont dirigés en haut, vers la rate, et le mouvement exécuté de haut en bas et de dehors en dedans, en suivant le trajet du côlon descendant et cherchant à pénétrer le plus profondément possible avec les dernières phalanges dans le petit bassin. Pendant qu'on pratiquera ces manipulations, on fera prendre au patient l'attitude qui relâche le plus complètement les parois abdominales.

L'électrisation de l'intestin exécutée selon des règles sages et précises peut rendre, croyons-nous, de grands services dans les cas d'atonie, de parésie intestinales, en stimulant, les contractions des fibres musculaires et en excitant les sécrétions de la muqueuse.

C'est aux courants continus et constants que l'on devra recourir.

Les expériences physiologiques entreprises par notre savant et ingénieux confrère, le Dr Boudet (de Paris), lui ont prouvé, en effet, que ce sont les courants galvaniques qui donnent le maximum d'effet dans l'excitation des muscles lisses, et particulièrement de ceux de l'intestin (1). On choisira parmi les appareils employés en médecine soit la pile au sulfate de cuivre de Daniell, soit cette même pile modifiée par Remack, par Callaud, par Trouvé, par Onimus ou par nous; soit encore la pile Leclanché au peroxyde de manganèse et au chlorhydrate d'ammoniaque, soit enfin le même appareil, si heureusement perfectionné par Gaiffe, pour les applications médicales (chlorure de zinc et bioxyde de manganèse).

Nous devons cependant reconnaître que la pile Onimus et la nôtre, qui sont construites surtout dans le but d'avoir des appareils portatifs, de volume restreint, et qui sont si utiles dans le traitement des névralgies superficielles, ne fournissent pas ordinairement des courants d'intensité suffisante pour le cas qui nous occupe.

L'appareil dont on se servira devra être muni d'un galvanomètre de Gaiffe gradué en milliampères et placé dans le circuit, ainsi que d'un collecteur qui permet de prendre les éléments deux à deux, sans interruption de courant, et par conséquent sans secousse.

(1) Extrait d'une conférence faite à l'Exposition d'électricité de Vienne (Autriche), le 6 octobre 1883.

Si l'on veut pratiquer l'électrisation médiate, on se servira pour électrodes, non point des tampons de charbon ordinaires, mais de larges plaques carrées en zinc, de 9 centimètres sur 12, recouvertes d'amadou et de peau de chamois. Ces plaques préconisées, avec raison, par le D\u02b3 Boudet, ont le double avantage, une fois imbibées d'eau salée, de rester bien humides pendant tout le cours de l'opération, et de fournir une large surface d'écoulement et de diffusion du courant.

Ce sont là deux conditions essentielles à rechercher dans l'électrisation médicale de l'intestin, si l'on veut obtenir quelque résultat satisfaisant.

On appliquera l'une des plaques sur les dernières vertèbres dorsales, et l'autre sur le milieu de l'abdomen ; celle-ci représentant le pôle positif. On commencera par un courant de 8 à 10 milliampères et l'on arrivera graduellement à 15, 18 et 20 milliampères.

Comme l'intensité d'un courant est en raison inverse de la somme des résistances du circuit, il est bien entendu que cette graduation s'applique au courant qu'on lance dans le circuit, une fois que le corps du sujet à électriser y a été interposé.

Chaque séance durera de 8 à 10 minutes. Dans les premiers temps on n'en fera que tous les deux jours, afin de bien se rendre compte de la susceptibilité de l'intestin.

Si après 20 jours de ce traitement on n'a pas obtenu de résultat appréciable, on tentera l'électrisation immédiate ; c'est la méthode que nous avons toujours employée dans les premiers essais heureux que nous fîmes avec notre pile tubulaire (1). Voici notre procédé :

Le malade, après s'être introduit dans le rectum une olive métallique, que sa conformation spéciale maintient en place, s'assied sur un bidet contenant de l'eau chaude légèrement salée, dans laquelle baignent l'anus et son pourtour. L'un des tampons est plongé dans l'eau du bidet, à proximité de l'olive, l'autre est appliqué tantôt sur la région dorso-lombaire, tantôt sur l'abdomen, sous les côtes droites.

Il nous est arrivé aussi de faire traverser tout le tube digestif par le courant, en plaçant sur la langue même une plaque métallique, de forme appropriée, revêtue, bien entendu, de peau de chamois. Ce procédé ne serait pas applicable avec des courants plus énergiques, car on s'exposerait à cautériser les muqueuses et à produire des eschares.

Pour éviter ces graves inconvénients, le Dr Boudet a imaginé un nouvel excitateur intestinal, composé d'une grosse sonde en gomme, pourvue d'un mandrin métallique tubulaire, communiquant, par un fil souple, avec le pôle négatif de la pile ; l'extrémité de ce mandrin n'atteint pas le niveau de l'œil de la sonde ; elle s'arrête à un centimètre environ de cette ouverture latérale ; son manche est relié par un tube de caoutchouc, de longueur convenable, à la canule d'un irrigateur ordinaire rempli d'eau salée. La sonde une fois introduite dans l'intestin,

---

(1) Description d'une nouvelle pile médicale (*Pile tubulaire portative*), suivie d'un exposé pratique des notions utiles à connaître pour l'évaluation et le dosage des courants employés, par le Dr J. Seure, 1880. (A. Coccoz, Paris.)

on injecte une certaine quantité d'eau; le mandrin
sert de conducteur au courant électrique et le transmet à l'eau qui baigne les parois intestinales sur
une grande étendue (1).

Cet appareil a été modifié et simplifié par le
Dr Bardet (2).

Pour notre part, dans l'application directe à l'intestin de courants d'assez forte intensité, nous avons
eu l'idée de remplacer l'olive métallique de nos
appareils par une canule conique, creuse, en caoutchouc durci, mesurant 8 centimètres, criblée d'une
multitude de petits trous, et rappelant, par sa forme,
le spéculum dont les femmes font usage dans le bain
pour mettre la muqueuse vaginale en contact immédiat avec l'eau.

Notre canule présente à sa partie inférieure un
étranglement, destiné à être embrassé par le sphincter anal, et au-dessous de cet étranglement un
rebord oblong, ou un simple appendice, qui ne lui
permet pas de pénétrer plus avant.

Une mèche de coton bien serrée et humectée remplit la cavité ce cette canule.

Lorsque le malade est assis sur le bidet, comme
il a été dit précédemment, l'extrémité ouverte de la
canule plonge dans le liquide; d'une main il retire
la mèche avec précaution, en maintenant la canule
en place avec l'autre; un vide se produit et l'eau du
récipient, pour ainsi dire aspirée, envahit alors la

---

(1) Voir pour cette description le *Bulletin général de thérapeutique,* du 27 février 1884, et le *Bulletin de l'Académie de médecine,*
séance du 13 janvier 1885.

(2) *Bulletin de thérapeutique,* du 15 novembre 1884.

cavité de l'instrument, et le courant électrique s'établit sur l'intestin, par les nombreuses ouvertures pratiquées sur les parois de la canule, ouvertures qui mettent la muqueuse intestinale en contact avec l'eau salée.

Nous avons relaté ailleurs le résultat des expériences que nous avons faites, en soumettant l'intestin de personnes bien portantes et de dyspeptiques à l'action de ces courants. Nous avons constaté que l'électrisation, ainsi appliquée, provoque les contractions intestinales, l'expulsion des gaz, et le besoin de défécation.

De son côté, le Dr Boudet a traité par cette méthode, depuis cinq ans, soixante et un cas d'occlusion intestinale due à différentes causes; dix-sept fois seulement il a échoué, et dans les quarante-quatre autres cas, l'occlusion a été vaincue (1).

Les médecins électriciens sont unanimes pour proclamer, avec lui, l'efficacité des courants continus, chez les personnes atteintes de simple atonie des intestins et de constipation rebelle. Nous sommes donc convaincu que les confrères qui voudront se donner la peine de mettre en pratique l'électrisation méthodique de l'intestin, trouveront en elle un moyen puissant de combattre ces atonies, ces constipations opiniâtres, qui sont si souvent le désespoir des malades, et auxquelles on n'oppose généralement que des palliatifs incertains ou nuisibles.

La diarrhée, qui se manifeste parfois dans le cours

___

(1) Communication faite à l'Académie de médecine, séance du 13 janvier 1885.

de la dyspepsie intestinale, disparaît ordinairement avec plus de rapidité que la constipation, sous l'influence du régime institué contre la dyspepsie stomacale.

Il y a des cas cependant où ce régime devra être modifié, soit parce que l'usage du lait augmentera la diarrhée, soit parce que l'usage quotidien de la viande l'entretiendra.

Avant de supprimer le lait, on conseillera au malade de le prendre immédiatement après la traite et tel qu'il sort du pis de la vache.

Nous avons déjà dit que pris de cette façon le lait était souvent mieux toléré, et contribuait même à arrêter la diarrhée. Néanmoins, si cette précaution demeurait inutile, il faudrait renoncer momentanément à cet aliment précieux et le remplacer par des potages à la semoule de riz cuite à l'eau ou dans une infusion légère de thé noir, avec addition, après la cuisson, d'un ou de deux jaunes d'œuf ou d'un œuf entier, de sel et de sucre.

Si malgré ces modifications, et l'emploi des médicaments que nous indiquerons tout à l'heure, la diarrhée persistait avec la même intensité, on rechercherait si la viande elle-même n'est pas, pour l'instant, un aliment trop excitant, et s'il ne conviendrait pas d'en diminuer les doses, ou de n'en permettre que tous les deux ou trois jours.

Avant de prendre ce parti, on essaiera successivement de la donner grillée, rôtie, bouillie, mais toujours finement hachée ou broyée. Si l'on échoue, on aura recours à la poudre de viande, que l'on mélangera avec les potages.

Enfin, si la diarrhée se montre rebelle, on renoncera aussi momentanément à la viande, et on la remplacera par les œufs crus et le jus de viande grillée extrait à la presse.

Mais avant de rien changer au régime que l'on aura prescrit, on ordonnera au malade, dès le début du traitement, les poudres minérales, légèrement astringentes, déjà conseillées contre l'irritation gastrique. Seulement, on en augmentera les doses, en les portant de dix à trente et quarante centigrammes.

Dans les cas de moyenne intensité, nous venons à bout de la diarrhée, en faisant prendre, au commencement de chaque repas, un paquet ainsi composé :

R : Carbonate de chaux.........)
    Phosphate de chaux......... } aa 25 centigrammes.
    Sous-nitrate de bismuth.....)

Dès que les selles reprennent la consistance normale, nous nous empressons de réduire les doses.

Dans les diarrhées persistantes, qui restent le seul symptôme de certaines dyspepsies très anciennes, nous avons retiré de grands avantages d'un mélange, par parties égales, de sous-nitrate de bismuth et de diascordium. Au lieu de formuler des pilules qui durcissent et traversent très souvent le tube intestinal sans être dissociées, et par conséquent sans produire d'effet salutaire, nous donnons, à chaque repas, un cachet façon *Limousin*, renfermant vingt-centigrammes de ce médicament. Grâce à ce moyen, continué pendant des semaines et des mois, nous avons vu, chez des vieillards dyspeptiques, de prétendues entérites goutteuses s'améliorer peu à peu, et les fonctions intestinales se rétablir dans leur état normal.

Quoique nous n'ayons pas grande confiance dans l'efficacité des lavements généralement prônés contre la diarrhée, nous ne voyons aucun inconvénient à ce que les malades en fassent usage. A notre avis, ces remèdes n'agissent pas autrement qu'en calmant la muqueuse intestinale dans les parties qu'ils peuvent atteindre.

Nous rejetons donc absolument de leur composition les médicaments irritants, dits substitutifs, comme le sulfate de zinc et le nitrate d'argent ; nous conseillons de n'y faire entrer que des substances anodines, telles que l'amidon (15 gr.), la gomme adragante (2 gr.), la grénétine ou gélatine pure (15 gr.), la colle de poisson (2 gr.), le blanc d'œuf (n° 2), auxquelles on peut associer du bismuth et du carbonate de chaux et, dans les cas de coliques violentes, de quatre à dix gouttes de laudanum de Sydenham.

VII

Traitement médical de l'ulcère de l'estomac.

Nous serons très concis au sujet du traitement médical de l'ulcère de l'estomac, car, ainsi que nous l'avons déjà dit, dans cette forme de la maladie c'est, avant tout, à un régime convenable, spécial même, qu'il faut avoir recours. Le médicament n'est ici qu'un auxiliaire de second ordre qui s'adressera, non pas à la maladie elle-même, mais à tel ou tel symptôme, à tel ou tel accident.

Comme dans la dyspepsie simple, la douleur sera combattue par des applications narcotiques, des fomentations chaudes, et par les révulsifs dont nous avons déjà parlé : vésicatoires, frictions irritantes, ventouses, etc. Quelques petites doses d'opium seront données à l'intérieur ; exceptionnellement, on fera usage des injections hypodermiques de morphine. Les sels minéraux légèrement astringents seront aussi employés (sous-nitrate de bismuth, carbonate et phosphate de chaux).

Contre les vomissements qui résisteraient à l'emploi des moyens précédents, on donnera de l'eau glacée en petite quantité. On pourra également conseiller quelque eau bicarbonatée sodique faible, légèrement acidule.

On luttera contre les hémorragies à l'aide de sacs de glace appliqués sur l'épigastre, préalablement recouvert d'une flanelle épaisse. On fera prendre au malade de petites cuillerées à café de glace pilée ou râpée. On administrera en même temps du sous-nitrate de bismuth extrêmement divisé, de préférence aux agents irritants, habituellement prescrits, tels que : perchlorure de fer, nitrate d'argent, alun, tannin, etc.

On pourra encore associer au sel de bismuth de petites doses d'ergotine en solution. Le lavage de l'estomac sera quelquefois indiqué, voire même lorsqu'il y a des hématémèses.

Enfin, on recommandera expressément au patient

de garder le décubitus dorsal et de ne faire aucun
mouvement.

VIII

Traitement spécial de la dilatation. — Lavage de l'estomac.

Les malades atteints de dilatation d'estomac peu
prononcée, voient assez souvent les symptômes de
leur maladie s'amender rapidement sous l'influence
du régime que nous avons fait connaître. Pour notre
part, nous avons même constaté la cessation des
vomissements et des crises épileptiformes qui les
accompagnaient, après huit jours de ce régime.

Mais les choses sont loin de se passer toujours
d'une manière aussi simple. Lorsque la dilatation
est ancienne, lorsque l'estomac descend jusqu'au niveau de la ligne ombilicale et au-dessous, on arrive
bien par l'alimentation méthodique, que nous avons
indiquée plus haut, à calmer souvent les vomissements et les souffrances, à diminuer la fatigue du
malade, à atténuer les phénomènes nerveux, à ramener du sommeil ; mais l'inappétence persiste, la
bouche et l'haleine restent mauvaises ; l'estomac
conserve les mêmes dimensions, *excrète toujours
autant d'eau,* et les digestions demeurent laborieuses. Il y a lieu alors de recourir à d'autres
moyens, si l'on ne veut pas que cet état s'éternise.

Parmi ces moyens, le plus efficace assurément est
le *lavage de l'estomac.*

Cette opération, imaginée en 1802, par un médecin français, du nom de C. Renaud, conseillée de nouveau en 1832 par H. Blatin, tomba bien vite dans l'oubli. Elle fut rééditée par Küssmaul, vers 1867, et mise largement en pratique en Allemagne par lui et ses imitateurs. C'est à l'aide d'une pompe spéciale que ce médecin aspirait le liquide pathologique contenu dans l'estomac, ainsi que celui qu'il introduisait lui-même ensuite, à l'aide du même instrument, pour laver cet organe.

La pompe de Küssmaul a été modifiée de bien des façons, à l'étranger et en France, mais malgré les perfectionnements qui y furent apportés, elle ne fit jamais partie de nos appareils usuels.

Leven fut un des premiers à essayer cette méthode de traitement à Paris ; il en saisit rapidement les avantages et les inconvénients, et ne cessa de s'élever depuis contre l'abus qu'en font les médecins et les malades, aujourd'hui que le manuel opératoire a été si simplifié, et que tout l'outillage nécessaire à l'opération a été réduit par le Dr Faucher (1879), à un simple tube flexible, en caoutchouc rouge. Cet appareil a de 1^m 50 à 1^m 60 de long. On en fait de plusieurs calibres ; celui que l'on emploie, le plus ordinairement, a environ douze millimètres de diamètre extérieur.

L'ouverture supérieure est évasée de façon à s'ajuster parfaitement sur un entonnoir de verre. L'autre extrémité est ouverte, et les bords de l'ouverture doivent être arrondis et mousses. Un peu au-dessus de cette ouverture, on a ménagé un œil ovalaire. A soixante centimètres de la même extrémité inférieure existe un relief annulaire, qui indique le niveau moyen d'introduction du tube.

Le tube, imaginé par Faucher, a déjà été modifié de plusieurs façons. L'une des modifications les plus heureuses (Debove) consiste dans un mode particulier de fabrication (coulage dans des moules en verre), qui donne à l'appareil plus de résistance, tout en le laissant assez flexible. En outre, les tubes ainsi construits offrent une surface lisse, comme celle du verre. Ce sont là deux conditions qui en facilitent beaucoup l'introduction.

Ce tube remplit un double office. Il sert à introduire du liquide dans l'estomac, et il suffit de l'abaisser au-dessous du niveau de cet organe, avant que le liquide versé ait complètement disparu de l'entonnoir, pour qu'il remplisse le rôle de siphon et permette à tout le liquide contenu dans l'estomac de s'écouler au dehors. Voici comment on se sert de ce tube : Autrefois on le graissait avec de la vaseline, maintenant on se contente de le plonger, pour le mouiller et le rendre encore plus glissant, soit dans l'eau qui est préparée pour le lavage, soit dans du lait.

Le malade est assis sur une chaise, la tête relevée, comme pour l'examen de la gorge, la langue tirée autant que possible. On a eu soin de le couvrir d'une longue serviette. Pour la première opération, il vaudra mieux le faire maintenir par un aide, et recommander au patient de bien serrer avec ses mains les barreaux de la chaise, pour qu'il ne soit jamais tenté de gêner l'opérateur. On saisit alors le tube entre les trois premiers doigts de la main droite, comme une plume à écrire ; on le porte directement, sans hésitation et sans brusquerie, vers le pharynx, en ordonnant d'un ton impérieux au malade d'exécuter des mouvements de déglutition. L'isthme du gosier franchi, on fait suivre à la sonde la paroi postérieure du pharynx, on la pousse ensuite dans l'œsophage, et il ne reste plus qu'à l'enfoncer, par petites fractions, jusqu'au point d'arrêt, toujours en la saisissant à cinq ou six centimètres de la bouche, et en s'aidant de la main gauche pour la maintenir.

Dès que l'on a introduit la longueur voulue, on fait tenir le tube par le patient, en lui recommandant de ne pas trop le serrer, afin de ne point en effacer la lumière. On adapte ensuite l'entonnoir ; on l'élève à soixante centimètres environ au-dessus de la bouche, puis on y verse un demi-litre à trois quarts de litre d'eau tiède. Avant que toute l'eau ait disparu de l'entonnoir, on l'abaisse rapidement entre les jambes du malade, et le liquide injecté, mélangé au liquide préalablement formé dans l'estomac, revient au dehors, par la simple action du siphon, et tombe dans un récipient disposé d'avance sur le sol, à portée de l'opérateur.

Le premier liquide écoulé, on relève l'entonnoir, et l'on y verse la préparation médicamenteuse, qui constitue, ainsi que l'a dit Constantin Paul, un véritable pansement.

La préparation qui nous a paru le mieux réussir, dans la majorité des cas, est représentée par six ou sept cents grammes d'eau tiède, additionnée d'une cuillerée à café de bicarbonate de soude et d'une pincée de sulfate de soude et de sel ordinaire, ou encore, par la même dose d'eau de Vichy (Célestins) chauffée au bain-marie.

Lorsqu'il reste à peu près un demi-verre d'eau dans l'entonnoir, on serre le tube avec les doigts, de manière à intercepter le passage, et l'on attend une à deux minutes, puis on laisse couler de nouveau, en procédant comme dans la première partie du lavage, de manière à substituer à temps, par un simple changement de position, le tube-siphon au tube introducteur, et à permettre ainsi à l'eau alcaline de sortir. Quand l'écoulement a cessé, on retire doucement le tube de la bouche.

Nous pratiquons ordinairement le lavage de l'estomac le matin à jeun, et rarement dans la journée, entre les repas. Nous pensons, en effet, qu'il y a de graves inconvénients à introduire la sonde et à faire le lavage dans le cours de la digestion. Nous sommes donc loin d'approuver la méthode qui consiste à vider et à laver l'estomac quatre heures après les repas, pour y introduire immédiatement de nouveaux aliments.

Selon nous, les mouvements de déglutition que l'on conseille au malade d'exécuter ne sont nécessaires qu'au moment où le tube doit traverser le pharynx. Nous ne croyons pas qu'ils facilitent l'introduction par eux-mêmes, et nous sommes persuadé qu'ils ont surtout pour résultat de combattre et d'atténuer les contractions spasmodiques et involontaires du pharynx, en leur opposant les contractions physiologiques et volontaires de la déglutition. Il n'est donc pas juste de dire que les malades avalent leur tube.

La sortie des liquides introduits dans l'estomac se fait de diverses façons : tantôt, dès que l'entonnoir est abaissé, le liquide est rejeté en masse, comme poussé par une contraction énergique ; tantôt, ce rejet a lieu d'une manière intermittente ; il semble que l'estomac expulse le liquide par des contractions successives, peu soutenues. Dans d'autres cas enfin, le liquide revient lentement et en bavant ; on dirait que l'estomac est inactif et que le retour du liquide n'a lieu que par l'action du siphon.

Notons aussi les efforts de vomissement, occasionnés par la présence de la sonde, et qui chassent parfois une partie du liquide entre le tube et l'œsophage.

Dans ce cas, il y a en même temps expulsion d'une certaine quantité de mucus filant fourni par l'œsophage, et dont la sécrétion est due à l'excitation produite sur la muqueuse de ce conduit par la présence du tube.

La révolte des muscles qui concourent à l'acte de la déglutition, et d'une partie de ceux qui concourent à la respiration, notamment du diaphragme, est telle chez certains sujets nerveux qu'on ne peut introduire la sonde qu'en les faisant coucher, et encore n'y réussit-on pas toujours. C'est pour ces cas difficiles qu'on a conseillé d'employer des sondes munies de mandrins, et l'on pratique alors un véritable cathétérisme du pharynx.

Il est fréquent d'observer, après l'opération du lavage, des contractions intestinales rendues sensibles, soit par un déplacement de gaz très bruyant, soit par de légères coliques. Il n'est pas rare non plus

que le besoin de défécation se fasse sentir, et bien
des observateurs ont constaté que le lavage de l'estomac rétablit souvent les garde-robes(1); outre les
contractions intestinales synergiques qui se produisent dans ce cas, il faut aussi tenir compte,
d'une sécrétion plus abondante de bile, par suite
de l'excitation qui se communique de l'estomac au
foie.

Le liquide qui sort par le siphon est généralement
louche et contient souvent des résidus alimentaires;
il est quelquefois simplement coloré en jaune verdâtre
par de la bile.

Si l'on n'avait la ressource du lavage, on ne saurait s'imaginer le temps pendant lequel un aliment
indigeste peut séjourner dans un estomac dilaté. Le
14 mai 1884, nous avons retiré d'un estomac semblable, à l'aide de la sonde, des pois cassés que le
malade avait mangés avec du veau le lundi de
Pâques, c'est-à-dire juste un mois avant. Le même
jour nous avons également retiré des pépins de
pomme, qui séjournaient depuis neuf jours dans
la même cavité gastrique. Chez la même personne nous avons vu s'écouler, pendant le lavage,
des fragments de mie de pain très reconnaissables.
Or le malade n'en avait pas mangé depuis l'avant-
veille.

Doit-on renouveler souvent le lavage de l'estomac ?

Tant que les vomissements persisteront, tant que

(1) Le lavage de l'estomac a été préconisé tout récemment par
Küssmaul et A. Cahn, comme un moyen efficace de combattre
l'iléus. (*Centralbl : für die gesante Therapie,* décembre 1884.)

le liquide se reformera vite et que l'estomac conservera le même volume, il sera utile de faire le lavage une fois tous les jours, si toutefois l'épigastre n'est pas trop sensible. Mais dès qu'on s'apercevra que la sécrétion tend à diminuer, on éloignera les opérations ; on ne les fera plus que tous les deux ou trois jours, pour n'y avoir bientôt recours que tous les huit ou dix jours.

Deux à trois lavages seulement, exécutés à plusieurs jours d'intervalle, ont suffi parfois pour réduire la dilatation de l'estomac et la production du liquide, à ce degré moyen qui guérit habituellement par le régime.

Nous avons donné des soins à une demoiselle anglaise, miss T... qui était traitée depuis quatre mois pour une dilatation, et allait tous les jours se faire laver l'estomac chez son médecin.

Cette personne, qui n'avait point été soumise à un régime convenable, éprouvait de si grands malaises dans l'intervalle des lavages, qu'elle avait fini par se sonder et se laver elle-même, à trois ou quatre reprises tous les jours. Chaque fois, elle ajoutait à l'eau une grande cuillerée de bicarbonate de soude.

Sous l'influence de ces imprudentes pratiques, l'estomac se révolta, les vomissements reparurent plus abondants et plus fréquents ; des coliques atroces se firent sentir, avec hyperesthésie exagérée de tout l'abdomen ; une diarrhée intense se déclara, accompagnée de fièvre ; et lorsque nous fûmes appelé auprès de la malade, elle était dans un véritable état cholériforme.

Il fallut six semaines de traitement sérieux pour

arriver à calmer ces divers symptômes qui nous avaient tant alarmé au début ; mais la dilatation persistait et l'appétit ne reparaissait pas.

Deux lavages, faits alors à huit jours de distance, avec 1/2 litre d'eau et une cuillerée à café seulement de sel de Vichy, firent diminuer rapidement l'excrétion du liquide. L'appétit revint, et avec lui les forces et la gaîté.

11 est assez difficile d'expliquer, d'une manière satisfaisante, le mode d'action du lavage sur la muqueuse et sur les couches musculaires de l'estomac. Cependant tout porte à croire que cette action est complexe. Par sa composition, l'injection intra-stomacale modifie surtout les sécrétions pathologiques de la muqueuse et rend aux vaisseaux dilatés un certain degré de tonicité qui diminue et finit par tarir le suintement du liquide, que leurs parois affaiblies ou altérées excrétaient. D'un autre côté, le contact du tube provoque des contractions salutaires du muscle stomacal, contractions qui ne laissent jamais après elles la fatigue et le malaise de celles que déterminent les vomitifs, si toutefois l'on a soin de ne pas répéter le lavage trop souvent.

Ajoutons encore, ainsi que nous l'avons déjà dit ailleurs, à propos du traitement des phénomènes névropathiques, que le tube produit aussi sur le système nerveux de l'estomac un trouble particulier qui en atténue la souffrance.

En résumé, le lavage de l'estomac, prudemment exécuté, arrête les nausées et les vomissements, contribue à calmer les autres phénomènes dyspeptiques, réveille l'appétit, modifie de la façon la plus heureuse l'état de la muqueuse, la dilatation des vaisseaux, l'excrétion du liquide, et stimule la contractilité des fibres musculaires, d'où le retrait progressif de la capacité de l'estomac.

Le lavage de l'estomac ne doit jamais être confié aux malades, car ils ont toujours de la tendance à en abuser, à cause du soulagement immédiat que cette opération leur procure habituellement. Or, l'introduction trop souvent répétée du tube, des lavages trop fréquents, excitent le plexus outre mesure, augmentent les phénomènes nerveux, entretiennent dans l'organe la disposition à excréter des liquides et empêchent toute amélioration de survenir. A ce sujet, nous citerons un dernier fait. Le hasard nous fit prendre nos repas, pendant deux mois, à la même table qu'un officier de marine dont parle Leven dans son livre (1). Ce malade avait contracté des fièvres paludéennes au Mexique et en Chine, et avait absorbé de grandes quantités de sulfate de quinine ; il en était résulté une dyspepsie avec dilatation de l'estomac.

Il avait été soumis à tous les modes de traitement. En dernier lieu, une saison à Vichy et une cure de lait n'avaient apporté aucun changement dans son état ; l'hydrothérapie n'eut pas plus de succès ; il vomissait après chaque repas, dit Leven, et de temps à autre, le liquide vomi était noir, chargé de pigment sanguin. L'estomac s'étendait jusqu'au niveau de l'ombilic et n'était point douloureux à la pression.

Cet officier s'était habitué à se sonder lui-même,

---

(1) *Maladies de l'estomac,* page 447.

et il le faisait une dizaine de fois en vingt-quatre heures. Il tirait chaque jour deux à trois litres de liquide de son estomac et la quantité ne diminuait pas.

Nous avons toujours devant les yeux ce pauvre malade, à la physionomie énergique et triste, au facies amaigri et terreux, au dos voûté, aux omoplates saillantes, qui arrivait à table, escorté de ses médicaments, entre autres d'une fiole de teinture amère de Baumé, dont il usait largement et sans mesure. Il avait grand appétit, mangeait de tout, n'ayant pas le courage de se soumettre aux prescriptions sévères qui lui avaient été faites.

Nous le voyons encore, trois à quatre heures après son repas, assis sur un des bancs du parc, la tête dans ses mains, exécutant des mouvements de balancement qui indiquaient un grand état de souffrance ; puis se levant brusquement, avec des gestes d'impatience, et se dirigeant vers sa chambre pour introduire la sonde et vider son estomac.

Lorsque les malaises suivaient de trop près les repas et que les vomissements spontanés n'avaient pas lieu, il les provoquait lui-même à l'aide des doigts. Aussi l'état de ce malheureux dyspeptique empirait-il tous les jours. Il s'exaspérait contre les médecins, contre les médecines et contre les nouvelles méthodes de traitement qui, disait-il, ne lui faisaient aucun bien.

Nous essayâmes quelquefois de l'encourager, mais jamais nous ne pûmes lui faire comprendre que, s'il n'allait pas mieux, c'est parce qu'il se dirigeait mal, et nous ne réussîmes pas davantage à lui persuader qu'une maladie comme celle dont il était atteint exigeait, avant tout, pour guérir, un régime sévère et une surveillance éclairée.

Le cathétérisme et le lavage de l'estomac ont pu occasionner des accidents graves, alors qu'on se servait d'instruments rigides pour pratiquer ces opérations. C'est ainsi qu'on a observé des érosions, des déchirures de l'œsophage et des perforations du ventricule. Mais l'usage du tube flexible et mousse a rendu ces lésions excessivement rares, pour ne pas dire impossibles. Le Dr Guyot a cependant rapporté tout récemment un fait observé per Krishaber, dans lequel notre regretté camarade a vu le cathétérisme de l'œsophage occasionner la fièvre traumatique, la septicémie et la mort.

Quant à nous, à part les crises hystériformes, convulsives, provoquées par l'introduction du tube chez des sujets très nerveux, nous n'avons eu jusqu'à présent à constater qu'un seul accident, qui n'a pas eu de suite. Il s'agissait d'un buveur atteint de dyspepsie avec dilatation, chez qui un premier lavage a déterminé une gastrorragie de courte durée, qui ne s'est plus reproduite depuis.

Rappelons que l'abus du sondage et du lavage a eu souvent les résultats les plus déplorables; des malades ont été enlevés rapidement par des attaques d'éclampsie et de tétanie.

L'électricité, sous forme de courants continus, a été aussi appliquée, à l'étranger et en France, au traitement de l'ectasie de l'estomac. A Paris, le Dr Bardet, chef de laboratoire du Dr Dujardin-Beaumetz, a fait déjà à Saint-Antoine et à Cochin d'assez heureux essais de galvanisation directe de l'estomac. Notre confrère a imaginé, pour cet usage, une sorte de siphon stomacal en caoutchouc, sur la continuité duquel est établi un ajutage spécial à trois orifices, dont deux font communiquer entre elles les deux parties du tube-siphon, tandis que la troisième, sans gêner l'écoulement de l'eau de l'entonnoir dans la cavité gastrique, donne passage à un conducteur métallique terminé par une olive en charbon de cornue, représentant, dans le cas actuel, le pôle négatif. Ce conducteur parcourt tout le tube inférieur qu'il ne dépasse pas, ce qui évite le contact de l'électrode avec l'estomac. L'eau, préalablement introduite dans cet organe et dans laquelle baigne l'extrémité du tube, permet de faire l'électrisation de ses parois. Le Dr Bardet emploie des courants de 10 à 25 milliampères et termine généralement les séances par quelques interruptions ou secousses.

Nous avons réservé, à dessein, pour faire suite à ce qui touche à la dilatation de l'estomac et à son traitement, l'observation complète d'un cas qui nous a intéressé au plus haut point. Cette observation prouvera, mieux que toutes les assertions les plus convaincues et les plus convaincantes, de quelle efficacité est le régime dans les maladies de l'estomac, en apparence les plus invétérées. Elle montrera également que le médecin et le malade ne doivent jamais se laisser ni décourager, ni détourner du but à atteindre par les alternatives d'amélioration et d'aggravation que peuvent occasionner une foule de circonstances dans le cours du traitement.

Observation. — Mlle X... de Ç..., âgée de quarante-quatre ans, bien réglée, jouissant d'une certaine aisance, n'a jamais eu de maladie sérieuse; mais dès son enfance, à dater de l'époque de l'établissement des règles, elle éprouvait, à la moindre contrariété, des crises nerveuses avec perte de sentiment. Elle était impressionnable au plus haut degré et, selon ses propres expressions, « se faisait beaucoup de chagrin et se trouvait tout à fait perdue quand sa mère la grondait. »

Elle sentait presque continuellement un poids sur l'estomac et avait de fréquentes indigestions.

Dès l'âge de vingt-cinq ans elle souffrait, pendant de longues périodes, de maux de tête violents et de battements dans les tempes ; puis restait plusieurs semaines sans les ressentir. Mais les pesanteurs d'estomac ne cessaient pour ainsi dire jamais. Cet état de santé a toujours été en s'aggravant.

Après avoir consulté de tous côtés et s'être, en dernier lieu, soumise à des traitements conseillés par des empiriques, cette personne vient nous consulter, le 5 novembre 1884, parce que, dit-elle, « elle ne peut plus résister à ses souffrances et craint de perdre la tête. » Elle était tellement faible qu'elle avait dû se faire amener en voiture.

Elle se plaint surtout d'étouffements continuels et d'un sentiment d'angoisse qui se renouvelle à chaque instant. Elle n'a pas d'appétit et accuse à l'épigastre, ainsi que dans l'hypocondre gauche, principalement une à deux heures après les repas, des gonflements pénibles et des mouvements bizarres ; elle croit sentir « une bête qui se déplace ». Depuis plusieurs mois elle n'a éprouvé ni régurgitations, ni vomissements.

Tous les matins apparaissent des coliques qui sont suivies de trois à quatre selles molles.

Mlle X... ne peut soutenir la plus petite conversation ni entendre le moindre bruit sans que sa tête et son estomac se prennent davantage; aussi recherche-t-elle la solitude. Lorsqu'elle se trouve un peu mieux et qu'elle se décide à assister à une grand'messe, le dimanche, « les chants lui retentissent jusque dans le ventre, au niveau du nombril », un trouble inexprimable se produit dans sa tête et elle a hâte de rentrer chez elle pour se coucher.

Cette malade est encore atteinte, depuis un an, d'une toux sèche, incessante, qu'elle prétend avoir contractée en soignant, pendant de longs mois, sa mère atteinte d'un cancer de l'estomac. « Elle est toujours fatiguée, n'a de courage à rien ». Les nuits ne sont pas bonnes, le sommeil est très agité, et Mlle X... est souvent obligée de quitter son lit et de marcher. La bouche est habituellement mauvaise, la langue rouge sur les bords et recouverte d'un enduit jaunâtre épais. Le pharynx est d'un rouge vif, on y distingue de nombreuses granulations. Depuis des années il existe, sur chacune des deux joues, des plaques d'acné qui, au moment des digestions, sont le siège d'une cuisson désagréable et deviennent plus apparentes. L'examen de l'abdomen nous apprend que le creux épigastrique est excessivement sensible et supporte difficilement la plus légère pression. Cette sensibilité s'étend à tout le ventre et s'exagère dans la région ombilicale. Une dépression vive et une succussion méthodique imprimées aux parois abdominales, entre l'épigastre et la ligne de niveau de l'ombilic, font percevoir le bruit de flot et le clapotement caractéristiques de la dilatation de l'estomac. La percussion, jointe à ce mode d'investigation, nous indique en même temps que le bord inférieur de l'estomac déborde l'ombilic de plus de trois travers de doigt, et que la grosse tubérosité occupe tout l'hypocondre gauche. Le foie est légèrement tuméfié.

Nous prescrivons le régime suivant :

Dans la journée prendre quatre potages au lait, soit un toutes les quatre heures. A midi et le soir, ajouter au potage un œuf à la coque peu cuit (sans pain).

Comme traitement :

1° Un petit vésicatoire au creux de l'estomac ;

2° Avant chaque repas, une cuillerée de potion à l'extrait de valériane et au bromure de sodium, soit 20 centigrammes de chacun de ces médicaments ;

3° Lotions chaudes sur l'abdomen avec eau salée ;

4° Ne se livrer à aucun exercice fatigant ; après chaque repas, rester étendue pendant une heure.

Pendant 10 jours la malade suit exactement notre prescription, et vient nous consulter de nouveau le 15 novembre.

La toux a presque complètement cessé ; mais, particularité importante à noter, nous la provoquons à volonté en appuyant, même modérément, sur le creux épigastrique toujours assez sensible. Il y a eu moins d'étouffements, moins de mouvements dans l'abdomen ; les nuits ont été meilleures ; la tête est plus libre. Les forces ne sont pas revenues, mais la lassitude est moins prononcée. L'estomac a conservé

à peu près les mêmes dimensions; il contient autant
de liquide.

Nous ne changeons rien au régime déjà prescrit,
et qui est parfaitement toléré; la potion devra être
continuée et la malade boira, au milieu de chaque
repas, un verre à Bordeaux d'eau de Fonteix (Royat).

Le 28 novembre nous revoyons Mlle X...; la toux
a disparu et nous ne la réveillons plus en compri-
mant l'épigastre, qui est à peine sensible. Il y a
moins de liquide dans l'estomac. Cependant notre
malade a eu trois mauvaises journées; un refroidissement, au début des règles, en ayant été la cause.
Les douleurs de tête et les étouffements ont reparu,
dans l'après-midi surtout; à ce moment, il lui semblait
qu'une main de fer lui serrait la poitrine. Il s'est produit aussi, pendant deux jours, un crachotement
continuel. Néanmoins les nuits ont été relativement
bonnes, et il n'y a eu qu'une selle naturelle chaque
jour. Nous modifions le régime, et nous remplaçons,
tous les deux jours, l'œuf de midi par une côtelette.
Même médication.

La malade revient le 12 décembre; depuis la
dernière consultation elle est bien plus impressionnable; « une certaine agitation s'est manifestée dans sa tête » avec sensations bizarres, la
nuit seulement. Le sommeil a laissé à désirer; la
toux a un peu reparu, principalement le matin; les
étouffements ont été plus prononcés. L'estomac renferme autant de liquide que le 5 novembre, le foie
est plus congestionné. En interrogeant la malade,
nous apprenons qu'elle s'est fatiguée, qu'elle a voulu,
à plusieurs reprises, aider sa bonne à étendre du

linge, et que chaque soir, après ce petit travail néces-
sitant l'élévation des bras, tout le ventre était d'une
sensibilité extrême et supportait à grand'peine le
poids d'un cataplasme. *Nous imposons à Mlle X...
un repos complet.* Nous ne lui permettons plus la
viande que tous les trois jours, et nous faisons ajouter un peu de phosphate de chaux à la potion.

Nous revoyons la malade le 26 décembre ; elle a
suivi ponctuellement nos conseils ; dès le troisième
jour, elle éprouvait une grande amélioration. Aujourd'hui, elle se trouve si bien qu'elle a fait à pied,
sans fatigue, près de 3 kilomètres pour se rendre à
nôtre consultation. Elle n'a presque plus de troubles
dans la tête ; les nuits sont redevenues bonnes.
Moins de sensibilité à l'épigastre ; le foie a diminué
de volume ; l'estomac ne dépasse plus la ligne
ombilicale et renferme moins de liquide.

Même traitement à continuer. Viande tous les deux
jours.

Le 20 janvier suivant, nous constatons que l'amélioration a fait de grands progrès, sous tous les rap-
pòrts. Mlle X... sent ses forces revenir ; il lui semble
qu'elle serait capable de longues courses à pied. Elle
recherche la société et n'éprouve plus de malaises
dans la tête que lorsqu'elle regarde fortement en
haut. « Dans cette attitude, dit-elle, j'éprouve un
mouvement dans l'estomac, puis je ressens presque
aussitôt un petit coup dans le cerveau. » (Ces phénomènes s'expliquent par la pression que les muscles
abdominaux tendus exercent sur l'estomac.)

La malade dort très tranquillement, depuis neuf
heures jusqu'à deux heures du matin ; elle sommeille

ensuite jusqu'au matin, en se réveillant souvent.

L'épigastre n'est pour ainsi dire plus sensible ; le foie a repris son volume normal ; les dimensions de l'estomac ont considérablement diminué, et nous ne percevons plus le clapotement que dans la région épigastrique.

Nous maintenons le régime et le traitement ; nous permettons de la viande à midi, pendant trois jours de suite, en recommandant de s'en abstenir le quatrième. Nous autorisons une promenade d'une demi-heure dans la matinée et dans l'après-midi.

Le 12 février, Mlle X... se présente à nous avec une physionomie où se peint la satisfaction ; « j'irais tout à fait bien, nous dit-elle, si je pouvais prendre sur moi de ne pas me fatiguer ; mais dès que je veux m'occuper dans mon jardin, j'en fais trop, et alors j'éprouve un serrement autour de la taille, et en même temps du vertige et de la lassitude. Cela se passe dès que je me repose. »

Il n'y a pas de nouveaux troubles dans la tête ; l'appétit est bon ; les digestions passent inaperçues, les garde-robes se font régulièrement, les nuits sont excellentes.

Il existe encore un peu de liquide dans l'estomac ; cela tient probablement à ce que la malade a suspendu son traitement depuis plusieurs jours et a mangé du pain au repas de midi.

Le 17 mars dernier, Mlle X... nous revient moins gaie ; depuis la dernière consultation, elle a éprouvé de vives préoccupations (pour affaires de succession) ; elle s'est encore fatiguée dans son jardin et a eu ses règles. La toux gastrique a reparu ainsi que la sensibilité au creux de l'estomac. L'appétit a diminué dans ces derniers jours.

La pression que la malade accusait à la base du thorax, lorsqu'elle se fatiguait, est devenue un poids permanent, avec déchirements. Il y a de fréquents renvois. Les phénomènes cérébraux et le vertige ont reparu ; elle éprouve une agitation continuelle dans le cerveau. Lorsqu'elle est couchée, il lui semble que sa tête se soulève toute seule et se sépare de l'oreiller. A cette sensation s'est jointe, plusieurs fois, une autre sensation très pénible : « Une révolution s'opère dans l'estomac, dit la malade, et je ressens immédiatement un coup dans la tête ; j'ai craint plusieurs fois de mourir la nuit. De plus, quand je m'expose au vent, je crois sentir l'air pénétrer et circuler dans mon crâne. Dans ces mauvais moments, les cataplasmes bien chauds, appliqués sur le ventre, me soulagent merveilleusement. »

Nous palpons le ventre, et nous constatons que l'estomac renferme un peu plus de liquide que la dernière fois.

Nous insistons, plus que jamais, pour que la malade ne se fatigue aucunement; nous la laissons au même régime, en ne permettant toutefois l'usage de la viande que tous les deux à trois jours, et nous prescrivons à nouveau la potion à l'extrait de valériane et au bromure de sodium. Eau de Fonteix avec le lait.

Le 12 avril suivant, Mlle X... entre dans notre cabinet avec un air souriant. Depuis la dernière consultation, elle n'a éprouvé ni fatigue, ni émotion. Elle se trouve si bien, que depuis huit jours « elle a presque oublié qu'elle était malade ». Elle a bien ressenti, après quelques-unes de ses promenades, un léger serrement à la base du thorax, du vertige et de la lassitude, mais à présent tous ces malaises disparaissent dès qu'elle se repose. Les nuits sont excellentes, la tête n'est plus agitée.

L'appétit est bon, les digestions sont faciles, et les garde-robes se font régulièrement.

L'estomac contient très peu de liquide, et pourtant la malade s'est laissée aller à manger un peu dé pain au repas de midi. Même traitement. Viande tous les deux jours.

Le 10 mai, Mlle X... nous annonce qu'elle est guérie et qu'elle ne se rappelle pas s'être jamais si bien portée. Elle n'éprouverait plus le moindre malaise, si elle ne se fatiguait pas. Mais comme elle a des forces, il lui est très pénible de ne point les utiliser. Elle mange tous les jours de la viande et un peu de pain à midi ; mais elle continue à ne prendre le soir qu'un potage et deux œufs. L'eau lui semble maintenant une boisson délicieuse, et elle déclare qu'elle n'en boira plus d'autre.

A la palpation, nous avons de la peine à provoquer du clapotement dans la région épigastrique, qui n'est plus sensible. Nous conseillons à notre cliente d'observer son régime pendant quelques mois encore. Nous supprimons toute médication.

Voilà donc un exemple de dyspepsie très ancienne, compliquée de dilatation de l'estomac, chez une personne excessivement nerveuse, dyspepsie et dilatation qui ont été, nous pouvons dire, guéries dans l'espace de six mois, sans le secours du lavage.

Chacun reconnaîtra que cet heureux résultat doit être attribué plutôt au régime alimentaire observé par la malade, qu'à la médication anodine à laquelle elle a été soumise.

Pour terminer ce qui a trait à la dilatation de l'estomac, nous dirons que l'ectasie gastrique peut exister exceptionnellement, à titre de simple anomalie, chez des sujets qui n'ont jamais eu à se plaindre de leurs digestions. Ajoutons cependant que ces personnes sont généralement sous l'empire d'une diathèse arthritique.

Et c'est parmi les plus nerveuses d'entre elles, que l'on observe aussi ces vomissements acides revenant par accès, de loin en loin, persistant un ou plusieurs jours, accès décrits récemment sous le nom de *gatroxynsis* ou de *crises gastroxiques*, par les Docteurs Rossbach (d'Iéna), Longuet (de Paris) et Lépine (de Lyon).

IX

Traitement palliatif du cancer de l'estomac.

Toute la thérapeutique de cette funeste complication se résume pour ainsi dire dans le régime que nous avons fait connaître. Dans le cancer de l'estomac, en effet, l'indication qui prime toutes les autres, c'est de ménager le plus possible les forces de l'organe et de ne pas achever d'anéantir ses fonctions par l'abus de médicaments inutiles. Nous ne pouvons, à ce sujet, que condamner, ainsi que le fait Frerichs, à propos du cancer du foie, les tentatives empiriques qui se répètent trop souvent, au moyen des préparations d'iode, de mercure, d'or, d'arsenic, des eaux de Carlsbad, de Vichy, etc., tous traitements qui ne peuvent que hâter le dénouement fatal.

Que si pourtant la souffrance et les vomissements réclament l'emploi des narcotiques, nous recommandons de ne les prescrire, à l'intérieur du moins, qu'avec la plus grande réserve.

Deux à quatre gouttes de laudanum de Sydenham ; une cuillerée à café de sirop thébaïque ; trois gouttes de la solution de chlorhydrate de morphine au 5o^{me}, répétées deux à quatre fois en vingt-quatre heures, suffiront généralement pour calmer les douleurs et modérer les vomissements.

En cas de crise gastralgique trop violente ou d'insommie rebelle, on se déciderait à faire, de temps à autre, une injection hypodermique de quelques milligrammes d'un sel de morphine, sans dépasser, autant que possible, la dose d'un centigramme. L'eau chloroformée (formule du professeur Regnault), a aussi été conseillée. Nous doutons fort que dans le contact avec la muqueuse gastrique irritée, ses propriétés irritantes soient suffisamment compensées par ses propriétés anesthésiques.

Mais on n'aura recours à ces médications internes qu'après avoir épuisé toute la série des narcotiques en applications externes sur la région douloureuse.

Outre les onctions et les embrocations narcotiques habituellement prescrites, les emplâtres variés, composés de substances calmantes et fondantes seront largement employés.

On les fera étendre sur de la peau bien souple, on les appliquera sur l'épigastre et on les laissera en place pendant plusieurs jours. C'est ainsi que l'on combinera ensemble les extraits de ciguë, d'opium, de belladone, de jusquiame avec l'emplâtre adhésif, en se basant, pour les proportions, sur l'emplâtre calmant de Boheraave dont voici la formule :

R : Cire blanche ....   50 parties.
     Huile rosat ....   6 —
     Extrait de jusquiame............⎫
        —   d'opium..................⎬ āā 6 —
        —   de ciguë.................⎭

faire fondre la cire et l'huile et y ajouter les extraits, préalablement délayés dans un peu d'eau.

On utilisera aussi l'emplâtre que le Dr Guéneau de Mussy fait mettre en permanence sur la région épigastrique, dans toutes les affections qui amènent des vomissements, quelle que soit leur nature :

R : Emplâtre adhésif.................. 5 parties.
     Thériaque........................ 5 —
     Extrait de belladone .... 1 —

Pour les autres moyens à employer contre les vomissements et les hémorragies, nous renvoyons le lecteur à l'article consacré au traitement médical de l'ulcère de l'estomac.

Le sondage et le lavage seront aussi d'un grand secours dans le traitement du cancer de l'estomac.

On les emploiera principalement pour combattre le
dégoût profond et les vomissements continuels qu'é-
prouvent certains malades. Ils seront surtout utiles,
lorsqu'il y aura dilatation concomitante, pour calmer,
en partie, les malaises, le pyrosis, les crampes,
l'état nauséeux et l'insomnie qu'occasionnent souvent, chez ces cancéreux, la production d'une grande
quantité de liquide acide, et le séjour d'un chyme
imparfait qui n'a pu être chassé dans l'intestin et
qui, tôt ou tard, serait rejeté par le vomissement.

Les lavages seront faits habituellement avec de
l'eau pure ou de l'eau alcaline; le Dr Dujardin-Beaumetz se sert aussi, lorsqu'il existe des douleurs vives,
de laits de bismuth (une à deux cuillerées à bouche
de sous-nitrate de bismuth en suspension dans un
un demi-litre d'eau tiède).

Mais quelle que soit la composition du liquide
employé, le lavage ne modifie en rien la nature du
mal; il ne réussit, en calmant l'estomac, qu'à atténuer la répugnance qu'éprouvent les malades pour
les aliments.

Certains praticiens font suivre le lavage de l'introduction de liquides ou de bouillies alimentaires (lait,
œufs battus, poudres de viande, de lentilles, de
lait, etc.); nous préférons, pour notre compte, le
mode d'alimentation dont nous avons parlé.

Si l'emploi d'un révulsif paraissait indiqué, nous
conseillons de s'en tenir à l'application de cataplasmes sinapisés, de ventouses sèches, de teinture
d'iode, d'huile de croton mitigée, de petits vésicatoires volants et de pointes de feu. Quant à ces
moyens douloureux, barbares, à ces exutoires (cau-

tère, moxa, séton) qui, dans l'espèce, ne constituent généralement qu'un effort stérile tenté pour
masquer une désespérante inaction, nous les rejetons absolument; et nous rappelons, en terminant,
que si le médecin a pour mission de soulager et de
guérir, son premier devoir est de ne jamais imposer
aux malades d'inutiles souffrances.

FIN

TABLE ANALYTIQUE DES MATIÈRES

V. — Foie. — Pancréas.

CHAPITRE TROISIÈME

EXPOSÉ DES SYMPTOMES DES DYSPEPSIES GASTRIQUE
ET INTESTINALE

I. — De la souffrance chez les dyspeptiques.

II. — État de la bouche, du pharynx.

CHAPITRE QUATRIÈME

PREMIÈRE PARTIE

DEUXIÈME PARTIE

II. — Voltaire dyspeptique.

CHAPITRE CINQUIÈME

COMMENT ET POURQUOI L'ON DEVIENT DYSPEPTIQUE

I. — Considérations générales sur les causes de la dyspepsie. — Comment on devient dyspeptique.

II. — Dyspepsie d'origine stomacale par alimentation défectueuse ou ingestion de substances nuisibles.

III. — Dyspepsie d'origine intestinale.

CHAPITRE SIXIÈME

INFLUENCE PATHOGÉNIQUE DE LA DYSPEPSIE

CHAPITRE SEPTIÈME

DU TRAITEMENT ALIMENTAIRE DANS LES MALADIES DE L'ESTOMAC

CHAPITRE HUITIÈME

PRÉPARATION DES PRINCIPAUX ALIMENTS DONT LES DYSPEPTIQUES PEUVENT FAIRE USAGE

CHAPITRE DIXIÈME

TRAITEMENT MÉDICAL PROPREMENT DIT

www.ingramcontent.com/pod-product-compliance
Lightning Source LLC
LaVergne TN
LVHW020242060726
842525LV00001B/117